零基础
学推拿

主编

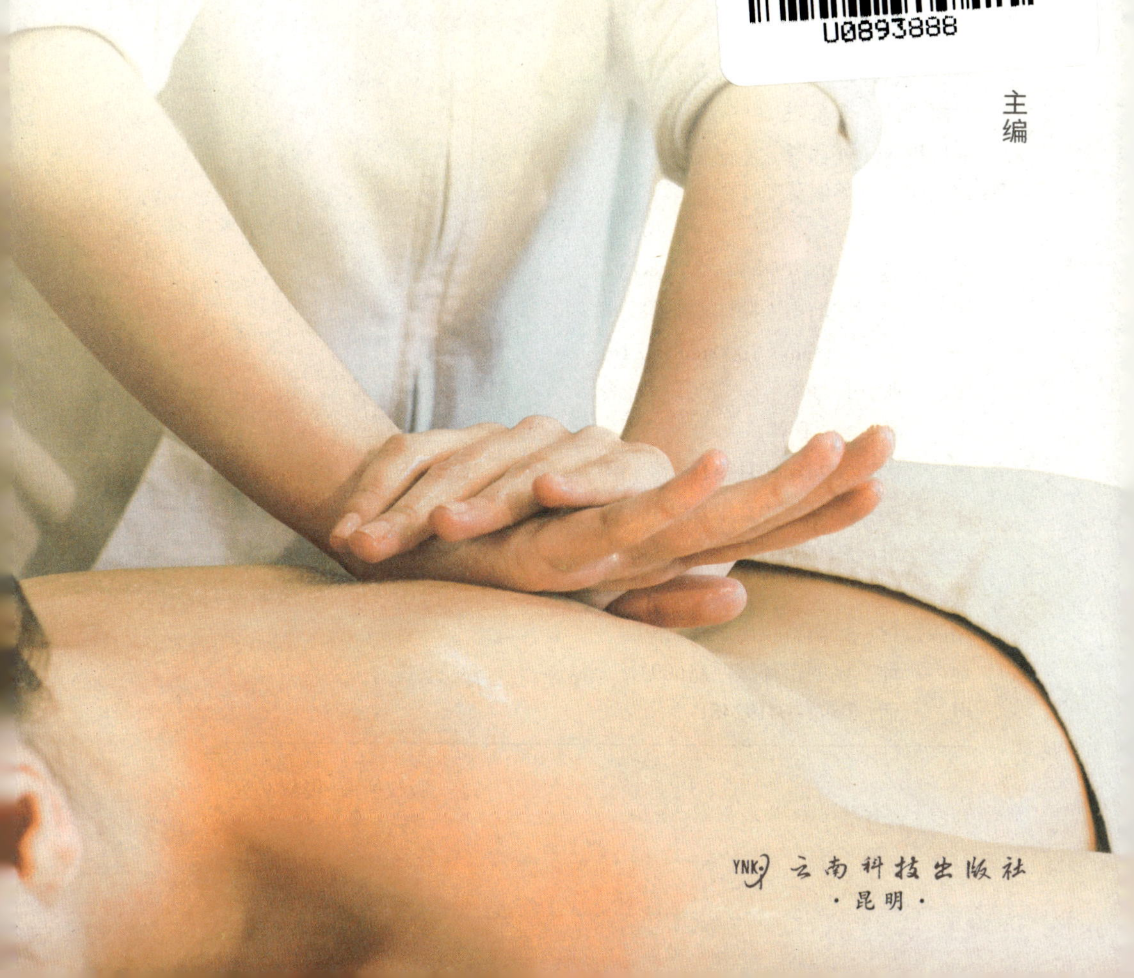

YNK 云南科技出版社
·昆明·

图书在版编目（CIP）数据

零基础学推拿 / 葛晓彬主编. -- 昆明 : 云南科技出版社, 2024. -- ISBN 978-7-5587-5813-3

Ⅰ. R244.1

中国国家版本馆CIP数据核字第2024X8P312号

零基础学推拿

LING JICHU XUE TUINA

葛晓彬　主编

出 版 人：温　翔
责任编辑：代荣恒
特约编辑：郁海彤　肖汉莉
封面设计：李东杰
责任校对：孙玮贤
责任印制：蒋丽芬

书　　号：ISBN 978-7-5587-5813-3
印　　刷：三河市南阳印刷有限公司
开　　本：710mm × 1000mm　1/ 16
印　　张：14
字　　数：129千字
版　　次：2024年10月第1版
印　　次：2024年10月第1次印刷
定　　价：59.00元

出版发行：云南科技出版社
地　　址：昆明市环城西路609号
电　　话：0871-64192481

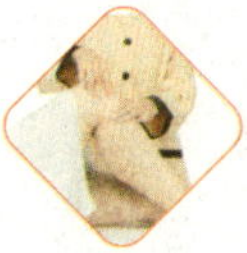

前言

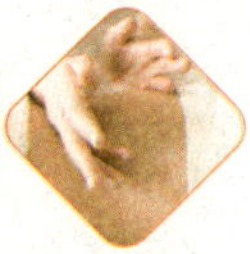

推拿作为一种传统的中医疗法，具有广泛的应用范围和较少的副作用。它通过手法的运用，可以调节人体的气血运行，促进经络的疏通，达到治疗疾病和保健养生的目的。

推拿的手法形式多样，包括推、拿、按、摩、揉、捏、点、拍等，可以根据具体病情和治疗目的进行选择。通过手法的刺激，可以促进局部的血液循环，缓解肌肉的紧张和疼痛，调节身体的阴阳平衡，提高机体的自愈能力。

推拿不仅适用于成年人，也适用于老年人、儿童和妇女等各类人群。对于老年人来说，推拿可以缓解关节僵硬、肌肉萎缩等老年常见问题；对于儿童来说，推拿可以改善一些头疼脑热等症状；对于妇女来说，推拿可以调理月经不调、经期疼痛等妇科问题。

此外，推拿还可以作为一种自我保健方法，通过自我按摩、穴位按压等简单手法，调理身体状况，预防疾病的发生。

虽然推拿在调气血、脏腑功能以及舒筋缓骨等方面有重要的作用，但是作为一种治疗方法，它并不能包治百病，同样有其适应证与禁忌证。对于身体出现的症状，需要根据每个人不同的体质、病因和病机来合理安排推拿方案。另外，对于身体某种疾病症状较为严重的患者，需要及时就医。

全书共分为八章。第一章，重点介绍推拿的历史、作用原理及意义等。第二章，介绍了推拿常用的人体穴位。第三章，主要介绍了常用的推拿手法。第四章，介绍了如何用推拿的方法，调理五脏功能。第五、第六、第七章介绍中老年人、年轻人、小儿的常见病及症状的推拿调理方法。第八章介绍了一些日常生活中常见紧急情况的应急推拿。

想要成为一名资深的推拿师，需要全面地学习中医基本理论知识和推拿技术。中医基本理论包括人体解剖学、病理学、经络学、中药学等方面的知识，这些知识是推拿师进行诊断和治疗的基础。此外，推拿技术也需要科学、系统、规范地学习，只有掌握正确的手法和发力方式，才能更好地为患者治疗病症。

作为一名初学者，可以通过学习相关的中医基础理论知识，了解人体的结构和功能，掌握穴位的位置和特点，以及推拿的基本手法和注意事项。同时，可以通过练习和实践来提升自己的推拿技术，例如，在家里为家人或朋友进行简单的推拿练习，并根据反馈调整自己的力度和手法，逐步提高自己的推拿水平。

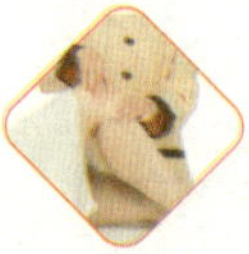

目录

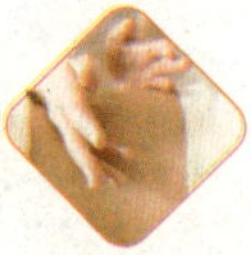

第一章 推拿入门

第二章 推拿常用的穴位

第三章 常用的推拿手法

第四章 善用推拿，养护五脏

第五章 中老年人常见病推拿

第六章　年轻人常见病推拿

第七章 小儿推拿

第八章 应急推拿

第一章

推拿入门

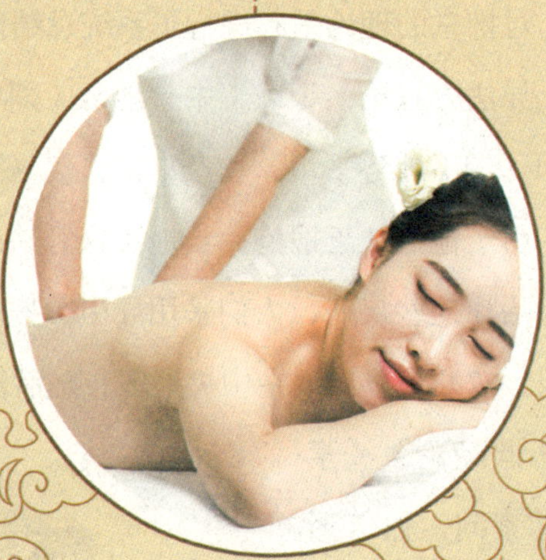

推拿的历史

推拿是一种源远流长的中医疗法，它在传统中医理论的基础上，通过对人体的穴位、经络进行按摩、刺激和调理，以达到保健、治疗疾病的目的。推拿是中医学的重要组成部分，已有几千年的历史。

推拿疗法的起源可以追溯到上古时期。先民们在生活中遇到意外损伤时，通过用手按抚体表患处，发现疼痛减轻或缓解，从而逐渐发现了按摩的特殊治疗作用。

《黄帝内经》是中国最早的医学典籍之一，其中记载了推拿的方法和治疗原则，对推拿的理论基础进行了系统总结。

据《素问·异法方宜论》记载，中央地区（即中原地区，相当于现在的河南洛阳一带）地势平坦，物产丰富，气候潮湿，同时，人们生活相对富足，由于他们缺乏锻炼，当地民众容易患上痿痹、厥逆、伤热等疾病。为治疗这些疾病，人们采用导引、按摩的方法来通行气血。因此，导引、按摩最早出现在中央地区，随后流传开来。

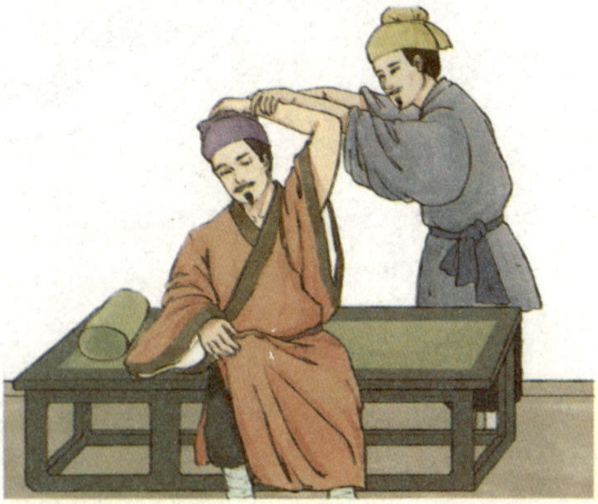

在《素问·调经论》《素问·举痛论》《素问·血气形志》等篇章中，《黄帝内经》概括了推拿的多种作用，包括行气、活血、舒筋、通络、镇静、止痛、退热等。这些作用通过运用推拿手法对人体的经

络和穴位进行刺激来实现。

此外，《黄帝内经》中的《灵枢经·经筋》《灵枢经·杂病》《灵枢经·癫狂》等篇章也记载了推拿治疗口眼歪斜、胃痛等多种病症的方法。这些病症往往是由于经络和穴位的不通畅或病变引起的，通过推拿可以刺激经络和穴位，达到调节经气、促进气血运行的目的，从而起到治疗效果。

战国时期，名医扁鹊在抢救虢太子“尸厥”暴疾时曾成功地运用了推拿等治疗方法，《周礼注疏》中有相关记载。中国第一部专门介绍推拿的著作《黄帝岐伯按摩经》十卷（见《汉书·艺文志》，现已失传）也形成于秦汉时期。东汉著名医学家张仲景在《金匮要略》中介绍了前胸按压抢救心跳、呼吸骤停病人的心肺复苏术以及膏摩治疗方法；东晋时期葛洪在《肘后备急方》中，介绍了使用爪掐人中来治疗晕厥患者的急救法。

在隋唐时期，推拿逐渐发展成为独立的医学门类。唐代医学家孙思邈的著作《千金方》中详细介绍了推拿的手法和应用范围，对推拿的发展起到了重要的推动作用。

宋代时期，推拿更加普及，并逐渐形成了独特的理论体系。推拿学派逐渐兴起，包括以华佗为代表的华氏学派、以湛然子为代表的欧阳氏学派等，他们在推拿理论和技法上都有自己的特色。

明清时期，小儿推拿形成独立体系，有一些医学家和医书作者开始撰写关于小儿推拿的专题文献，并系统地总结和介绍了小儿推拿的治疗方法和手法。《袖珍小儿方》《针灸大成·按摩经》《小儿推拿方脉活婴秘旨全书》和《小儿推拿秘诀》等文献都是关于小儿推拿的重要著作，对小儿推拿的方法、技巧和应用进行了详细的描述和阐述。

近代以来，随着中医的传承和发展，推拿得到了进一步的发展和推广。20 世纪 50 年代，中国成立了专门的推拿学院，并将推拿作为中医学的一门重要的专科进行教育和培训。

到了现代，推拿已成为一种在中国以及世界范围内广泛应用的医疗技术。随着中医在全球的影响力逐渐增强，推拿也受到越来越多人的关注和认可。同时，在现代科学技术进步的基础上，推拿的研究和发展也在不断深入，为推拿的临床应用提供了更多可能性。

在推拿的发展历程中，经历了不同的流派和理论体系的碰撞和融合。每个时期和各个地区都有不同的推拿传统和特点，形成了多样化的推拿文化。

如今，一些医院设立了推拿科室，这主要是为了满足患者对中医推拿治疗的需求，以及进一步提升医院的综合医疗服务水平。

推拿与按摩有什么区别

推拿和按摩都是利用手法施加压力和运动，来调理身体、缓解症状以及促进健康的方法。它们在某些方面有相似之处，但也有一些区别。

首先，推拿与按摩的理论不同。推拿基于中医理论，与经络、气血等概念有关。这门学问认为人体内部存在经络和气血，通过推拿进行调理，可以达到平衡气血、畅通经络、疗伤止痛、祛邪扶正等目

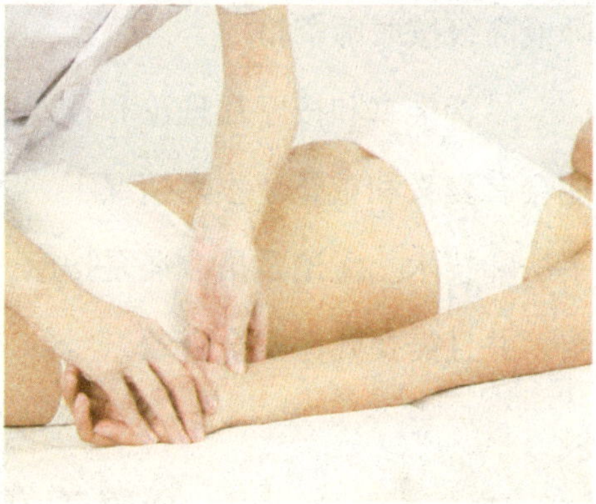

的。按摩作为一种全球范围内广泛流行的身体保健疗法，存在于多种文化和医学系统中。按摩可基于不同的理论，如西方的解剖学和生理学等。相比而言，按摩更注重对肌肉、软组织和穴位的直接刺激，以达到缓解肌肉紧张、促进血液循环和放松身体的目的。

其次，二者的应用范围也有所不同。推拿主要应用于中医治疗和康复领域，包括调理身体、改善健康等，也广泛用于治疗各种疾病，例如，颈椎病、腰椎间盘突出、消化系统问题等。按摩则偏重于保健功能，多应用于放松身心、舒缓肌肉疼痛、促进血液循环等方面，常在康体养生馆、美容护理院等场合使用。

最后，二者在手法和技术上也有所不同，因此，二者相关的职业的从业要求也不同。推拿强调通过特定的手法，如推、拉、揉、按、捏等，利用双手或指压对特定的穴位或部位施加力量。它着重于经络和穴位的应用，以调理机体的阴阳平衡。按摩则使用不同的手法，如揉捏、推拿、摩擦等，在肌肉群和身体各个部位施加力量。

推拿是一个中医学概念，以治疗疾病为目的。而按摩的目的则侧重于身体保健。相比较而言，推拿的手法更为复杂和规范，因此，专业的推拿师从业者需要接受正规的学校教育，通过医师资格考试，经营推拿业务的场所需要有医疗机构执业许可证。而从事按摩师职业则主要通过参加国家劳动部门组织的考核并考取初级按摩师、中级按摩师或高级按摩师资格。

尽管推拿和按摩在理论和技术上有所区别，但实际操作中两者可能会有交叉和重叠。很多情况下，人们使用这两个术语来描述类似的手法和技术。无论是推拿还是按摩，掌握合适的方法对症施治非常重要，并且需要确保安全有效。

推拿的作用原理

推拿疗法是中医外治法的一种，主要通过适当的刺激和能量传递作用于体表的特定部位，调节机体的生理和病理状态来达到治疗效果。其作用原理可分为基本原理、伤筋的治疗原理以及调整气血及内脏功能的原理。

基本原理

中医理论认为，人体的经络系统是一种能量传导的通道，而穴位是经络上具有特殊功能的点。通过推拿的手法刺激穴位和经络，可以调节和平衡气血的流动，促进身体的自我调节和修复。同时，还可以调整气血运行，平衡阴阳，促进身体的自我修复。

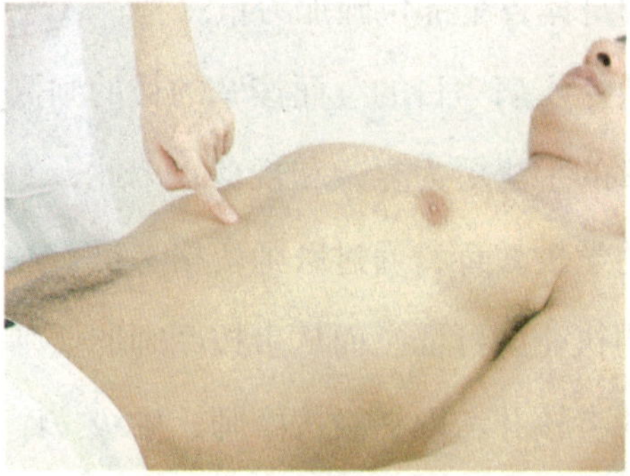

推拿疗法的基本原理是通过按摩、揉捏、推拿等手法刺激经络和穴位，调整气血运行，平衡阴阳，促进体内气血畅通，增强机体自愈能力，达到治疗疾病的目的。通过对穴

位和经络的刺激，可以刺激神经末梢，促进身体局部血液循环，改善血液供应，有助于输送养分和氧气到全身各个组织和器官，加速新陈代谢，排出代谢产物，促进组织修复和再生，从而提高身体的健康水平。

伤筋的治疗原理

在运动或其他活动中，如果身体部位受到过度拉扯或不适当的力量作用，就可能导致肌肉或肌腱受伤，这就是伤筋。伤筋包括肌肉或肌腱受到拉伤、扭伤、撕裂等损伤。

在中医理论中，伤筋属于外伤范畴，指的是肌肉、筋膜、韧带等软组织因某种外部因素（如摔跤、拉伤、剧烈运动等）而受到损伤。伤筋可表现为肿胀、疼痛、活动受限等症状，轻者可自愈，重者则需要治疗。

推拿在治疗伤筋方面有独特的手法。推拿手法对局部肌肉、筋膜、韧带等组织可产生直接的影响。适当的按摩可以促进血液循环，改善营养供应，同时减少肌肉的紧张和痉挛，缓解疼痛感。此外，推拿疗法还可以刺激组织的修复和再生，促进受损组织的恢复。

伤筋后，局部血液循环可能会受到一定程度的影响。这种情况下，可以通过按摩、揉捏等手法，促进局部血液循环，增加氧气和营养物质的供应，这有助于输送养分和氧气到受伤区域，促进新陈代谢，加速代谢产物的排出，提供修复所需的营养物质。

伤筋后，身体还可能会出现炎症反应，如红肿、热痛等症状。推拿可以通过按摩、拍打等手法刺激局部组织，促进血液和淋巴液的循环，帮助清除炎症区域的代谢产物和炎性介质，减轻炎症反应，缓解肿痛。

在伤筋过程中，周围肌肉可能会发生痉挛，导致疼痛和功能受限。推拿通过按摩、揉捏等手法可以放松紧张的肌肉，改善肌肉的弹性和柔韧性，减轻痉挛的症状，恢复肌肉正常功能。

调整气血及内脏功能的原理

推拿治疗常根据某一经络或某一脏腑的病变，在病变区域附近或按经脉循行部位选取穴位进行刺激，通过推拿手法刺激来调整经络气血的功能，以期达到治疗疾病的目的。

在中医理论中，经络系统与脏腑器官、组织、气血运行等密切相关。经络通过全身贯通，分布于人体各个部位，并与经络上的穴位相连。当人体出现疾病时，经络的气血运行可能会失调或受到阻滞，因而出现不适或病变。通过推拿按摩特定的经络及相关穴位，可以刺激经络和穴位，调整气血的流动，促进病变组织的恢复，进而治疗疾病。

推拿与经络的关系

推拿通过刺激穴位和调理经络，起到调节和平衡气血流动的作用。以下是推拿与人体经络关系的四个方面。

穴位与推拿。推拿中常常使用穴位按摩来刺激经络。穴位是经络上具有特殊功能的点，通过按摩、揉捏、推拿等手法刺激穴位，可以改善经络的通畅性和功能状态。推拿者可根据具体病情选择相应的穴位进行刺激，以达到保健和治疗疾病的目的。

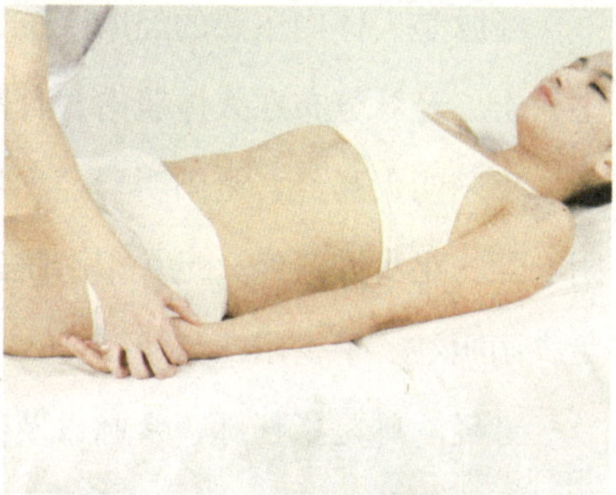

经络的流通与推拿。通过推拿手法的刺激，能够促进经络内气血的流动。推拿中的按摩、揉捏等手法可以加强经络的通畅性，调节气血的循环，这有助于改善身体各部分的气血供应，缓解疼痛和不适。

推拿的效应与经络调理。推拿不仅可以直接刺激穴位和经络，还能通过神经系统的反射作用影响经络的功能。推拿的手法和力度可以调节神经系统的功能状态，从而影响经络的流动和调理。推拿还可以促进新陈代谢、调整身体的功能状态，有助于维持经络的健康和平衡。

经络诊断与推拿疗效。中医诊断常常通过观察舌象、脉搏、询问病情等来判断经络的状况和病变。根据经络的诊断结果，推拿师可以确定相应的推拿方案和手法，有针对性地选择疗法。推拿的疗效与经络的调理密切相关，通过刺激穴位和调整经络，可以缓解病症、促进康复。

经络学说

经络学说是中医理论的重要组成部分，中医理论认为，人体内存在着一种特殊的通道系统，称为经络，它贯穿整个身体，形成了一个复杂的网络。

经脉是人体内主要的经络系统，共有十二条经脉和奇经八脉。其中，十二经脉分布在人体肌肉、骨骼、内脏等部位，分别为手太阴肺经、手阳明大肠经、足阳明胃经、足太阴脾经、手太阳小肠经、手少阴心经、足少阴肾经、足太阳膀胱经、手厥阴心包经、足厥阴肝经、足少阳胆经、手少阳三焦经。

奇经八脉是指任脉、督脉以及冲脉、带脉、阴维脉、阳维脉、阴跷脉和阳跷脉。奇经八脉相对于十二经脉而言，功能更为特殊，调节作用更为重要。它们分布在人体的前后正中线上，起到调整气血运行和维持阴阳平衡的作用。

络脉是连接和贯通经脉的细微分支，相当于经脉的网络。它们分布在肌肉、皮肤和脏腑等部位，起到联络经脉、疏通气血的作用。常见的络脉有手太阴肺经之别经、手阳明大肠经之别经、足阳明胃经之别经、足太阴脾经之别经等。经络在中医理论中被视为气血运行的通道，起到调节和平衡气血、营养物质的输送和代谢的作用。经络通过与脏腑、组织器官相连，使其相互沟通，维持身体的正常功能。

根据经络学说，经络内流动着气血和津液。气血的流动保证了身体各部分的气血供应，津液的流动则保证了身体的湿润和滋养。正常的经络流动有利于身体健康，而阻塞或不畅则可能导致疾病和不适。通过调理经络，恢复其正常的流动状态，可以改善疾病症状和促进身体康复。

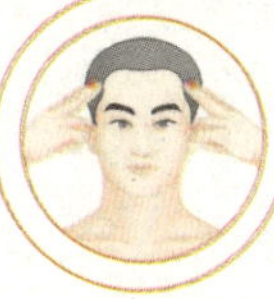

人体经络系统的构成

经络系统总体上由经脉和络脉组成，其中又可以细分为若干脉络，具体如下表：

经络系统

- 经脉
  - 十二经脉
    - 手三阴经：手太阴肺经、手厥阴心包经、手少阴心经
    - 手三阳经：手阳明大肠经、手少阳三焦经、手太阳小肠经
    - 足三阳经：足阳明胃经、足少阳胆经、足太阳膀胱经
    - 足三阴经：足太阴脾经、足厥阴肝经、足少阴肾经
  - 奇经八脉
    - 督脉
    - 任脉
    - 冲脉
    - 带脉
    - 阴维脉
    - 阳维脉
    - 阴跷脉
    - 阳跷脉
  - 十二经别
  - 十二经筋
  - 十二皮部
- 络脉
  - 十五络脉
  - 孙络
  - 浮络

捏捏按按，解决小病小痛

对于日常生活中常见的一些小病小痛，推拿也可以起到缓解和治疗的效果。

骨骼肌肉疾病

推拿可以缓解骨刺、颈椎病、腰椎间盘突出、肩周炎和类风湿关节炎等疾病引起的骨骼和肌肉疼痛、僵硬等症状。

长时间坐姿不正确、工作压力大等原因可能导致颈肩部、腰背部肌肉疲劳和紧张，引发酸痛。可以通过按摩和揉捏等推拿手法来放松颈肩、腰背部肌肉，促进血液循环，缓解酸痛感。

关节炎、扭伤等因素可能导致关节疼痛和运动受限。推拿可以通过刺激相应的穴位和经络来缓解关节的炎症和痛感，促进关节功能的恢复。

呼吸系统疾病

推拿可以缓解支气管哮喘、慢性支气管炎等呼吸系统疾病引起的咳嗽、气短等症状。通过推拿可以刺激相关穴位和经络，促进气道扩张，改善气道通畅性，减少呼吸阻力，有助于缓解支气管哮喘、慢性支气管炎等呼吸系统疾病引起的气短和呼吸困难。

推拿可以刺激淋巴系统，提升免疫功能，增强身体抵抗力，减少呼吸系统感染的发生。同时，推拿还可以刺激胸部和背部的穴位，促进痰液的流动和排出，缓解慢性支气管炎、支气管扩张等疾病引起的咳嗽和痰液积聚。

消化系统疾病

推拿可以缓解胃痛、消化不良、便秘等消化系统疾病引起的相关不适症状。

推拿可以通过刺激腹部和背部的淋巴和血液循环来促进肠胃蠕动，增加胃肠道的运动量，促进消化和排泄。它还可以刺激神经系统，从而影响食欲。

推拿可以采用按摩、轻拍和揉捏等手法来刺激腹部穴位和经络，从而缓解胃痛、腹胀、恶心等消化系统疾病的症状。对于肠胃的疼痛和不适，通过距离胃部较近的腹部推拿，可以减轻疼痛和舒缓压力。

推拿可以刺激大肠的活动，促进肠胃蠕动，提高排便功能，缓解便秘症状。

神经系统疾病

推拿可以通过刺激头部和颈部的穴位和经络，调节血液循环和神经系统的功能，缓解焦虑、紧张等负面情绪，帮助改善睡眠质量。它还可以缓解头痛、偏头痛的症状。

推拿可以改善神经系统相关疾病，如帕金森病、面瘫、脑卒中后遗症等引起的肢体活动受限、肌肉功能障碍等症状。

通过推拿可以调节神经系统功能，缓解焦虑、抑郁、失眠等神经衰弱和情绪问题。

妇科疾病

推拿可以作为辅助治疗手段来缓解一些妇科疾病的症状，如改善痛经、月经不调、更年期综合征等妇科疾病引起的相关不适。

推拿可以通过刺激腹部和腰部的穴位和经络，调节内分泌系统，促进血液循环，从而有助于调节月经周期，减轻月经不调、痛经等症状。

推拿可以刺激盆腔区域的穴位和经络，促进局部的血液循环和淋巴排毒，有助于缓解盆腔炎症引起的疼痛和不适。

推拿可以通过按摩和揉捏腹部和腰部区域，放松子宫周围的肌肉，减少子宫的痉挛和紧张，缓解子宫内膜异位症、子宫肌瘤等疾病引起的症状。

男科疾病

对于男性前列腺炎患者，可以通过推拿促进局部血液循环，缓解炎症和拥塞情况。常用的推拿手法包括腰骶部按摩、会阴部按摩等。

推拿可以通过调理身体的气血运行，缓解精神压力和紧张情绪，改善早泄症状。常用的推拿手法包括腰骶部按摩、督脉和肾经的按摩等。

推拿可以通过促进血液循环和调整身体的阴阳平衡，改善阳痿症状。常用的推拿手法包括腰骶部按摩、肾经和督脉的按摩等。

推拿的方法可以在这些疾病的治疗和调理中起到一定的辅助作用，但需要明确的是，对于症状反复发作或疾病严重的情况，推拿并不能完全替代医生的治疗。在症状缓解后，患者还需要去医院进行全面的检查和治疗。

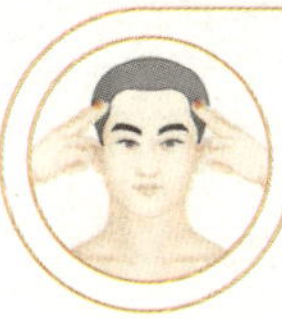

穴位按摩常见四大手法

按法

这是最常用的按摩手法，动作简单易学。

按摩法	使用部位	说明	适用部位
指按法	手指	以拇指指腹在穴位或局部做定点穴位按压	全身
掌按法	手掌	利用手掌根部、手指合并或双手交叉重叠的方式，针对定点穴位进行自上向下的按摩	面积较大且平坦的部位，如腰背及腹部
肘压法	手肘	将手肘弯曲，利用肘端针对定点穴位施力按压	由于较刺激，适用于体形较胖、感觉神经较迟钝者及肌肉较厚的部位，如臀部和腿部

摩法

这是按摩手法中最轻柔的一种，力道仅可至皮肤及皮下。

按摩法	使用部位	说明	适用部位
指摩法	手指	利用食指、中指和无名指等手指的指腹进行轻揉按摩	胸部和腹部
掌摩法	手掌	利用手掌掌面或根部进行轻揉按摩	脸部、胸部和腿部

推法

以指、掌、拳或肘部着力于体表一定部位，做前后、上下、左右的直线或弧线推动。

按摩法	使用部位	说明	适用部位
指推法	手指	用拇指指腹及侧面在穴位或局部做直线推进，其余四指辅助，每次按摩可进行4~5次	范围小的酸痛部位，如肩膀、腰及四肢
掌推法	手掌	利用手掌根部或手指按摩。面积较大或要加强效果时，可用双手交叉重叠的方式推压	面积较大的部位，如腰背和胸腹部
肘推法	手肘	将手肘弯曲，并利用肘端施力推进	由于较刺激，适用体形较胖者及肌肉较厚之处，如臀部和腿部

捏拿法

以拇指和其余手指的指端，稍用力提起肌肉，像是要抓起东西的样子，这是拿法。而捏法是用拇指和食指把皮肤和肌肉捏起来。

按摩法	使用部位	说明	适用部位
捏拿法	手指	用拇指、食指和中指的力量，在特定部位及穴位上，以捏掐及提拿的方式施力。力道要柔和，由轻而重，再由重而轻	常用于颈部和肩部及四肢部位的按摩

勤推拿，好处多

推拿作为一种“绿色疗法”，仅依靠双手作用于人体的穴位、经络，便可达到“有病治病，没病强身”的效果。同时，推拿还是一种经济简便、易学易用的治疗方式，它无需借助特殊的医疗设备就可以进行，而且不受时间、地点和气候条件的限制，非常方便。推拿可以作为一种辅助手段，帮助调理亚健康状态，促进身体机能的平衡和恢复。

缓解肌肉紧张和疼痛

推拿可以帮助放松紧绷的肌肉，缓解肌肉酸痛、僵硬和疼痛。通过施加适当的力量和手法，推拿可以促进血液循环，改善肌肉供氧和营养，加速废物代谢和机体恢复。定期进行推拿，可以保持肌肉的放松状态，改善身体的灵活性和舒适度，并减少日常生活中身体的不适感。

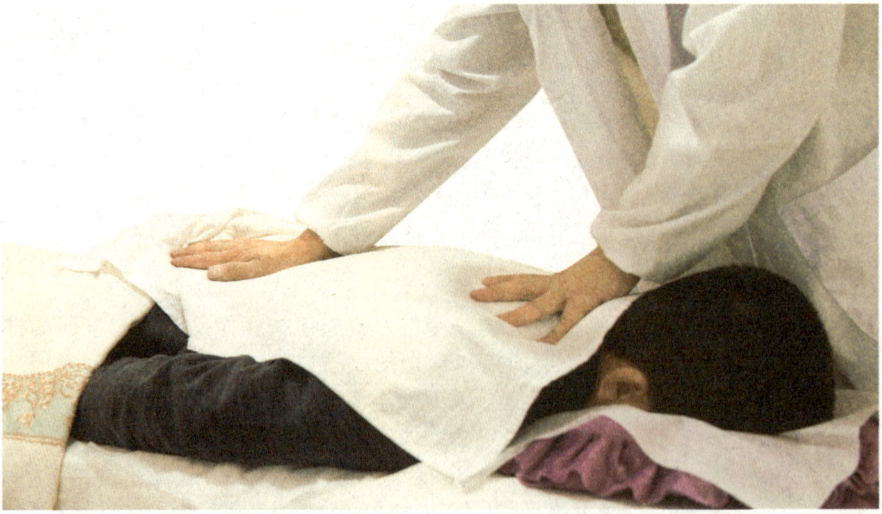

改善姿势和体态

长期不正确的姿势和体态可能导致肌肉力量不平衡、姿势不良等问题。通过推拿可以调整体态，平衡肌肉力量，使身体更加匀称和健康。持续进行推拿还可以防止因长时间坐姿或不正确的工作姿势导致的姿势问题。

缓解压力和焦虑

推拿按摩通过刺激穴位和经络，促进血液循环、舒缓紧张的肌肉和神经系统，从而产生放松和平静的效果。

首先，推拿按摩可以刺激神经系统，促进身体释放内啡肽、多巴胺等神经递质。这些物质能够使大脑产生愉悦和放松的感觉，从而减轻压力和焦虑情绪。

其次，推拿按摩还能够促进深度呼吸，使身体达到放松状态。通过推拿按摩的手法和节奏，人们通常会感受到身体的放松和呼吸的舒缓，这有助于减少交感神经的活跃性，从而降低焦虑水平。

此外，推拿按摩还可以改善血液循环，增加体内氧气和营养物质的供应，同时帮助排除废物和毒素。这种改善血液循环的效果可以促进身体的放松和康复，从而减轻身体和心理上的紧张和压力感。

尽管推拿按摩可能对缓解压力和焦虑有一定的帮助，但每个人的身心反应可能有所不同。对于严重的焦虑症或抑郁症，建议寻求专业医生的帮助，并综合采用多种治疗方法。

改善睡眠质量

睡眠问题是许多人面临的健康困扰，而推拿按摩作为一种非药物疗法，可以通过多种途径对睡眠产生积极影响。推拿按摩还可以刺激神经系统，并调节身体的生理状态和内分泌功能。这些作用有助于平衡身体的能量和节律，提高睡眠质量。

推拿中有一些与睡眠相关的穴位，如百会穴、安眠穴、神阙穴、太溪穴等。适当按摩和刺激这些穴位，可以调节气血运行，维持身体的阴阳平衡，促进入睡和深度睡眠。推拿按摩通过揉捏、按压等手法刺激肌肉和神经系统，释放紧张和疲劳感，增加身体的放松感，从而帮助入睡。

增强身体抵抗力

推拿可以刺激淋巴系统，增强免疫功能，提高身体对疾病的抵抗力。通过促进淋巴液的流动，推拿有助于清除体内的毒素和废物，提高免疫细胞的活性。

在中医临床实践中，有小儿患痢疾，经推拿后症状有所减轻或消失。当小儿肺部有干湿啰音时，通过按揉小横纹、掌心横纹能起到较为显著地改善病情的作用。有人曾在同龄组儿童中并列对照组进行保健推拿，发现经常进行推拿的儿童组，发病率有所下降，身高、体重、食欲等皆高于对照组。以上临床实践证明，推拿按摩具有抗炎、退热、提高免疫力的作用，还可增强人体的抗病能力。

居家推拿的注意事项

居家推拿是一种方便且经济实惠的选择。一些简单的推拿手法，如揉捏、推拿、点按等，可以运用在颈部、肩部、手臂、腿部等常见疲劳部位，从而缓解紧张和疼痛。

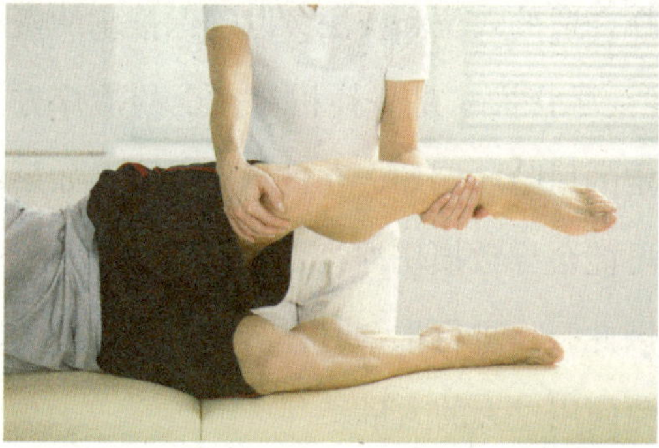

我们可以自己给自己推拿，使用双手或借助一些工具（如推拿球、按摩棒）在身体的疼痛、僵硬或疲劳部位进行按摩。采用适当的力度和技法，可以舒缓肌肉紧张和促进血液循环。家人、朋友也可以相互进行推拿，在推拿过程中，要注意双方的沟通和反馈，避免施力过大或造成不适。同时，居家推拿也有一些注意事项。

注意个人安全和卫生。在进行推拿前，确保手部洁净，用温水与洗手液清洁双手。同时，推拿者应修剪过长的指甲，取下戒指等饰品，以避免意外划伤接受推拿的人。

避免在伤处或疼痛部位进行推拿。如果接受推拿的人有伤处、肿胀、骨折等问题，或是身体某个地方疼痛过于明显，应避免对该部位进行推拿。在推拿过程中应避免过度施力，以免加重伤害。

确保环境舒适。推拿时要选择一个安静、温暖、通风良好的房间，确保舒适的推拿环境。此外，可以适当调节室内温度、音乐和灯光，帮助放松身心。

保持与被推拿者的沟通。推拿前与接受推拿的人进行沟通，了解对方的健康状况、需求和偏好。在推拿过程中，推拿者与被推拿者之间同样应保持沟通，及时了解身体感受和需要。

使用适当的推拿技巧。推拿者在进行推拿时，要使用正确的推拿技巧和手法，不要施加过大的压力或采用不合适的姿势。在进行推拿之前，需要掌握相关知识，选择合适的穴位和技法，以确保推拿的安全性和有效性。需要注意的是，尽管推拿是一种相对安全的治疗方法，但在某些情况下也存在一定的风险。例如，在进行推拿时，如果施力过大或者穴位选择不当，可能会导致损伤神经、肌肉和骨骼等组织，甚至引发其他不良反应。因此，在进行推拿时，需要选择合适的穴位，注意力度适当，尽量避免使用过大的力量。

注意推拿时间和频率。在刚吃过饭或严重饥饿的时候，身体处于消化状态，或者由于饥饿而缺乏能量，不适合进行推拿，因此，建议在两餐之间进行推拿。同时，也要注意推拿的时间和频率，避免过度推拿造成疲劳或不适。一般来讲，推拿频率不应太频繁，每次推拿时间也不宜太长，每日可推拿 1 ~ 2 次，一次以 20 ~ 30 分钟为宜。

注意身体保暖。推拿后，被推拿者可能会感到寒冷，所以要及时提供毛毯或保暖设备，帮助恢复身体温度。

小儿推拿的注意事项

小儿推拿适用于 0 ~ 14 岁的儿童，其中也包括新生儿。推拿对于婴幼儿的生长发育和健康非常有益，它可以促进血液循环、增强免疫力、舒缓肌肉紧张、改善睡眠质量等。同时，小儿推拿还可以缓解一些症状，如感冒、咳嗽、腹泻、便秘等。当然，小儿推拿也有一些需要注意的事项。

注意推拿时间

儿童穴位脆弱，经脉未长全，不可全面、频繁地大力按压。小儿推拿的时间需要根据不同年龄段和治疗目标进行调整。一般来说，小儿推拿一次总的时间为 20 ~ 30 分钟，可以根据孩子的情况适当调整，但不宜过长。

对于 11 岁以上的儿童，如果是以益智、增高为调理目标，推拿时间可以延长至 45 ~ 60 分钟。

注意手法轻柔

相比成人，儿童的身体更加柔软脆弱，骨骼、关节及内脏也更加娇嫩，不能承受过大的压力和刺激。因此，在为儿童进行推拿时，手法力度的掌握非常关键，力度过轻可能无法产生足够的刺激和效果，力度过重则可能给儿童带来不适或伤害。

对于新生儿的推拿，需要特别注意手法的柔和、轻柔，避免给皮肤造成刺激或损伤。父母在家中进行推拿时，可以使用适用于婴幼儿的推拿油或爽身粉等介质来减少皮肤摩擦，保护婴儿的皮肤。

婴幼儿的头颅比例较大，头部穴位数量也相对较多，主要集中在面部、头顶、后枕、头侧、太阳穴等处。婴幼儿的头部比较娇嫩敏感，按摩时要选择轻柔、温和的手法，避免过度刺激。可以用指腹轻轻按压或以画圆的方式按摩，力度要适中。婴幼儿头部有一些软点，也就是婴儿头颅上尚未骨化的部分（如前囟和顶囟）。按摩这些部位需要特别小心，避免施加太大的压

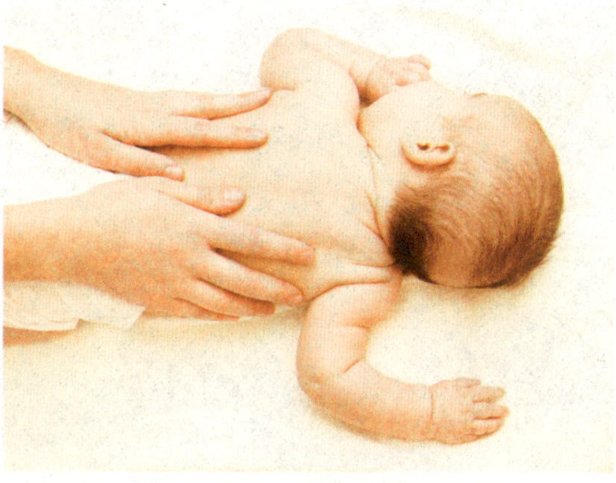

力。按摩时可将手指放在软点周围的区域进行按压，不要直接按摩软点。

婴幼儿可能无法明确表达感受，因此，在按摩过程中要观察他们的反应。如果婴幼儿出现不适或抗拒的反应，应立即停止按摩。

婴幼儿不适合推拿的情况

如果婴幼儿有以下情况，就不适合进行推拿。例如，急性传染病，如水痘、肝炎、肺结核、猩红热等；极度虚弱的危重病及严重的心脏病、肝脏病、肾脏病等；正在出血、内出血等出血性疾病；骨与关节结核、化脓性关节炎、骨折早期和截瘫初期等；诊断不明，不知其治疗原则的疾病。

中老年人推拿注意事项

中老年人由于生理机能下降，身体的某些部位（如腰椎、颈椎等）会出现疼痛，同时，还可能存在其他的小病小痛，这些都会影响人的行动能力和生活质量。通过按摩推拿可以缓解这些疼痛，促进血液循环，改善身体的功能状态，降低生活中的不便，让中老年人更加健康、快乐地享受晚年生活。对于中老年人进行推拿时，需要注意以下事项。

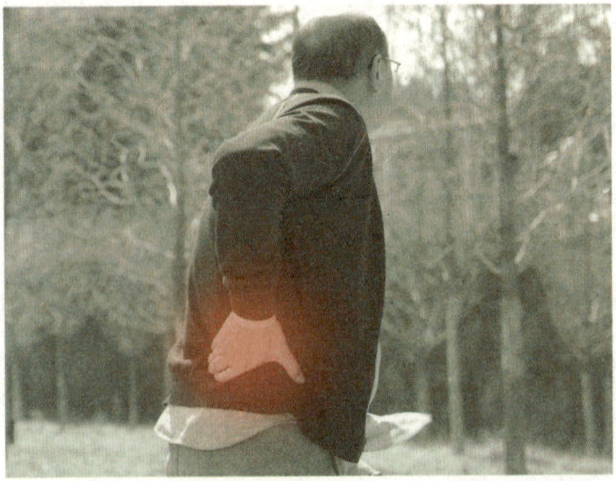

推拿方式应温和缓慢。中老年人的骨骼密度有所下降，关节变得脆弱，推拿时要避免剧烈的刺激。并且中老年人的皮肤脆弱，经络敏感，推拿时手法和力度要温和，从表面到深层逐渐施力，以达到舒缓肌肉、骨骼和神经的作用，同时避免给身体带来不适或损伤。

避免给中老年人造成疼痛。中老年人的疼痛阈值相对较低，需要根据他们的个人状况来调整按摩的力度和方式，以免产生不良反应或加重疼痛。

注意中老年人身体部位。中老年人的身体各部位都需要特别注意，尤其是下背部和颈部，这两个部位是中老年人最容易发生问题的地方，推拿时需要特别谨慎和仔细。

注意重点部位。针对中老年人常见的问题，如颈椎、肩膀、腰背等部位的不适，可在推拿过程中重点关注，进行适当的按摩和揉捏。

注意舒适度。为中老年人提供舒适的环境和姿势，如选择柔软的垫子或床铺，并确保中老年人在推拿时感到舒适和放松。

另外，对于患有颈部动脉硬化、严重的骨质疏松以及心、脑、肺、肾等重要脏器疾病或肿瘤等患者，推拿可能不适合或需要特别谨慎。这些疾病可能导致身体的敏感度增加或容易引起并发症，请在推拿前咨询医生的建议。

推拿疗法的应用也要辨证施治

推拿疗法并非单纯地进行按摩和手法的施展，而是需要基于中医的辨证论治原则来进行。在推拿前，需要根据患者的症状进行辨证分析，确定病症的归属，再结合患者的体质、年龄、病情等个体差异，选择适当的推拿疗法。

例如，对于气虚体质的患者，医师可能会采用柔和的推拿手法，以调补气机；对于寒湿病机的患者，医师可能会选择温热手法和适当的穴位刺激，以驱散寒湿。这些治疗方案都是基于辨证施治的原则而制定的。

常用的推拿疗法有温、通、补、泻、汗、和、散、清。

温法。温法即通过运用温柔的手法，如按、揉、摩、擦、滚、一指禅推等，对特定的穴位或部位进行缓慢而柔和的长时间操作，以产生一定的热力深入组织深部。这种热力可以扶助阳气，温经散寒，促进血液循环和新陈代谢，达到调理虚寒证的效果。

通法。在推拿治疗中，有一句常用的口诀："通则不痛，痛则不通。"当身体出现痛证或经络不通所引起的病症时，适宜采用通法进行治疗。通法的作用是通过推拿手法，祛除病邪壅滞，恢复经络的通畅。通法常常运用推、拿、按、揉、擦等手法，刚柔兼施，根据个体情况和具体病情施术。这些手法可以促进气血的流动，消散病邪，改善病症和不适。

补法。补法旨在通过轻柔的手法和长时间施术来补益正气，使机能旺盛，达到补益虚弱的目的。推拿补法主要运用推、拨、按、抓等手法，其适用范围较广，适合功能衰弱、体虚的人群使用。常见的补法包括补脾胃、补心肾、补肺气等。

泻法。泻法具有扶正祛邪、调理阴阳、通经活络等作用。泻法的手法主要包括摩、捏、揉、掐、拧等方式。综合运用这些手法可以刺激不同的穴位和经络，如捏法可刺激肌肤、筋膜和肌肉组织，帮助排出体内的湿热之气；揉法主要针对肌肉、筋膜、骨骼和关节，并有助于改善肠道蠕动，帮助排便；掐法主要通过轻轻捏紧穴位或经络来刺激局部神经和肌肉组织，缓解疼痛和舒缓压力；而拧法则可以通过扭转关节或拧动肢体，舒筋活络、消肿止痛等。

汗法。汗法主要是通过推拿、灸法等方式来刺激全身的汗腺，促使汗水排出体外，以达到解表散寒的作用。它主要应用于邪气外袭、表寒内寒等导致的感冒、风寒感冒、风寒湿痹等疾病。

和法。和法主要是运用振动类和摩擦类手法，平缓柔和地按摩，以达到舒筋活络、缓解疼痛的效果。和法的基本原理是通过调和气血、调整阴阳，达到治疗疾病的目的。它主要适用于半表半里的疾病，如肌肉骨骼疾病、内脏功能紊乱等。

散法。散法包括结聚散法和按摩散法两种。结聚散法是指通过由缓慢而渐快的轻柔手法，如摩、搓、揉、推、一指禅推等手法，在一定穴位或部位上操作，使结聚疏通，达到消瘀散结的目的。按摩散法

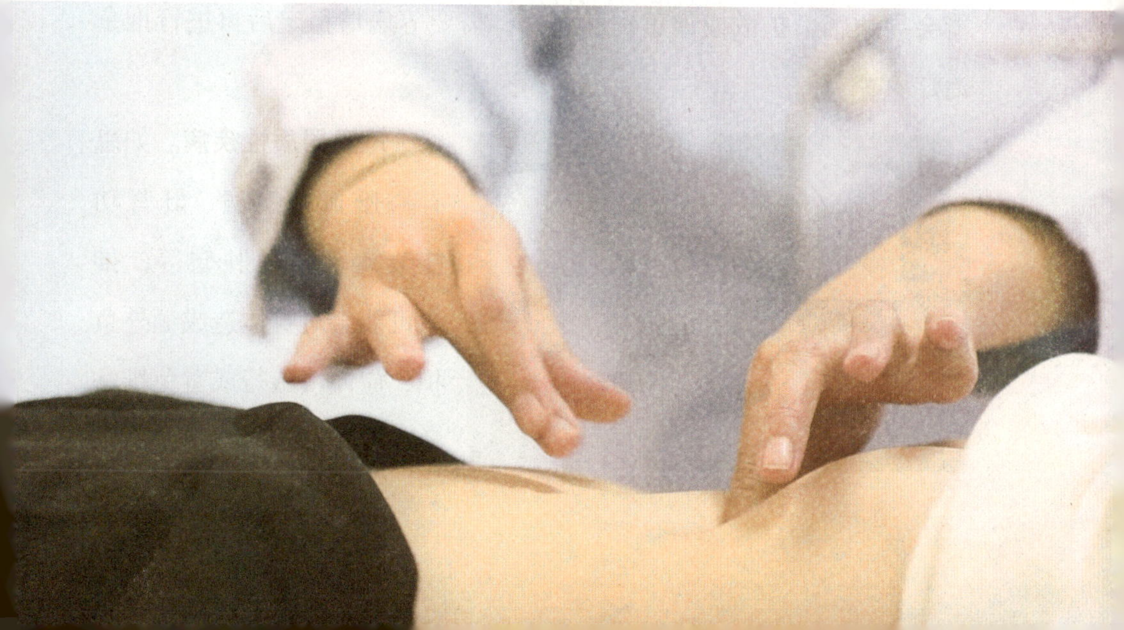

则是利用手掌或指尖在特定部位进行按摩、揉捏、推拿等，以缓解肌肉骨骼疼痛、改善内脏功能等效果。

清法。清法在小儿推拿中应用较多，因为小儿尚未发育完全，对于外界的热邪比较敏感，容易出现热症。清法通过轻柔细致的手法，如搓、抚、摸、轻拍等，可以温和地刺激穴位，促进局部的血液循环，调整体内的阴阳平衡，达到清热、解毒、减轻病痛的效果。

推拿的禁忌证

以下情况，不适宜进行推拿治疗。

急性外伤。在骨折、严重扭伤等情况下，推拿可能会加重伤势或引起二次损伤，应先就医处理。

活动性出血。如有内脏溃疡出血、胃肠道出血等状况，推拿可能会增加出血量，加重病情，需及时就医处理。

皮肤病或炎症。如存在湿疹、皮疹、创口感染等情况，推拿可能会导致感染扩散或加重皮肤损伤，需要等病情稳定后再进行推拿治疗。

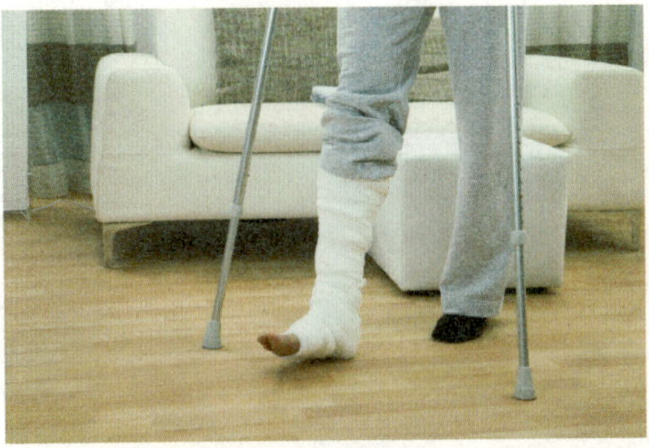

严重器质性疾病。如患有心脑血管疾病、肝肾功能衰竭、恶性肿瘤等，推拿可能会对身体造成额外负担，应谨慎施行或避免推拿治疗。

孕期禁忌。如怀孕初期、高危孕妇、有流产倾向的孕妇等，推拿可能会对胎儿和孕妇产生不良影响，需避免推拿治疗。

传染性疾病。如在患有传染性肝炎、结核病等情况下，推拿可能会加速病情传播或引起交叉感染，需避免推拿治疗。

需要注意的是，对于过饥、过饱、醉酒之后、患有严重心脏病及病情危重者，须禁用或慎用推拿。在家进行推拿需要格外谨慎，必须掌握正确的方法和技巧，同时，密切关注身体状态，避免发生意外情况。如果有任何不适或疑问，应及时停止推拿并咨询专业医生的建议。

推拿需要用到的介质

推拿按摩使用介质的主要目的是减少手与皮肤之间的摩擦。在推拿按摩过程中，手会不断地在患者的身体上移动和施力，如果没有使用介质，则会产生很大的摩擦力，导致皮肤受到刺激和损伤。而使用介质可以有效地减少摩擦力，使推拿按摩更加顺畅、舒适和有效，同时也可以提高患者的舒适度和治疗效果。

此外，使用介质还可以起到润滑和温暖肌肤、促进血液循环等作用。不同的介质具有不同的特点和效果，推拿师会根据患者的需求和状态选择合适的介质进行推拿按摩。例如，需要针对特定问题进行推拿治疗时，可能会选择能够温热、舒筋活络的推拿油、推拿膏或者推拿粉。爽身粉、滑石粉等粉剂可以吸湿、吸油，减少手部与肌肤之间的摩擦力，使推拿过程更加顺畅舒适，同时也具有清爽的效果。婴儿油、橄榄油等油剂则常用于温和滋润皮肤，促进血液循环，增强推拿的效果。

另外，在选择推拿介质时，需要考虑个人的病情、体质以及对介质成分的耐受性。一般来说，应尽量避免选用可能会对皮肤造成损伤或含有刺激性物质的介质。如果患者有皮肤敏感、过敏或其他皮肤问题，应特别注意选择温和、无刺激的介质，避免加重皮肤不适。

此外，不同疾病和症状对推拿介质的要求也不同。例如，对于关节炎患者，可以选择具有抗炎作用的介质，如一些中草药配方的推拿膏。对于肌肉酸痛的患者，可以选择温热性质的介质帮助舒缓疼痛，如一些按摩油或草本温热贴等。

推拿按摩常用的介质有以下五种。

推拿油。推拿油是一种常见的推拿介质，通常由植物油和一些草本植物提取物混合而成，如红花油、香油、玉树油、甘油等。推拿油

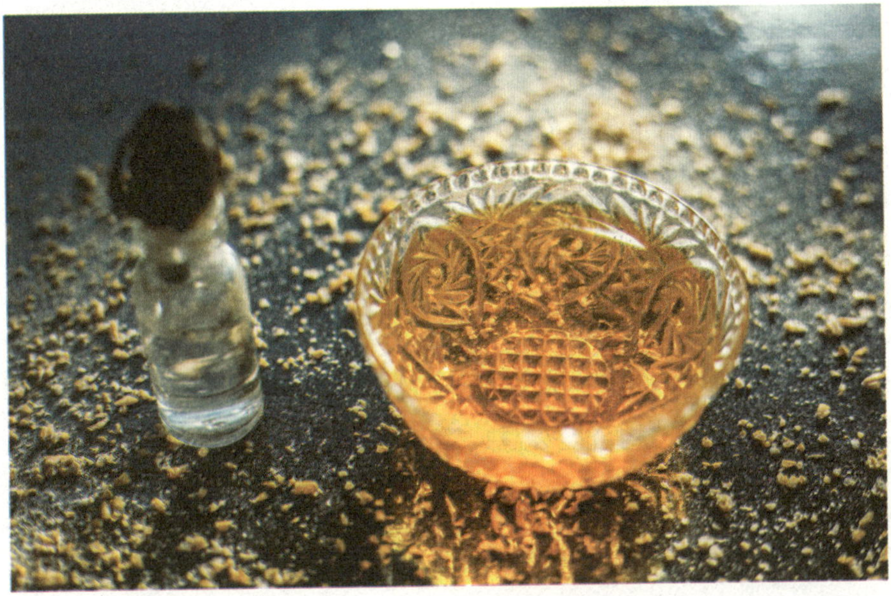

具有润滑作用，可以减少手与皮肤之间的摩擦，使得推拿过程更加顺畅和舒适。此外，推拿油还可以温暖皮肤，促进血液循环，增强推拿的效果。

推拿膏。这是一种质地较为稠密的推拿介质，通常由一些中草药和植物提取物制成。推拿膏具有温热的作用，可以加速血液循环和气血运行，促进身体的康复。在针对一些特定问题进行推拿治疗时，推拿膏常常被使用。

医用滑石粉。医用滑石粉是一种细腻柔滑的粉末，具有吸湿、吸油的特性，可以在推拿过程中减少对皮肤的摩擦，多适用于夏季。同时，医用滑石粉具有一定的渗透性，能够更好地被皮肤吸收，滋润皮肤，同时也有一定的保护作用，避免直接接触患者皮肤的硬性或粗糙性物质对皮肤造成刺激，因此，在小儿推拿中较常被使用。

凉水。凉水在推拿按摩中用于调节温度和舒缓皮肤。特别是在炎热的天气或皮肤发炎的情况下，使用凉水可以帮助降低皮肤温度，缓解不适感。同时对于炎症和疼痛也有一定的缓解作用。

推拿石。推拿石通常由天然石材（如玉石、石英等）制成，形状平滑且质地温和。它可以传导热量，具有温暖的触感，在推拿的过程中可以起到温热的作用，能够帮助推拿师更好地施力和按摩患者的身体，促进患者血液循环和肌肉的放松。

第二章

推拿常用的穴位

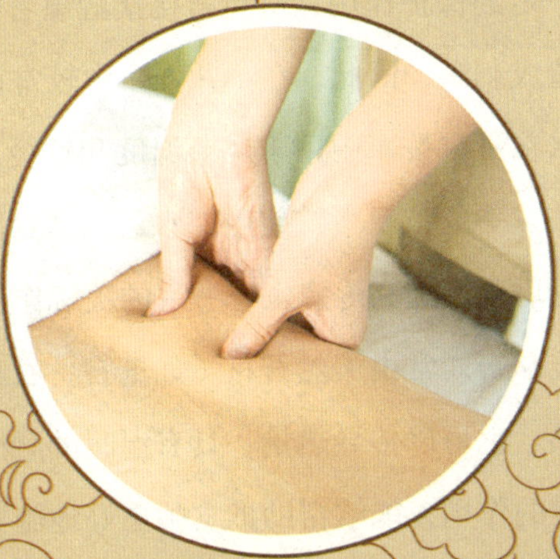

找准穴位，推拿才能发挥功效

经络上存在着一些特殊的点位，称为穴位。通过按压、刺激穴位可以调理经络，促进气血的运行，起到治疗疾病和保健的作用。中医临床常常使用穴位按摩、针灸等方法来调节经络状态。在推拿中，通过在这些点位上施加适当的压力和刺激，可以产生相应的疗效。

不同的穴位对应身体不同的部位和功能，因此找准穴位是更好地发挥推拿功效的前提。在实施推拿前，应了解特定的症状或问题，有针对性地寻找相应的穴位进行按摩。例如，头痛可以按摩太阳穴、颧骨穴等。

有多种方法可以用来确定穴位的位置，如，体表标志取穴法、徒手找穴法、身体度量法、手指度量法等。

体表标志取穴法

体表标志取穴法根据标志的性质可以分为固定标志和活动标志两种。

固定标志是指人体上相对固定不变的解剖结构或特征，如各部位由肌肉和骨节所形成的突起、五官轮廓、发际、指腹、肚脐等。借助这些固定标志，可以确定相应的穴位位置。例如太阳穴，位于外眼角与眉稍连线向后一横指凹陷处，推拿此处可缓解头痛、偏头痛等。

活动标志是指随着身体活动而产生变化的标志，例如肌肉收缩、关节活动等。通过观察和感受这些活动的标志，可以辅助确定穴位的位置。例如，在寻找下肢穴位时，可以要求患者进行特定的运动，观察肌肉收缩和骨骼突出的位置，以确定穴位。

徒手找穴法

使用手指或手掌轻轻触摸身体表面，寻找可能存在的敏感点或略微凹陷的区域。这些区域通常是穴位所在，有时会感觉到局部的酸痛或灵敏度增加。

通过触摸、按压等方法来寻找穴位，需要一定的经验和技巧，可以通过学习经络解剖知识和具体实践，逐渐掌握。

身体度量法

即通过人体的比例关系来确定穴位的位置。例如，以身体的特定部位，如脚背或手掌为基准，按照一定的比例关系来测量和确定穴位的位置。这种方法需要参考标准比例数据，并结合实际测量进行调整。

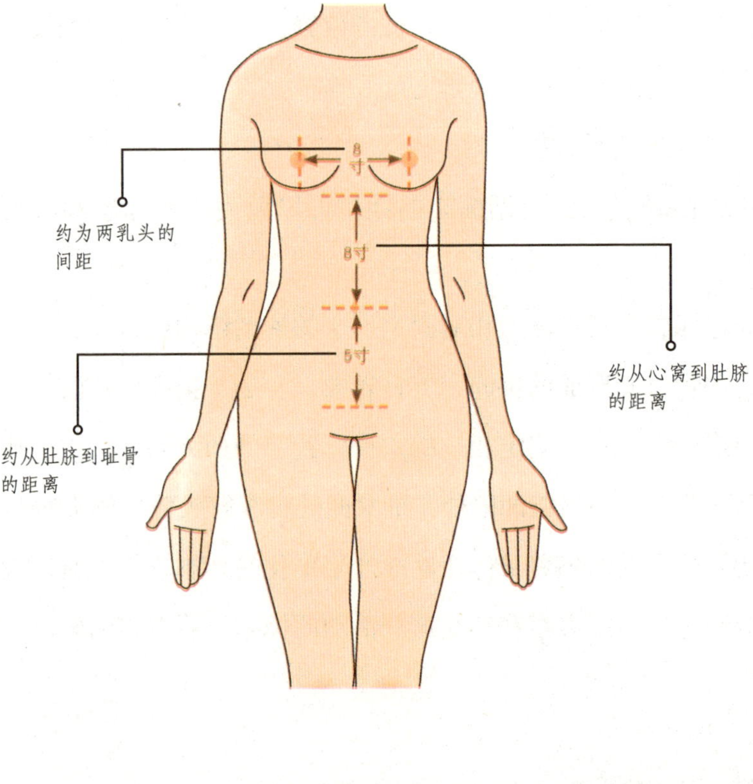

手指度量法

手指度量法是一种常用的方法，例如，根据手指关节的间距或宽度来测量并定位穴位。以下是一些使用手指进行度量的示例。

手指关节间距法。这种方法是指根据手指关节间距来确定一些穴位的位置。例如，合谷穴位于手背上食指和拇指的骨头相连处。可以将自身手指关节的间距作为参考，将食指和拇指放在手背上，通过关节间距来确定穴位的位置。

手指宽度法。这种方法是指根据手指的宽度来确定一些穴位的位置。例如，涌泉穴位于脚底的前正中部位，距离足跟约为四个手指的宽度。可以使用自身手指的宽度作为参考，在足底按压，找到与四个手指宽度相符的位置。

需要注意的是，个体之间的手指尺寸可能存在差异，因此，使用自己的手指进行度量时，应该尽量保持一致的姿势和方法，以获得相对准确的结果。在进行推拿时，需要根据个体的感受和反应进行微调，寻找最适合的穴位位置，并在力度上进行相应的调整。

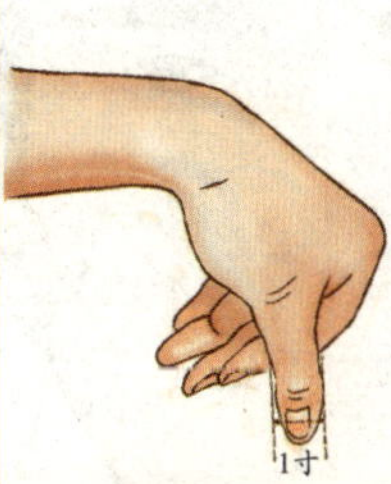	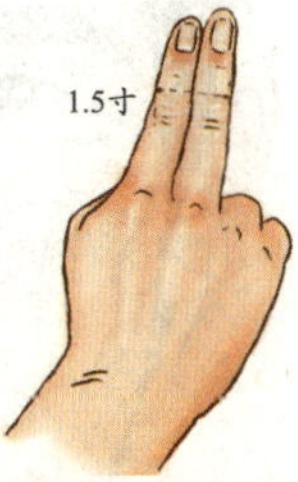	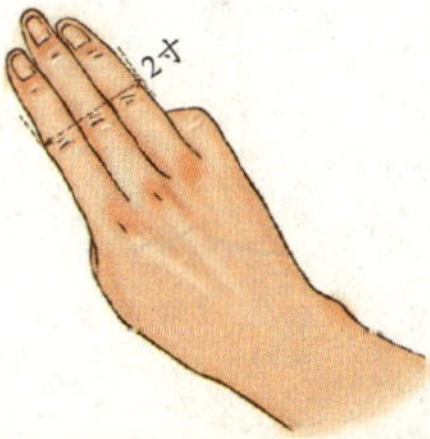	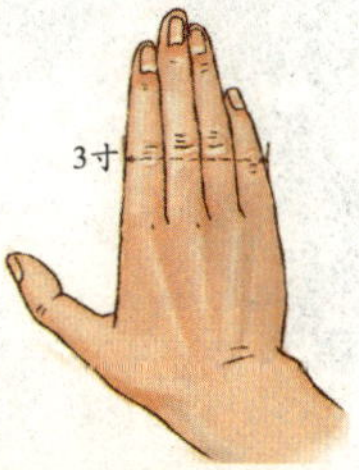
1 寸	1.5寸	2寸	3寸
大拇指横宽	食指和中指两指指幅横宽	食指、中指和无名指三指指幅横宽	食指、中指、无名指和小指四指指幅横宽

了解人体的经络和穴位分布是掌握推拿技能的基础。我们需要学习人体经络系统的基本知识，包括主要经络的走向、连接关系和功能作用。

此外，掌握各个穴位的名称和位置是非常有必要的。我们可以通过经络图、解剖图等途径来了解穴位的名称和具体位置，要重点关注常用的穴位及其功能，以及与特定疾病相关的穴位。

在实践中，我们可以通过实际操作来增加对穴位的熟悉度，比如在自己的身体上按摩或寻找经络和穴位。同时，结合书籍或图示进行对比，验证自己的感受，判断穴位位置的准确性。

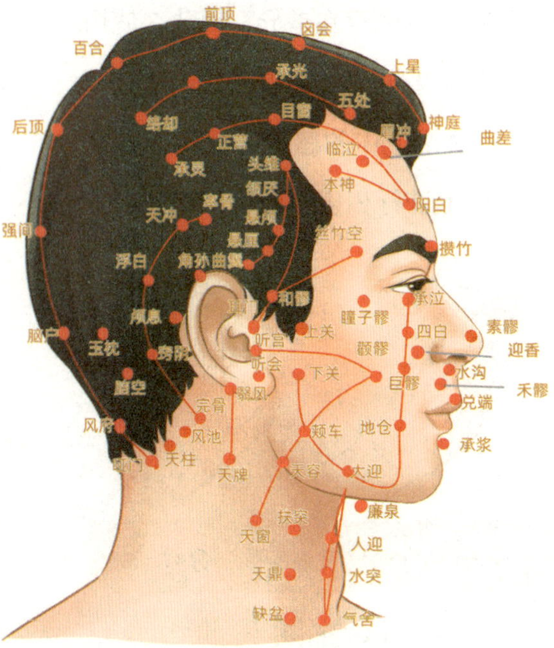

侧面

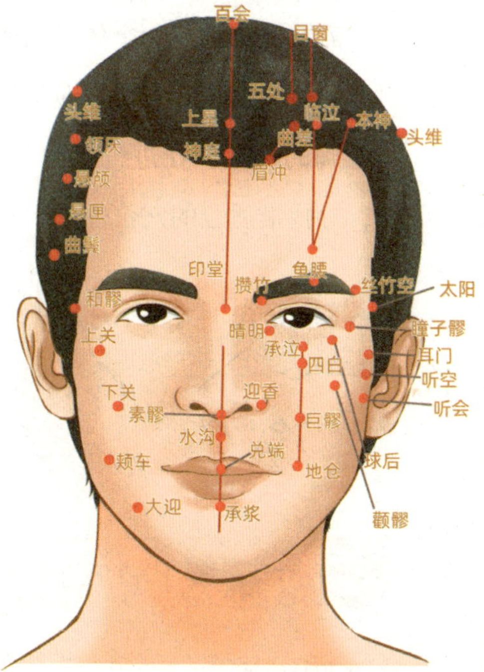

正面

人体头面部常用的穴位

太阳穴：清热消肿、止痛舒络

取穴方法：太阳穴位于眼角外侧凹陷处，距离眉峰约1寸。可以用手指轻轻触摸太阳穴，轻微的凹陷处就是太阳穴的位置。

功效作用：推拿太阳穴可以缓解头痛、眼疲劳和偏头痛。

所属经脉：经外奇穴。

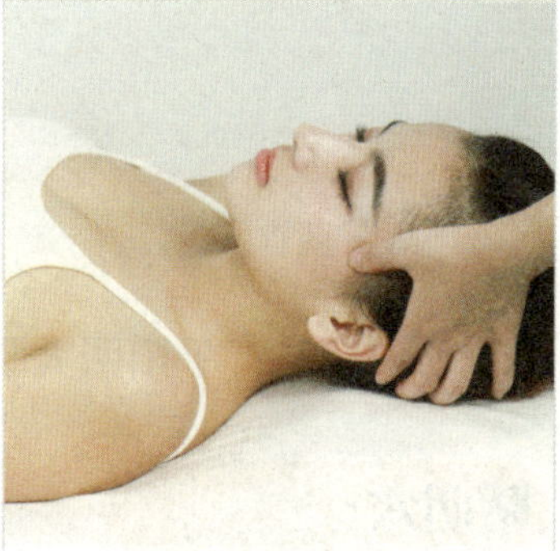
太阳穴

印堂穴：清脑明目、通利鼻窍

取穴方法：印堂穴位于额部，两眉头连线的中点。

推拿方法：可将中指放在印堂穴上，用较强的力度点按10次，然后顺时针揉动20～30圈，再逆时针揉动20～30圈。

功效作用：按摩印堂穴可以缓解头痛、鼻塞、眼睛疲劳等问题。

所属经脉：督脉。

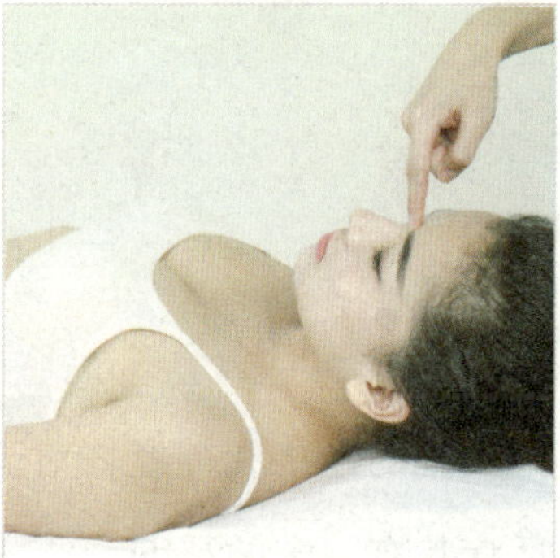
印堂穴

迎香穴：散风清热、通利鼻窍

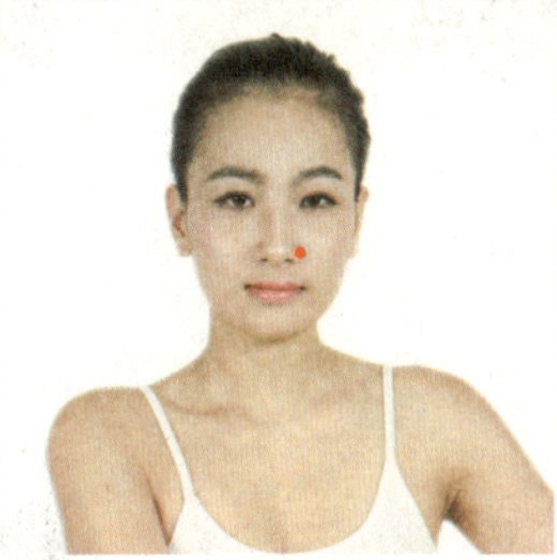
迎香穴

取穴方法：迎香穴位于鼻翼旁边的鼻唇沟内。

推拿方法：可用拇指按压鼻翼旁边的凹陷处，施加适度的力量，向内用环形或缓慢推动的动作按摩。

功效作用：有助于缓解头痛、鼻塞、喉咙疼痛等不适感。

所属经脉：手阳明大肠经。

睛明穴：清热明目

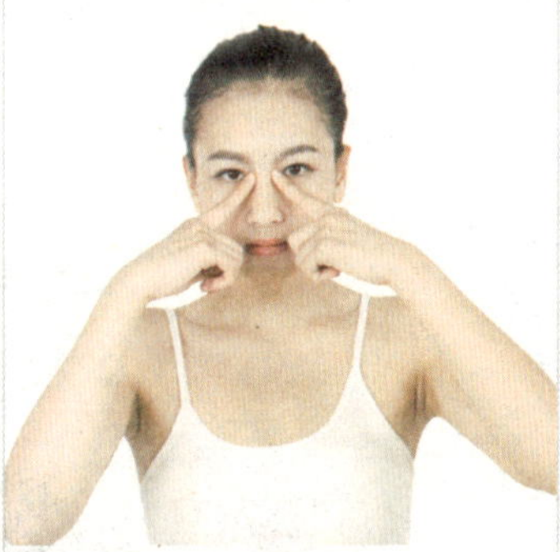
睛明穴

取穴方法：睛明穴位于眉毛外端，距离眉尾处约0.5寸，也就是眉毛末梢处。

推拿方法：可以使用拇指或食指轻柔地按压穴位，施加适度的力量，进行旋转推拿。

功效作用：推拿睛明穴可以刺激眼部周围的经络和神经，对于缓解眼疲劳、眼干涩、目赤肿痛等眼部不适症状有一定的帮助。

所属经脉：足太阳膀胱经。

风池穴：清头明目、祛风解毒、通利宫窍

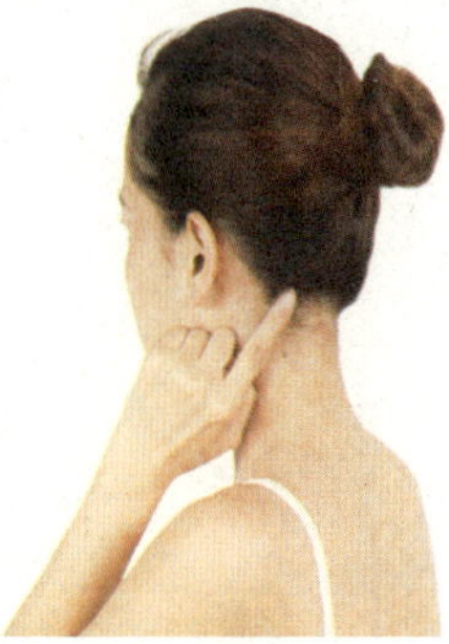
风池穴

取穴方法： 风池穴在躯干正中线旁边、颈椎横突下方，颈椎外侧突起的凹陷处。

推拿方法： 可以使用拇指或食指轻柔地按压穴位，施加适度的力量，进行旋转推拿。

功效作用： 可缓解颈肩疼痛、头痛、眩晕等症状。

所属经脉： 足少阳胆经。

百会穴：温阳散寒、醒脑开窍

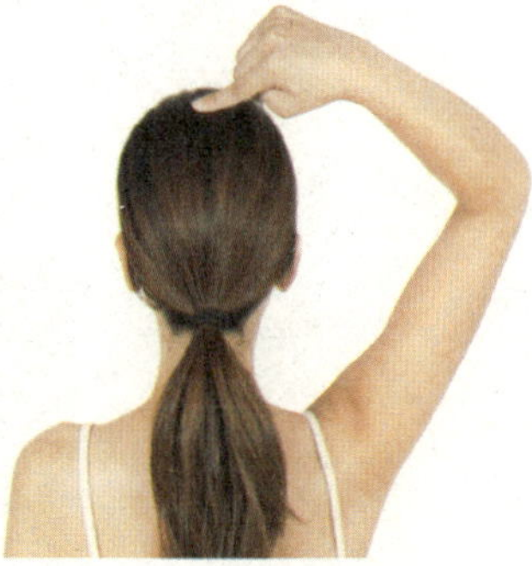
百会穴

取穴方法： 百会穴在头顶正中线上，从发际开始向中央寻找凹陷处，这个凹陷称为“百会门”，就是百会穴的位置。

推拿方法： 可以使用拇指或食指轻柔地按压穴位，施加适度的力量，进行旋转推拿。

功效作用： 推拿百会穴可以促进血液循环，增加大脑的血液供应，同时，还能刺激头皮神经末梢，帮助缓解头痛、失眠、情绪不稳等问题。

所属经脉： 督脉。

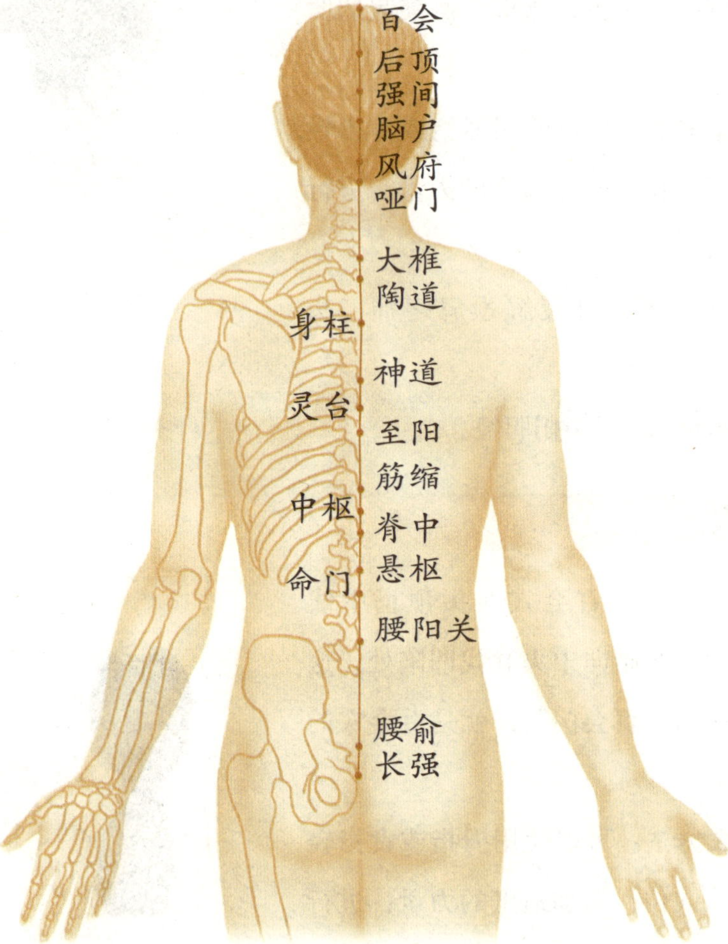

人体背部常用的穴位

人体背部常用的穴位

大椎穴：清热解表、截疟止痛

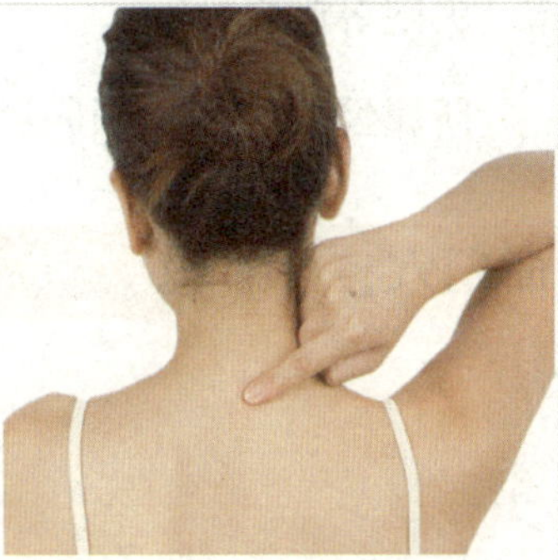
大椎穴

取穴方法：大椎穴位于颈椎第 7 椎棘突下凹陷处，也就是肩胛骨突起的上方两侧的小坑中，用双手拇指或食指并拢，从颈部自然下垂处往上顺脊柱向上移动，会感觉到颈椎顶端出现一段明显的凸起，再向下摸找到该穴位。

推拿方法：用中指或拇指指腹按揉大椎，垂直于穴位表面皮肤按压，以局部出现酸胀感为宜。

功效作用：对改善颈肩背部肌肉疲劳、缓解头痛、眩晕等症状具有很好的效果。

所属经脉：督脉。

肩井穴：祛风清热、通经理气、豁痰开郁

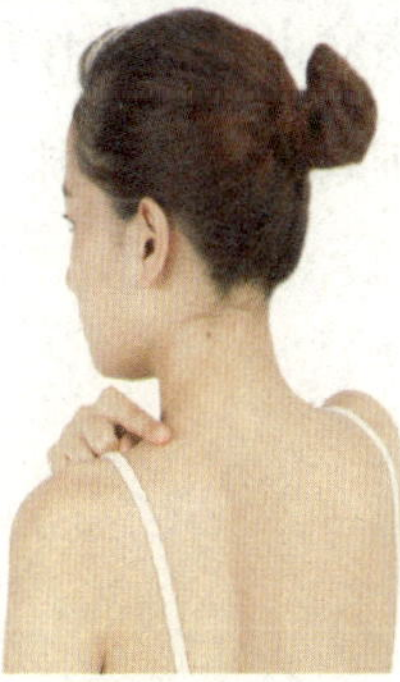
肩井穴

取穴方法：肩井穴位于肩胛骨与颈椎的连线上，第 3 个颈椎棘突下方、肩胛骨脊的中点，按一下感觉膨鼓为度。在按摩时可以仰卧或坐着，双手自然下垂，用拇指在穴位上轻柔按摩。

推拿方法：可以用拇指和食指捏揉按压肩井穴，一边按摩一边旋转。也可以用手掌根部轻轻推拿肩井穴周围的肌肉组织，从外向内、从上向下推拿，每次按摩 5 ~ 10 分钟。

功效作用：按摩肩井穴可以起到疏通经络、舒筋活血的作用，有利于缓解颈肩部的疼痛、僵硬，增强身体的免疫力，同时还能改善头痛、失眠等问题。

所属经脉：足少阳胆经。

命门穴：温补肾阳、培元固本、强腰健脊

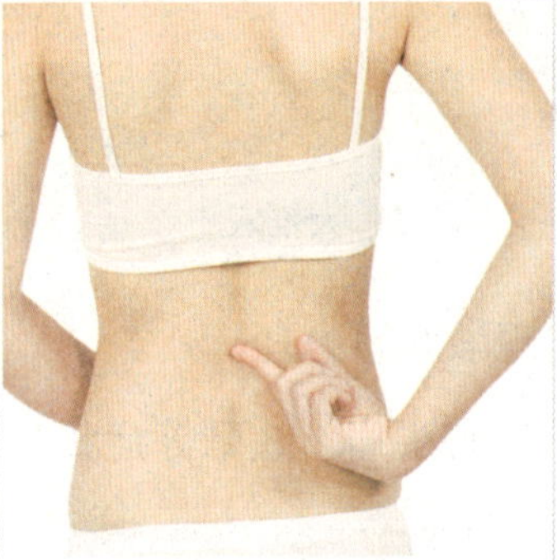
命门穴

取穴方法：命门穴位于第 2 腰椎棘突下凹陷中，与肚脐相对。在取穴时一般可采用坐位或俯卧位，两侧髂嵴（qià jí）最高点连线与脊椎的交点，向上数两个椎体，此脊椎棘突下即为命门穴。

推拿方法：可用推法，以掌根为着力点于命门穴，由命门穴推向骶尾部。

功效作用：可用于治疗腰脊强痛、下肢痿痹、小腹冷痛、腹泻等症。对于月经不调、赤白带下等妇科病证以及遗精、阳痿等男子肾阳不足病症也有治疗作用。

所属经脉：督脉。

腰阳关穴：祛寒除湿、温经通脉

取穴方法：腰阳关穴位于腰部两侧脊柱旁的肌肉凹陷处，具体位置在腰椎第2椎板下方，手指从脊柱两侧往外滑至腰椎第2椎板上沿，可以摸到一条浅沟，该浅沟的底部就是腰阳关穴。

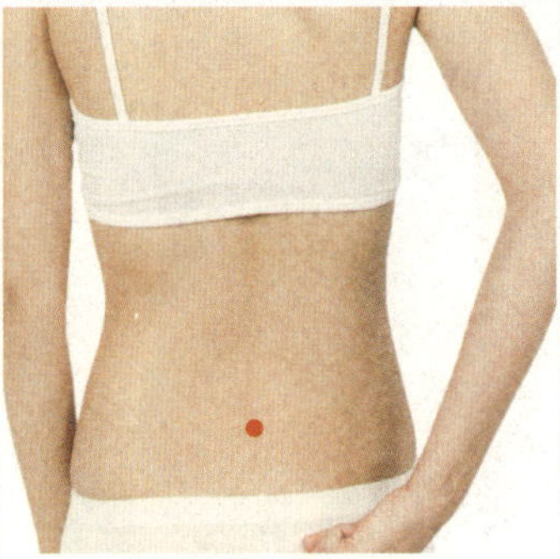

腰阳关穴

功效作用：腰阳关穴是调理腰背的重要穴位，按摩该穴位可以促进腰部血液循环，缓解腰椎周围肌肉的紧张和僵硬，减轻腰痛、腰扭伤等不适症状。此外，腰阳关穴还具有温肾壮阳、益气活血的功效，适用于肾虚引起的腰膝酸软、阳痿遗精、月经不调等问题。

所属经脉：督脉。

长强穴：清热通便、益气升阳

取穴位置：长强穴位于尾骨之端与肛门连线的中点处。

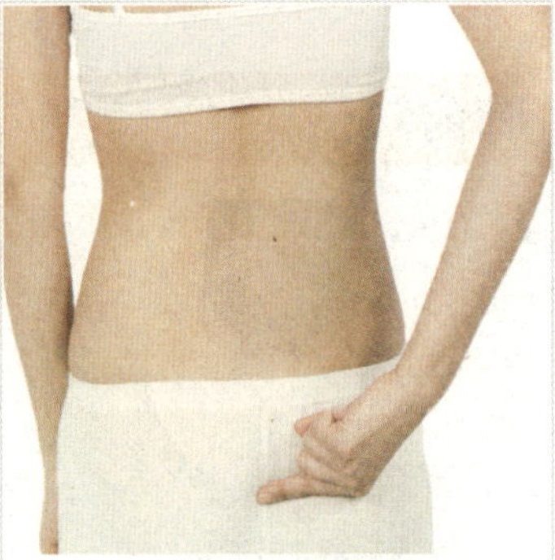

长强穴

推拿方法：用中指和食指指腹用力按揉长强穴，以有酸胀感为度。

功效作用：可以用于治疗腹泻、痢疾、便血、便秘、痔疮、脱肛等肠腑病症，以及癫痫、腰脊及尾骶部疼痛等。

所属经脉：督脉。

悬枢穴：助阳健脾、通调肠气

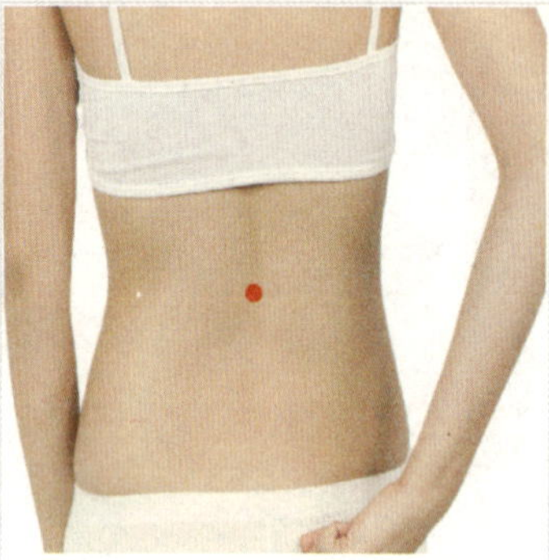
悬枢穴

取穴方法： 悬枢穴位于人体的腰部，后正中线上，第1腰椎棘突下方的凹陷处。可以用手轻轻按压，找到该穴位。

推拿方法： 推拿悬枢穴时，可选择仰卧或俯卧姿势。如果选择仰卧，可将双手叠放于腹部，使悬枢穴暴露在两手之间，然后用手指以适当的力度向下按压。如果选择俯卧，可让按摩对象平躺在床上，双手交叉放于头下，然后用手指以适当的力度向下按压悬枢穴。

功效作用： 悬枢穴有壮阳益气的作用，可以调节肠胃功能，促进消化吸收，缓解腰痛、腹痛等症状。此外，还能缓解颈椎病、脊椎病等疾病所致的头晕、头痛等症状。

所属经脉： 督脉。

肺俞穴：调补肺气、补虚清热

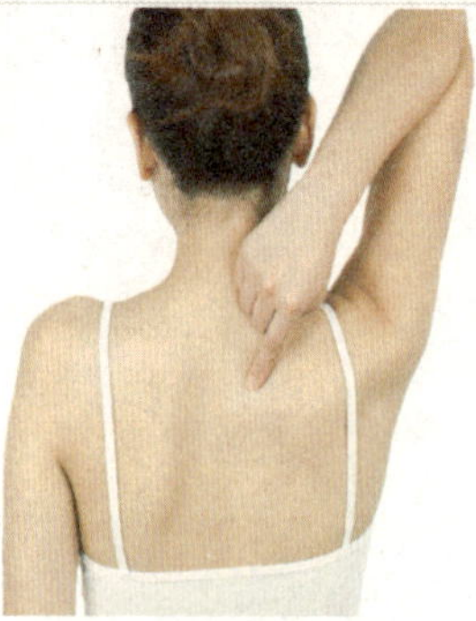
肺俞穴

取穴方法： 肺俞穴位于人体背部，脊柱两侧的第3胸椎棘突下方。具体位置为背部正中线上，自第3胸椎棘突向下数第4个椎骨棘突下约一横指宽度处。

推拿方法： 可以选择仰卧或俯卧姿

势。如果选择仰卧，可以让按摩对象平躺在床上，双手交叉放于头下，然后用手指以适当的力度向下按压肺俞穴。如果选择俯卧，可以将双手自然放置于身体两侧，然后用手指以适当的力度向上按压肺俞穴。

功效作用：此穴位推拿具有清热、润燥、化痰的功效，常用于呼吸系统疾病，如感冒、咳嗽、哮喘等疾病的辅助治疗。

所属经脉：足太阳膀胱经。

心俞穴：宽胸理气、宁心通络

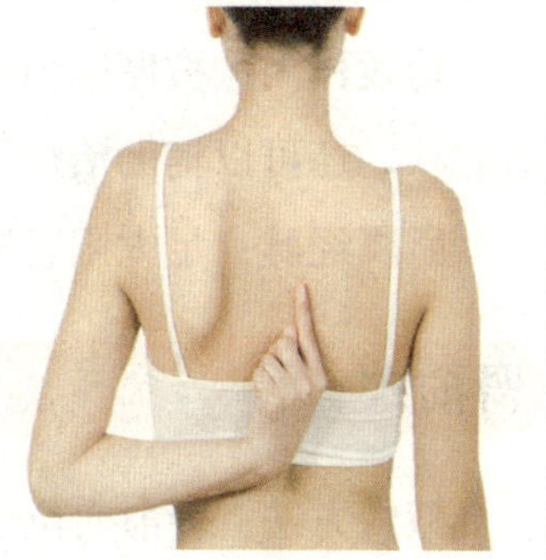
心俞穴

取穴方法：心俞穴位于人体背部，第 2 胸椎棘突下方，具体位置为脊柱正中线上，第 2 胸椎棘突下方约 1.5 寸处。

推拿方法：可以选择仰卧或俯卧姿势。如果选择仰卧，可以让按摩对象平躺在床上，双手交叉放于头下，然后用手指以适当的力度向下按压心俞穴。如果选择俯卧，则将双手自然放置于身体两侧，然后用手指以适当的力度向上按压心俞穴。

功效作用：心俞穴被认为是辅助治疗心脏病的重要穴位。按摩心俞穴可以促进心脏的血液循环，增强心脏功能，改善心悸、胸闷等症状。此外，按摩心俞穴还具有镇静安神、舒缓情绪等作用，有助于改善失眠、焦虑等问题。

所属经脉：足太阳膀胱经。

膈俞穴：宽胸理气、活血通脉

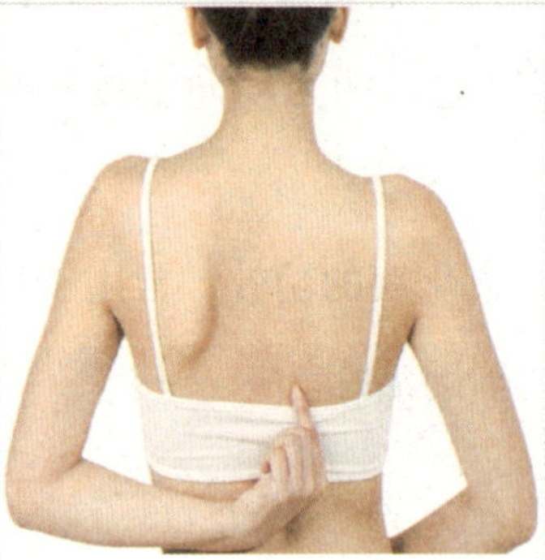
膈俞穴

取穴方法：膈俞穴位于人体背部，在第 7 胸椎棘突下方，具体位置为脊柱正中线上，第 7 胸椎棘突下方约 1.5 寸处。

推拿方法：让按摩对象平躺在床上，双手交叉放于头下，然后用手指以适当的力度向下按压膈俞穴。俯卧则将双手自然放置于身体两侧，然后用手指以适当的力度向上按压膈俞穴。

功效作用：按摩膈俞穴可以舒缓胸闷、咳嗽、气喘等呼吸系统不适症状，还可以辅助治疗消化系统问题，如胃痛、腹胀等。

所属经脉：足太阳膀胱经。

肾俞穴：养护肾经，收纳阳气

取穴方法：肾俞穴位于人体背部，第 11 胸椎棘突下方，具体位置为脊柱正中线上，第 11 胸椎棘突下方约 1.5 寸处。

推拿方法：每日临睡前，坐于床边，垂足解衣，闭气，舌抵上腭，目视头顶，两手摩擦双肾俞穴，每次 10 ~ 15 分钟。散步时，双手握空拳，边走边击打双肾俞穴，每次击打 30 ~ 50 次。

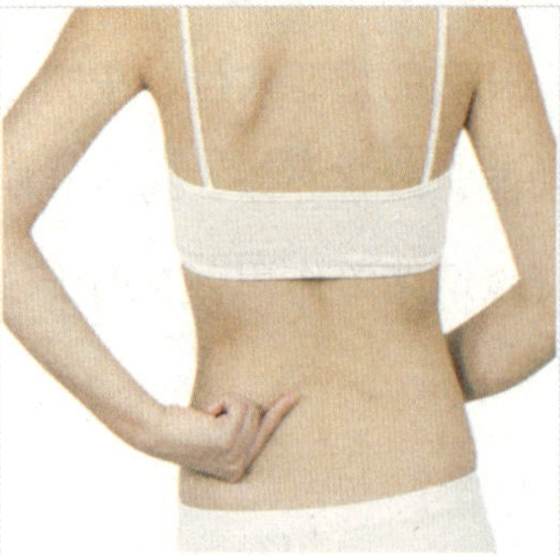
肾俞穴

功效作用：可调节肾脏功能，促进肾脏的血液循环和代谢，增强肾脏的功能。它还被用于辅助治疗泌尿系统问题、性功能障碍等。

所属经脉：足太阳膀胱经。

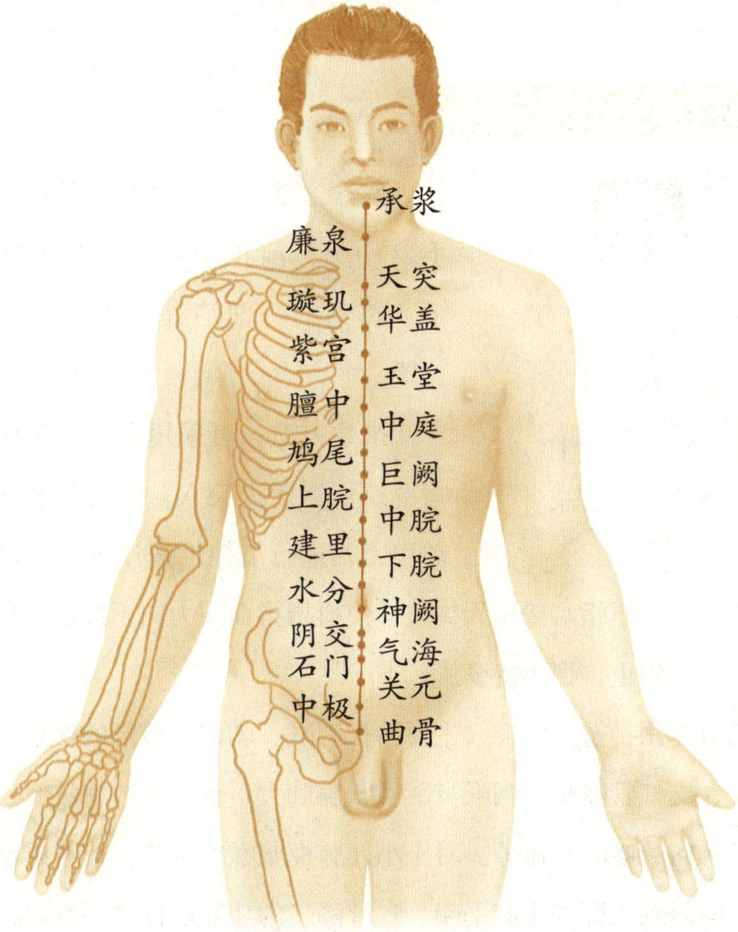

人体胸腹部常用的穴位

人体胸腹部常用的穴位

天突穴：宣通肺气、消痰止咳

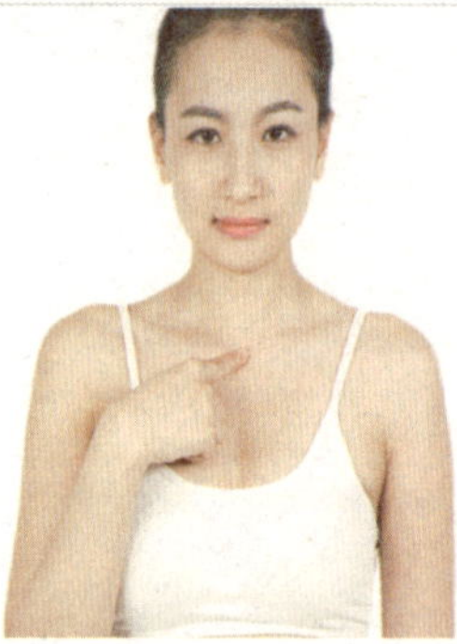
天突穴

取穴方法：天突穴在颈前区，胸骨上窝中央，前正中线上，即从喉结直下，摸到的一凹陷处，即是天突穴的位置。

推拿方法：可采用揉法，用单手拇指罗纹面置于天突穴，拇指和前臂部主动用力，进行节律性按压揉动。也可采用按法，用拇指指端按压天突穴，使拇指指面用力向下按压，按压时用力要由轻到重，稳而持续。

功效作用：按摩天突穴主要治疗咽喉、胸部、肺部的疾病，如支气管炎、支气管哮喘、咽喉炎、甲状腺肿大、食管炎、梅核气、突然失音、胸痛、咳吐脓血等。对于小儿肺炎咳嗽、发热，按摩或贴敷天突穴都能起到很好的止咳平喘、宣肺降气的功效。按摩天突穴，也有缓解咽喉炎疼痛的作用。

所属经脉：任脉。

膻中穴：理气止痛、行气解郁、降逆止呕

取穴方法：膻中穴位于胸骨正中线上，距离锁骨约为四横指宽

度，也就是第 2 和第 3 肋间的凹陷处。可以用食指、中指或拇指按压。

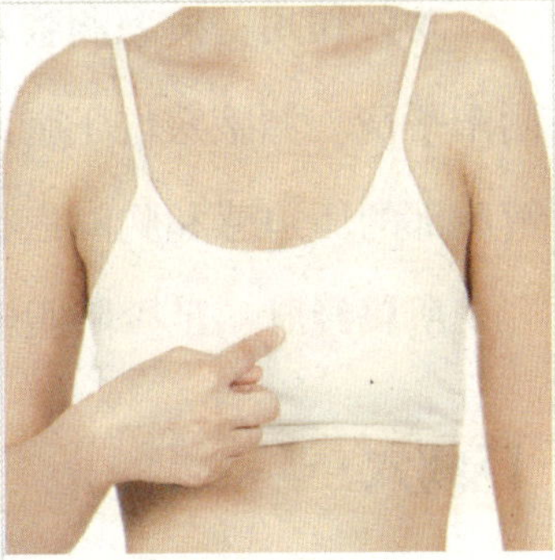
膻中穴

推拿方法：可以用指腹轻轻按压膻中穴，以适度的力量进行旋转按摩，每次按压 10 秒左右。也可以用指尖轻点按压，以稳定而均匀的频率进行按摩。

功效作用：按摩膻中穴可以起到疏肝理气、舒缓胸部不适的作用。它常被用于缓解胸闷、胸痛、咳嗽、哮喘等呼吸系统疾病的症状。此外，按摩膻中穴还具有调节情绪、缓解焦虑和紧张情绪的功效。

所属经脉：任脉。

渊腋穴：宽胸止痛、消肿通经

取穴方法：渊腋穴在腋下区，腋中线上第 4 肋间隙当中。取穴的时候，患者取仰卧位或坐立位。取穴时，应将上肢抬起，一般乳头在第 4 肋间隙当中，这样我们就在腋窝中线上，第 4 肋间隙当中可找到渊腋穴。

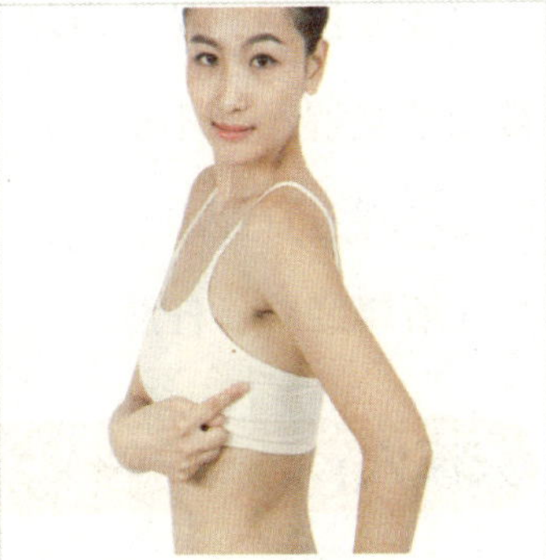
渊腋穴

推拿方法：可以用手指按压法，使用拇指或中指，以适度的力量按压渊腋穴，每次持续 3 ~ 5 秒，可反复按压多次。也可采用揉动法，用适度的力量以指腹或掌根揉动的方式按摩渊腋穴，可以顺时针、逆时针或来回揉动。

功效作用：按摩渊腋穴可以刺激经络，调理气机，有助于身体的阴阳平衡。渊腋穴位于胸部下方，按摩可以促进胸部的血液循环，缓解胸部的压迫感和胸闷症状。

所属经脉：足少阳胆经。

巨阙穴：安神宁心、宽胸止痛

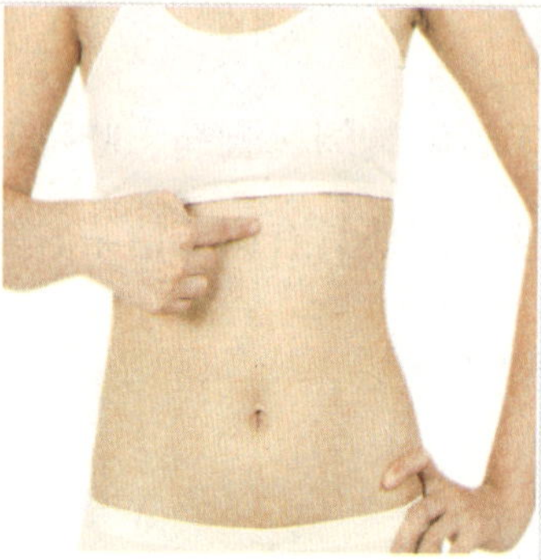
巨阙穴

取穴方法：巨阙穴位于脐正中线上，在脐上约四横指宽度的位置。可以用食指或中指来按压这个穴位。

推拿方法：可以用指腹轻轻按压巨阙穴，以适度的力量做旋转按摩，每次按压 10 秒左右。也可以用指尖轻点按压，以稳定而均匀的频率进行按摩。

功效作用：按摩巨阙穴可以起到活血化瘀、舒经止痛的作用，常被用于缓解经期不适、月经痛、腹痛等问题，还可以调节生殖系统功能，改善生育能力。

所属经脉：任脉。

天溪穴：宽胸通乳、止咳消肿

取穴方法：在胸部，第 4 肋间隙，前正中线旁开 6 寸处。仰卧，乳头旁开三横指处，乳头所在肋间隙即是天溪穴。

推拿方法：可将中间三指并拢，以指腹揉按天溪穴，每次 1 ~ 3 分钟，可治乳房发育不良或产后母乳不畅等症状。

功效作用：按摩此穴位，可治胸痛、气喘、咳逆上气、喉鸣有声、支气管炎、肺炎、肋间神经痛、乳肿痈溃、乳少及其他病症。

所属经脉：足太阴脾经。

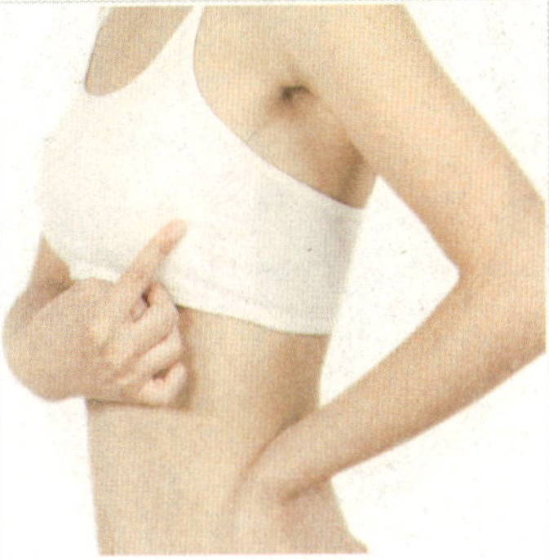
天溪穴

中脘穴：和胃健脾、通调腑气

取穴方法：中脘穴位于胃底正中线上，第 7 肋间隙下缘凹陷处。可以用食指或中指来按压这个穴位。

推拿方法：可以用指腹轻轻按压中脘穴，以适度的力量做旋转按摩，每次按压 10 秒左右。也可以用指尖轻点按压，以稳定而均匀的频率进行按摩。

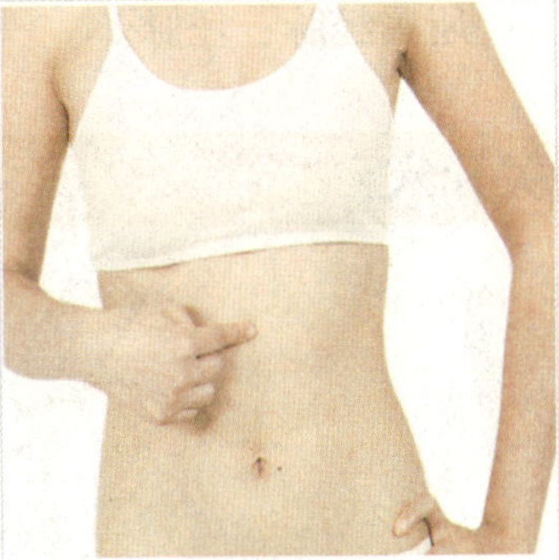
中脘穴

功效作用：按摩中脘穴可以起到温中散寒、健胃消食的作用，有助于促进胃肠蠕动，增进食欲，常被用于缓解胃痛、恶心、呕吐、消化不良等胃部问题。

所属经脉：任脉。

气海穴：益气助阳、调经固精

取穴方法：气海穴位于脐下正中线上，距离脐下约四横指宽度。可以用食指或中指来按压。

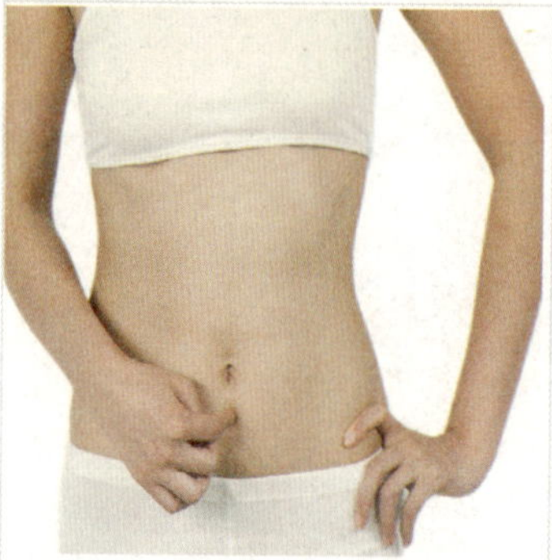
气海穴

推拿方法：可以用指腹轻轻按压气海穴，以适度的力量做旋转按摩，每次按压10秒左右。也可以用指尖轻点按压，以稳定而均匀的频率进行按摩。

功效作用：按摩气海穴可以起到温中散寒、调节气血、平衡身体功能的作用，常被用于缓解经期不适以及腹痛、腹胀、便秘等消化系统问题。

所属经脉：任脉。

关元穴：培补元气、通利小便

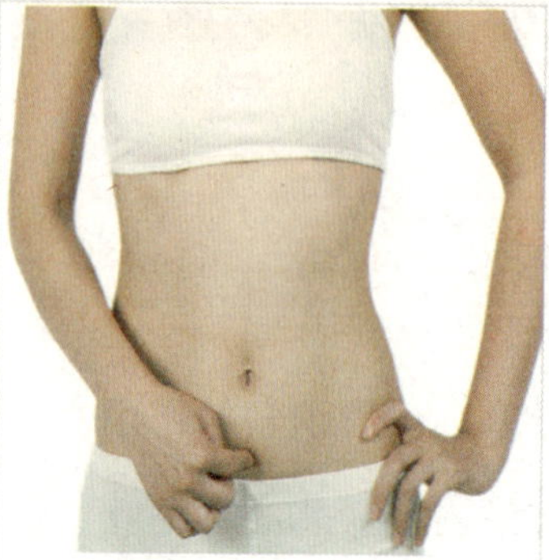
关元穴

取穴方法：关元穴位于脐下3寸的位置，也就是脐向下约四横指宽的位置。可以用食指或中指来按压。

推拿方法：可以用指腹轻轻按压关元穴，以适度的力量做旋转按摩，每次按压10秒左右。也可以用指尖轻点按压，以稳定而均匀的频率进行按摩。

功效作用：按摩关元穴可以起到温中散寒、活血化瘀的作用，常被用于缓解腹痛、腹胀、消化不良等肠胃问题，还可以促进血液循环，舒缓经期不适、调节月经周期。此外，按摩关元穴还被认为有助于增强体质、提高免疫力。

所属经脉：任脉。

人体上肢常用的穴位

曲池穴：疏风清热、通络止痛

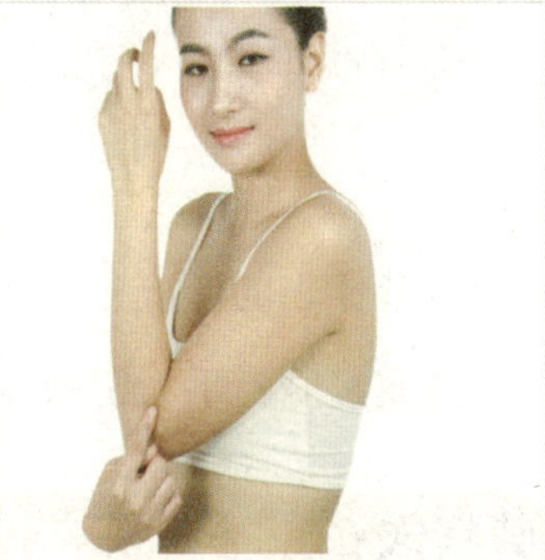
曲池穴

取穴方法：曲池穴位于手臂外侧，当手臂自然伸直时，在手肘部尺侧静脉凹陷的中点。具体定位方法是，将手臂弯曲呈 90°，肘关节处靠近身体的一侧，可以触摸到一个骨隆起，曲池穴就位于这个骨隆起的下方。

推拿方法：可以用拇指或其他指腹，以按揉、按压、旋转等手法刺激曲池穴。可以选择坐姿或仰卧位进行推拿，根据舒适度来调节力度和频率。

功效作用：按摩曲池穴有清热解毒的作用，可以用于辅助治疗发热、咽喉疼痛、口腔溃疡等症状。曲池穴也与大肠经相连，按摩该穴位可以帮助调节肠胃功能，缓解腹胀、便秘等问题。刺激曲池穴可促进血液循环，改善血液滞流，对缓解肩颈痛、手臂疼痛、关节炎等也有一定效果。

所属经络：手阳明大肠经。

少商穴：清热利咽、醒脑开窍、解表清热

取穴方法：少商穴位于肱骨外上髁与尺骨之间，当手臂自然垂下时，在尺骨外侧隆起处向上量 3 寸的位置为少商穴。

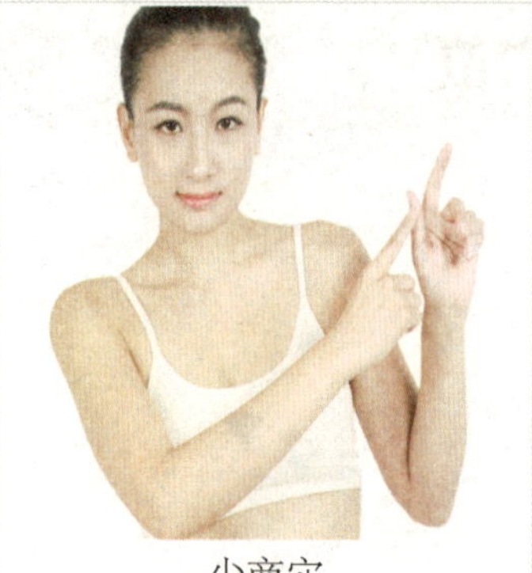
少商穴

推拿方法：可以用拇指或其他指腹，以按揉、按压、旋转等手法刺激少商穴。可以选择坐姿或仰卧位进行推拿，根据舒适度来调节力度和频率。

功效作用：按摩少商穴有宣肺化痰的作用，可以用于缓解咳嗽、支气管炎等呼吸系统相关症状。按摩此穴位，还可以调节体表的汗液分泌，有助于缓解多汗、盗汗等问题。

所属经脉：手太阴肺经。

劳宫穴：镇静安神、健脑益智

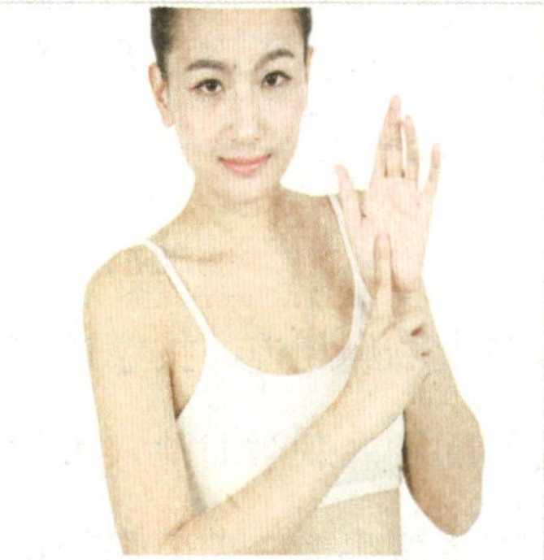
劳宫穴

取穴方法：劳宫穴位于手掌中心，具体定位方法是在手掌中心的横纹纹头与近端横纹之间的凹陷处。

推拿方法：可以用拇指或其他指腹，以按揉、按压、旋转等手法刺激劳宫穴。可以选择坐姿或仰卧位进行推拿，根据舒适度来调节力度和频率。

功效作用：按摩劳宫穴可镇静和安抚神经系统，有调节心悸的作用，可以用于缓解心悸、失眠等心理疾病相关症状，也有助于放松身心、缓解紧张情绪。推拿劳宫穴还可以缓解胸闷、气短等症状，对一些心脏疾病患者可能有一定的帮助。

所属经脉：手厥阴心包经。

内关穴：宁心安神、疏肝和胃

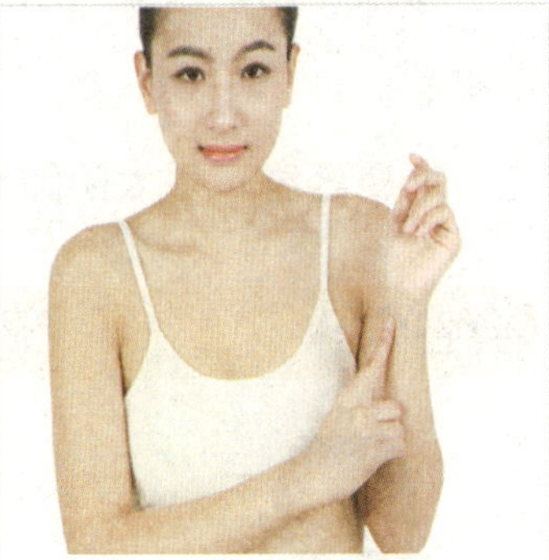
内关穴

取穴方法：在前臂掌侧，掌长肌腱与桡侧腕屈肌腱之间。在取穴时，患者需要保持坐位或卧位，上半身放松，然后找到手腕横纹上 2 寸，即食指、中指、无名指三指并拢的距离。

推拿方法：以适当的力度用拇指或其他指腹按揉内关穴，每次持续 1 ~ 2 分钟。也可以用拇指在穴位上加以稳定的按压。

功效作用：内关穴被认为与心经相关，按摩刺激内关穴可以起到舒缓胸闷、心烦不安等不良情绪的作用。推拿内关穴还有助于调节胃肠功能，对于胃痛、呕吐、呃逆等消化系统症状有一定缓解作用。

所属经脉：手厥阴心包经。

列缺穴：宣肺平喘、利水通淋

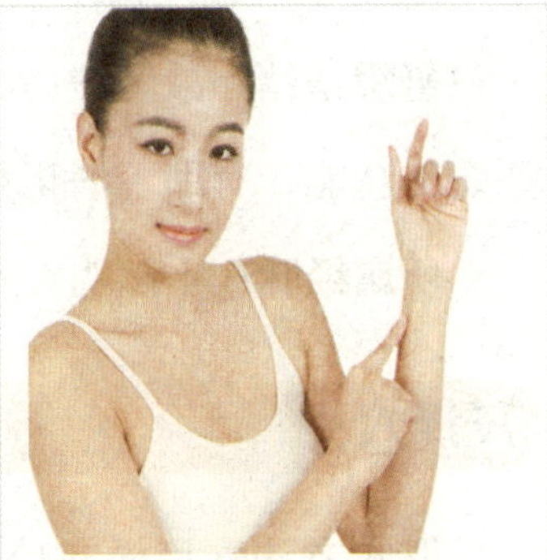
列缺穴

取穴方法：列缺穴位于前臂桡（ráo）侧缘，桡骨茎突上方，腕横纹上 1.5 寸，当肱桡肌与拇长展肌腱之间。取穴时，两手虎口相交，一手食指压在另一手的桡骨茎突上，此时食指尖端下方的凹陷处即为列缺穴。

推拿方法：用拇指指腹按揉列缺

穴，每天按揉 3 ~ 5 分钟即可。

功效作用：按摩列缺穴常用于辅助治疗咳嗽、气喘、感冒、鼻炎等症状。

所属经脉：手太阴肺经。

合谷穴：清热解表、聪耳明目

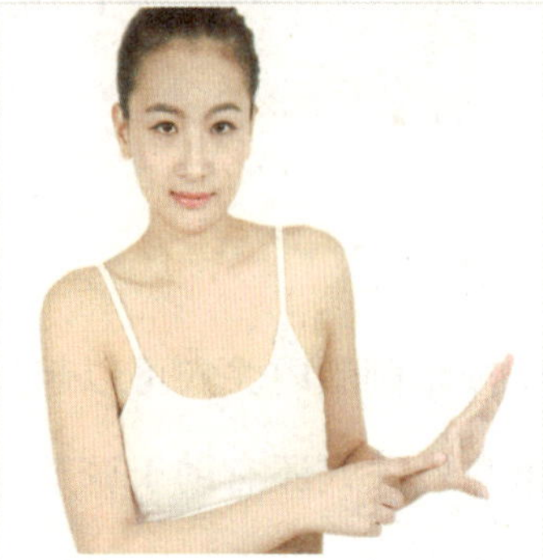
合谷穴

取穴方法：合谷穴位于第 1 个掌骨与第 2 掌骨之间的凹陷处，也就是拇指与食指相距的地方。取穴时，侧腕对掌，自然半握拳，合谷穴位于手背部位，第 2 掌骨中点，大拇指外侧。

推拿方法：用拇指的指腹按压合谷穴，以适当力度进行旋转、揉捏或稳定的按压。每次持续 1 ~ 2 分钟。

功效作用：合谷穴被认为与头部疼痛有关，按摩此穴位有助于风邪、风热导致的头痛、咽喉肿痛等症状的治疗与缓解。刺激合谷穴，可以舒缓情绪，减轻焦虑、紧张和疲劳感。推拿合谷穴可以调节消化系统的功能，有助于消化和吸收。

所属经脉：手阳明大肠经。

尺泽穴：清泄肺热、和胃理气、舒筋止痛

取穴方法：尺泽穴位于手腕横纹尺侧，掌长骨与腕骨之间凹陷处。取穴时先将手臂上举，在手臂内侧中央处有粗腱，腱的外侧处即

为此穴。

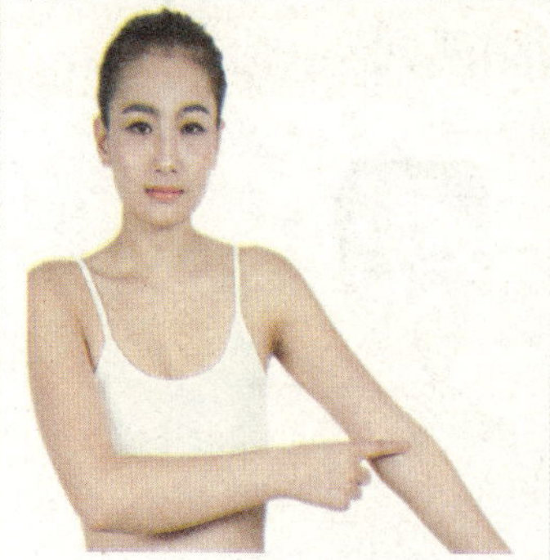
尺泽穴

推拿方法：以适当的力度，用拇指或其他指腹按揉或旋转尺泽穴。可以使用稳定的推拿手法，每次持续 1 ~ 2 分钟。

功效作用：尺泽穴在中医理论中具有疏肝平肺的作用，可用于缓解胸闷、气短等症状。推拿尺泽穴有助于舒缓手臂的酸痛、僵硬等不适感。刺激尺泽穴可以促进血液循环，对改善循环系统功能有一定的帮助。

所属经脉：手太阴肺经。

手三里穴：通络止痛、活血化瘀

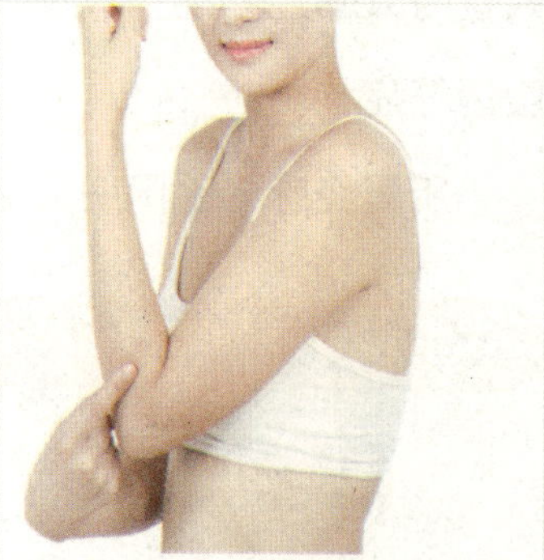
手三里穴

取穴方法：手三里穴位于前臂，取穴时，患者取坐位，伸臂俯掌，先确定阳溪穴和曲池穴的位置，从肘横纹沿阳溪与曲池的连线，向下量两横指宽（拇指）处，即为手三里穴。

推拿方法：顺时针方向按揉 100 次，可以起到泻火、镇痛的效果。逆时针方向按揉 100 次，可起到调养、止痛的效果。

功效作用：用于辅助治疗上肢关节神经肌肉损伤疼痛、上肢麻痹、溃疡病、肠炎、消化不良、牙痛、口腔炎、颈淋巴结炎、面神经麻痹、乳腺炎、感冒等。

所属经脉：手阳明大肠经。

阳溪穴：清热散风、明目利咽

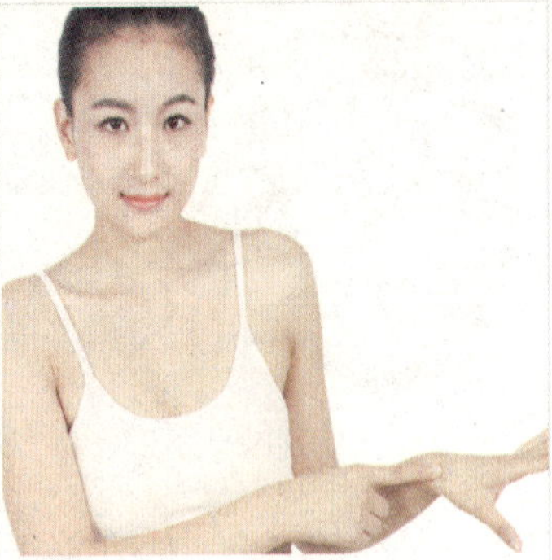
阳溪穴

取穴方法： 阳溪穴位于手背第1、第2掌骨之间，当大拇指与食指并拢时，在食指关节上方凹陷处。

推拿方法： 可以用拇指或其他指腹，以按揉、按压、旋转等手法刺激阳溪穴。可以选择坐姿或仰卧位进行推拿，根据舒适度来调节力度和频率。

功效作用： 阳溪穴有活血化瘀的作用，可用于缓解头痛、偏头痛、面部神经痛等症状。刺激阳溪穴可以提高机体免疫力，增强抵抗力，对感冒、过敏等免疫相关疾病可能有一定的辅助治疗作用。阳溪穴也与大肠经相连，按摩该穴位可以帮助调节肠胃功能，缓解腹痛、腹泻等症状。

所属经脉： 手阳明大肠经。

鱼际穴：清宣肺气、清泻肺火

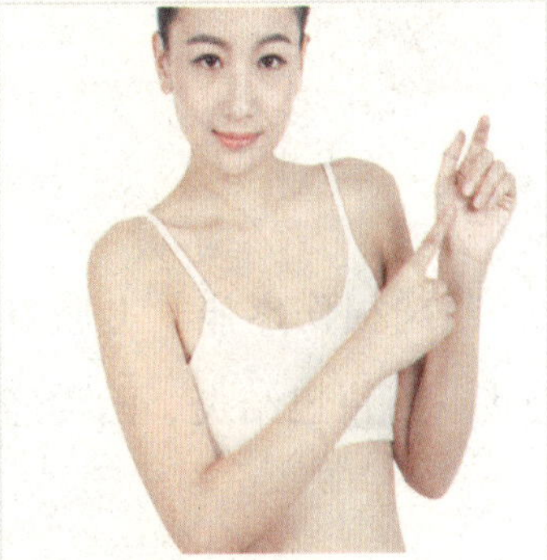
鱼际穴

取穴方法： 侧掌取穴，鱼际穴位于人体的手拇指本节（第1掌指关节）后凹陷处，约为第1掌骨中点桡侧，赤白肉际处。

推拿方法： 以适当的力度用拇指或其他指腹按摩鱼际穴，每次持续1～2

分钟即可。也可以用拇指在穴位上加以稳定地按、压。

功效作用：推拿鱼际穴可以缓解头痛、偏头痛等。鱼际穴与手太阳经相关，可以通过刺激鱼际穴舒缓情绪，减轻紧张、焦虑等不良情绪。推拿鱼际穴还可以缓解眼疲劳等眼部不适。

所属经脉：手太阴肺经。

人体下肢常用的穴位

足三里穴：和胃健脾、通腑化痰

取穴方法：足三里穴位于腿部外侧，采取坐姿或仰卧的姿势，弯曲膝关节，足背向外翻，足三里穴位于膝盖下方外侧髌骨与胫骨之间的凹陷处。也可以将大腿向内旋，手指放在胫骨外侧，从膝盖下方开始，第四指指腹触压到的最高点即为足三里穴所在。

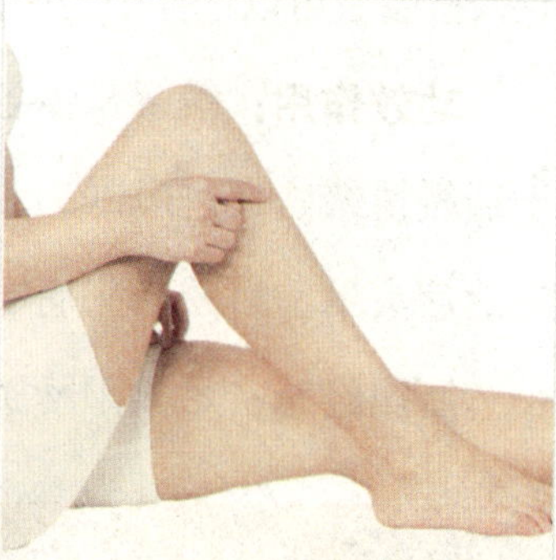
足三里穴

推拿方法：以拇指指腹为主，采用按揉、按压、颠荡等手法进行足三里穴按摩。也可以选择坐姿或仰卧位进行按摩，每次持续5 ~ 10分钟。

功效作用：促进胃肠蠕动，缓解胃肠不适、消化不良、腹痛、腹胀等症状，也可缓解腹部不适、腹泻、下肢水肿等症状。

所属经脉：足阳明胃经。

昆仑穴：清热镇痉、通络催产、舒筋安神

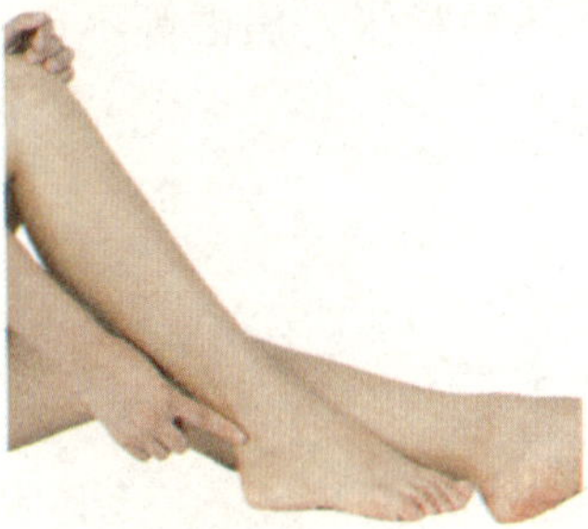
昆仑穴

取穴方法：坐着或躺平，抬起足背，将拇指放在足踝后外侧骨头的上端，昆仑穴就位于拇指下方，有一个突起的凹陷处。可将脚趾向下屈曲，用拇指指腹放在足踝外侧的骨头上，手向上移动三横指宽度，这个位置就是昆仑穴所在。

推拿方法：以拇指指腹为主，采用按揉、按压、颠荡等手法进行昆仑穴按摩。可以选择坐姿或仰卧位进行按摩，每次持续 5 ~ 10 分钟。

功效作用：缓解身体各部位的疼痛，如头痛、腰痛等症状，有助于舒缓情绪、促进睡眠，改善失眠问题。在临床上，可通过按摩昆仑穴治疗头晕、目眩、头痛、足踝部疼痛等。

所属经脉：足太阳膀胱经。

太溪穴：滋肾阴、清虚热

取穴方法：位于足内侧，内踝后方与脚跟骨筋腱之间的凹陷处。可用手指找到足跟骨的尖端，然后向前滑动约 1 寸，即可找到凹陷处，双侧对称分布。

推拿方法：用拇指或食指的指腹轻轻按压太溪穴，以适当的力度进行按摩，每次按压 15 ~ 30 秒。可以选择用旋转方式按摩，顺时针和逆时针各旋转数次。还可以用拇指推撑着太溪穴，做持续性的适度

推拿，每次 5 ~ 10 分钟。

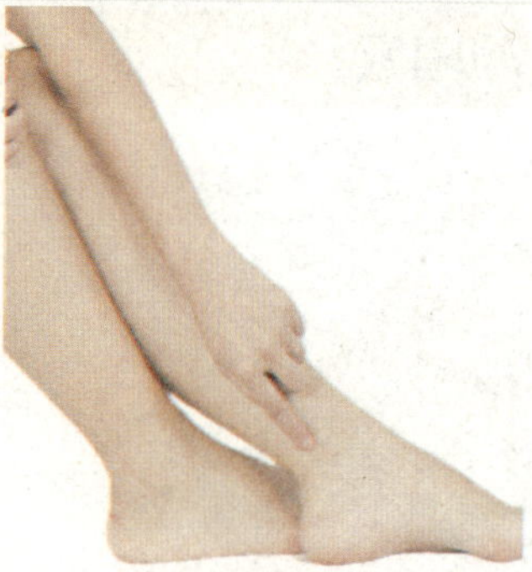
太溪穴

功效作用：推拿太溪穴有助于缓解疲劳，放松肌肉，帮助减轻疲劳和恢复体力。对太溪穴适当推拿可以改善睡眠质量，有助于入睡和保持良好的睡眠状态，同时还可以促进肾脏的血液循环和功能调节。

所属经脉：足少阴肾经。

三阴交穴：健脾利湿、调补肝肾、益气养血

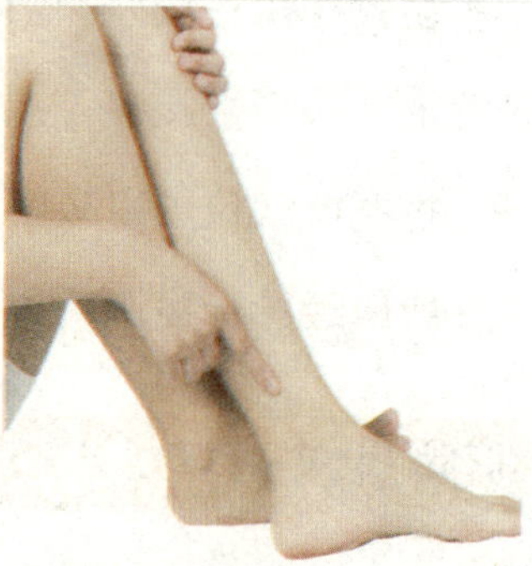
三阴交穴

取穴方法：三阴交穴位于小腿内侧，距踝尖约 3 寸，在脚内踝后缘与跟腱之间凹陷处。患者取坐位或仰卧位，先找到胫骨，再在内踝尖上 3 寸、胫骨后缘的位置找到三阴交穴。

推拿方法：以适当的力度用拇指或其他指腹按摩三阴交穴，可以进行旋转、揉捏或稳定的按压。每次持续 1 ~ 2 分钟即可。

功效作用：治疗脾胃系统疾病，如腹胀、腹泻、肠鸣、胃痛、腹痛等；调理肝脏、肾脏相关疾病，如胸胁胀满疼痛、黄疸、水肿、月经病、月经不调、痛经、阳痿、遗精、早泄等；调理阴虚；调理下肢的疾病，如中风、偏瘫、外坐骨神经痛等。

所属经脉：足太阴脾经。

冲阳穴：健脾和胃、镇静安神

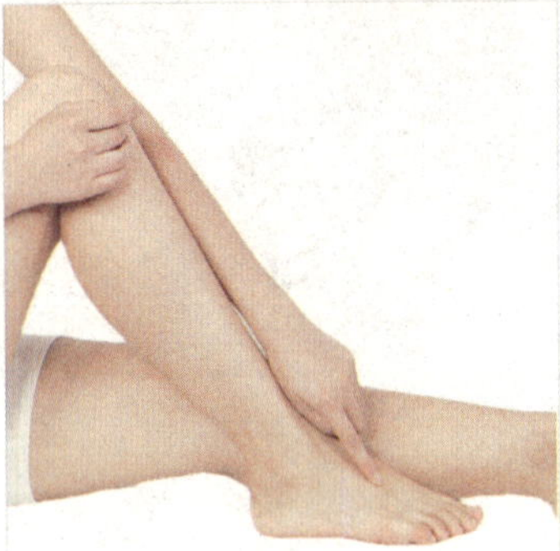
冲阳穴

取穴方法：坐姿或仰卧，将脚弯曲，找到足跟外侧第 5 横纹与第 2 趾之间的凹陷处，即为冲阳穴。也可将拇指指腹放在足跟外侧第 5 横纹处，向上按压，第一个凹陷的位置即为冲阳穴。

推拿方法：以拇指指腹为主，采用按揉、按压、颤荡等手法进行冲阳穴按摩。也可以选择坐姿或仰卧位进行按摩，每次持续 5 ~ 10 分钟。

功效作用：按摩冲阳穴有助于平衡经脉，调理身体机能，还可缓解背痛、头痛、腰痛等症状。同时，冲阳穴所在的任脉与心理活动有关，按摩此穴位可以缓解精神紧张，舒缓情绪。

所属经脉：足阳明胃经。

阳陵泉穴：疏肝利胆、舒筋活络

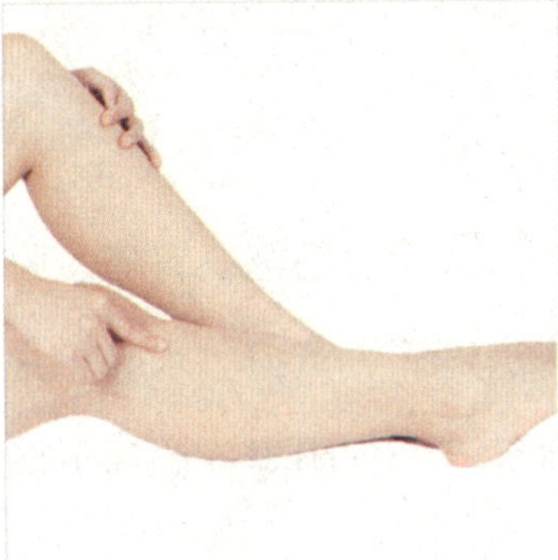
阳陵泉穴

取穴方法：坐姿或仰卧，将脚弯曲，找到小腿外侧胫骨下端突出部分与脚踝外侧骨刺之间的缝隙处，即为阳陵泉穴。可将四指并拢，放在小腿外侧胫骨下端，拇指指尖即指向阳陵泉穴。

推拿方法：以大拇指指腹为主，采用按揉、按压、旋转等手法进行阳陵泉穴按摩。可以选择坐姿或仰卧位进行按摩，每次持续 5 ~ 10 分钟。

功效作用： 阳陵泉穴是足三里穴的联合穴，按摩此穴位可减轻脚部肿胀、疼痛和麻木等不适症状。常按阳陵泉穴还可以清泻胆经的少阳之火，帮助治疗目赤肿痛、口苦、嗓子干及胸胁胀满、疼痛、头晕、耳鸣等胆火上扰、肝火上扰所引起的疾病，同时，对于慢性胆囊炎、胆结石也有一定的帮助。

所属经脉： 足少阳胆经。

阴陵泉穴：和胃健脾、益气利湿

取穴方法： 阴陵泉穴位于小腿内侧，距胫骨内缘约 1 寸。该点在脚踝内侧骨刺上方凹陷处。

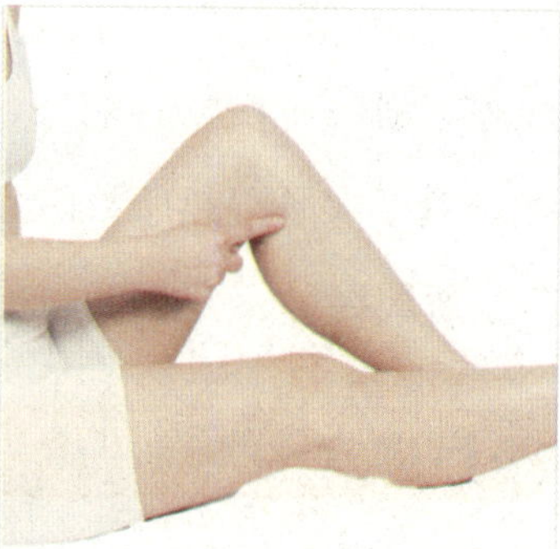

阴陵泉穴

推拿方法： 以适当的力度，使用拇指或其他指腹，以按揉、按压、旋转等手法按摩阴陵泉穴。可以选择坐姿或仰卧位进行按摩。

功效作用： 按摩阴陵泉穴有助于调理脾胃功能，促进消化吸收，缓解腹胀、消化不良等症状。阴陵泉穴与脾经和肝经相互联系，按摩此穴位可促进气血流通，缓解经络不畅导致的膝痛、腿部酸痛等症状。对于一些妇科疾病，如月经不调、附件炎、痛经、白带异常等也有调理作用。对于男科疾病，如尿闭、尿失禁、遗精、前列腺增生、阳痿等，推拿阴陵泉穴也能起到调理的作用。

所属经络： 足太阴脾经。

上巨虚穴：通肠化滞、理脾和胃、理气通腑

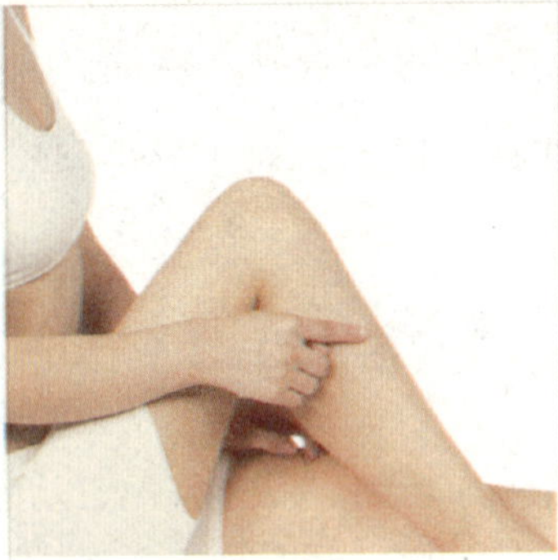
上巨虚穴

取穴方法：上巨虚穴位于小腿前外侧，从足三里向下约四横指宽，距胫骨前缘一横指宽（中指）。

推拿方法：用拇指指腹按揉上巨虚穴约2分钟，以局部出现酸、麻、胀感觉为佳。

功效作用：主要适用于胃脘疼痛、腹鸣、泄泻、便秘、痢疾、肠痈等疾病，也可用于调理下肢痿痹等病症。对于大肠湿热所致诸症也有较好的疗效。

所属经脉：足阳明胃经。

下巨虚穴：理气通腑、宁神镇惊

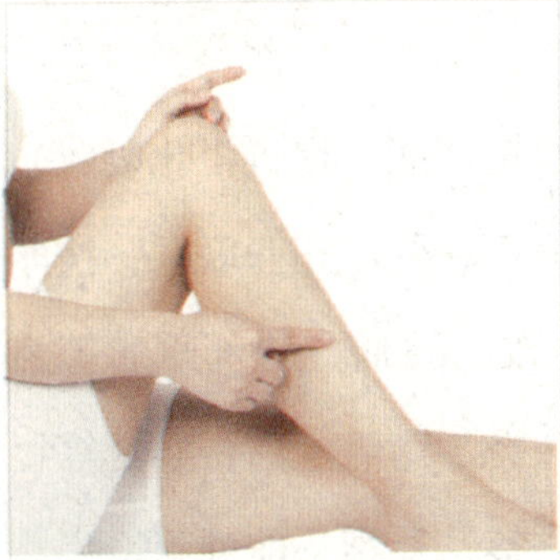
下巨虚穴

取穴方法：在小腿前外侧，犊鼻下9寸，距胫骨前缘一横指宽（中指）。

推拿方法：用拇指指腹用力按住下巨虚穴，然后以穴位为中心，由内向外进行旋转按摩，两侧各按揉5分钟左右，每日2次。

功效作用：有助于治疗腹泻、痢疾、小腹痛、下肢痿痹、乳痈、脚气、跟痛、肋间神经痛等疾病。

所属经脉：足阳明胃经。

丰隆穴：健脾和胃、止咳平喘、化痰开窍、行气降逆

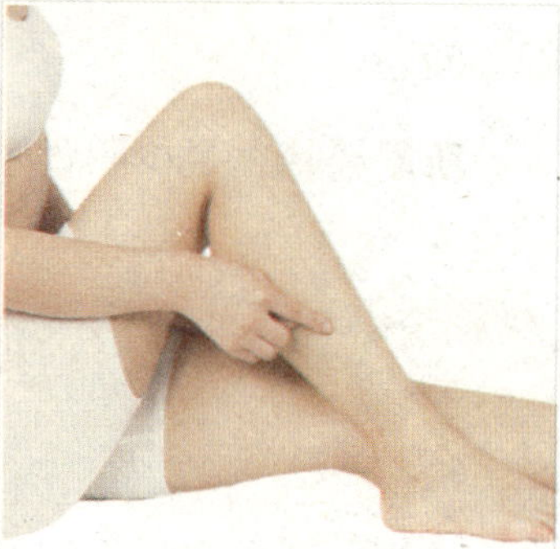
丰隆穴

取穴方法：正坐屈膝，在膝盖外侧膝眼到外踝尖连线中点部位便是丰隆穴。

推拿方法：用拇指指腹垂直用力，向下按揉丰隆穴，并屈伸活动踝关节，让刺激充分达到肌肉组织的深层，产生酸、麻、胀、痛、热和走窜等感觉，持续数秒。

功效作用：主要用于辅助治疗咳嗽、痰多、哮喘、头晕、癫狂、下肢不遂、腹胀、便秘、肥胖等症状。

所属经脉：足阳明胃经。

涌泉穴：滋阴益肾、平肝息风、醒脑开窍

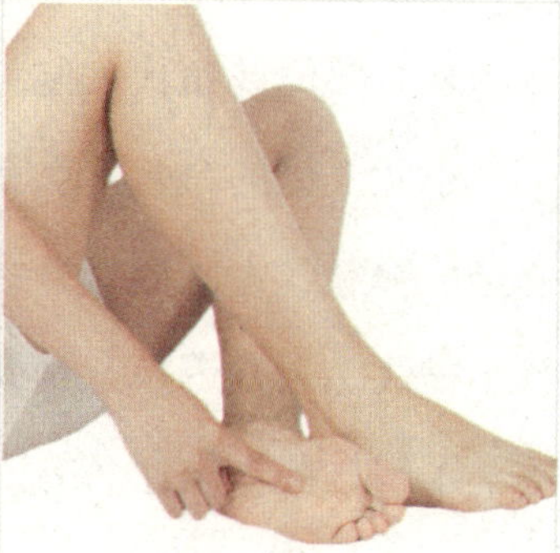
涌泉穴

取穴方法：坐或卧，抬起脚，弯曲足背，涌泉穴在足底第 2 个足趾根后凹陷处。双手握拳，两拳心紧贴，以两手拇指交叉的位置，再向下开 1 寸，就是涌泉穴所在。

推拿方法：以拇指指腹为主，采用按揉、按压、颤荡等手法进行涌泉穴按摩。可以选择在晚上睡觉前或早晨醒来后按摩，每次持续 5 ~ 10 分钟。

功效作用：通过按摩涌泉穴可以疏通全身经脉，促进气血的流动，缓解疲劳，还可以起到缓解头痛、镇静安神的作用，帮助改善失眠等问题。

所属经脉：足少阴肾经。

小儿的经穴特点

正确的穴位定位可以确保按摩的刺激点到位，有助于达到预期的疗效。

有些小儿经络穴位在应用方面和成人有相同之处，比如太阳、人中、关元、足三里等穴位。也有与成人截然不同的地方，比如成人推拿攒竹穴，小儿叫“推坎宫”。

小儿的特定穴位，大部分分布在肌肉纹理、骨头结节等凹陷处，有着各种各样的形态，如孔点状（小天心、一窝风、二扇门、精宁等穴位），从点到点的线状（三关、天河水、六腑、坎宫等穴位），人体的某一部位呈面状（腹、胁肋、五经等）。

小儿穴位的命名特点有三类：一是根据经络脏腑的名称命名，如心经、脾经、大肠经、肾经等；二是根据解剖部位命名，如四横纹、掌小横纹、天柱等；三是根据人体部位命名，如五指节、脐、腹、脊等。了解这些穴位命名的依据，有助于掌握这些特定穴位的定位。

对于小儿穴位疗法，穴位推拿所需要的时间和次数，一般要根据小儿的具体情况如年龄、体质、病情等来决定，因人而异，因病而异，酌情增减。

小儿穴位疗法中最主要的5条关键经络全都在孩子的手掌上，这是孩子与生俱来的巨大优势，故有“小儿百脉汇于双掌”的说法。小儿的5根手指分别对应着脾、肝、心、肺、肾，推拿小儿的5根手指可以起到调理五脏的作用，而且可以防治多种小儿疾病。对于较小的孩子，可以抱在怀里进行手部推拿。

婴幼儿下肢穴位数量也比较多，主要集中在足底、膝盖、小腿、踝关节等处。相比于头部、上肢和下肢，小儿躯干部位穴位数量相对较少，但也包括了一些关键穴位，如胸骨中线、脐中等。

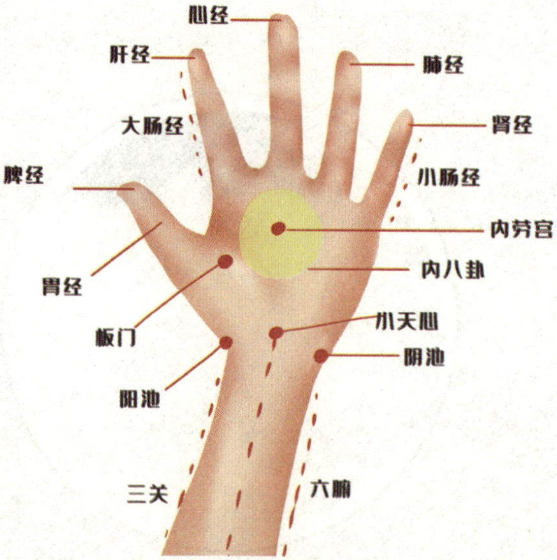

第三章

常用的推拿手法

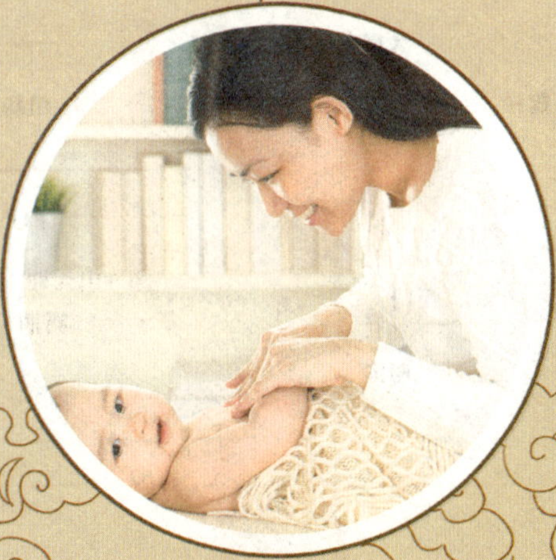

方法一：推法

推拿中的推法，是指用掌根或掌面以直线或曲线的方式施加力量，向着特定方向推动身体组织，以促进局部的血液循环，舒缓紧张的肌肉。推法常见的有平推法和直推法两种。

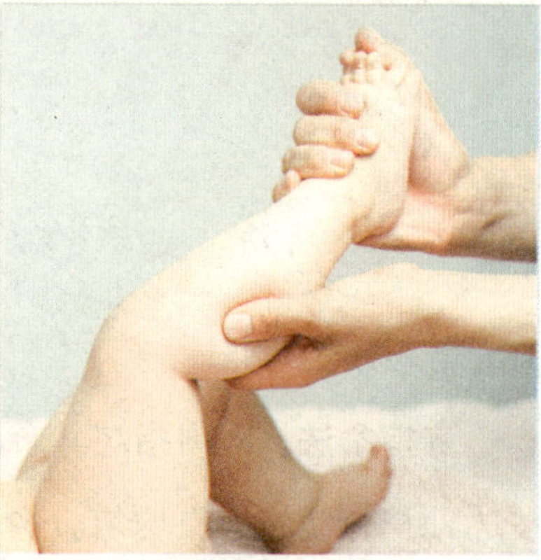
推法

平推法。平推法是指用手掌或手指均匀地贴在被推拿者身体表面，以相对均匀的力量沿着一定的方向推动。这种推法适用于较大范围的推拿，可以促进血液循环，舒缓肌肉紧张。

直推法。直推法是指用手指或手部的一小部分区域集中施力，以较强的力度沿着特定方向推动。这种推法适用于局部的深层组织，能够更精确地刺激特定的穴位和经络，促进气血运行，缓解疼痛和不适感。

方法二：拿法

所谓拿法，是指以各手指螺纹面相对用力，捏住治疗部位肌肤并逐渐用力内收，将治疗部位的肌肤提起，做有节律的轻重交替而又连

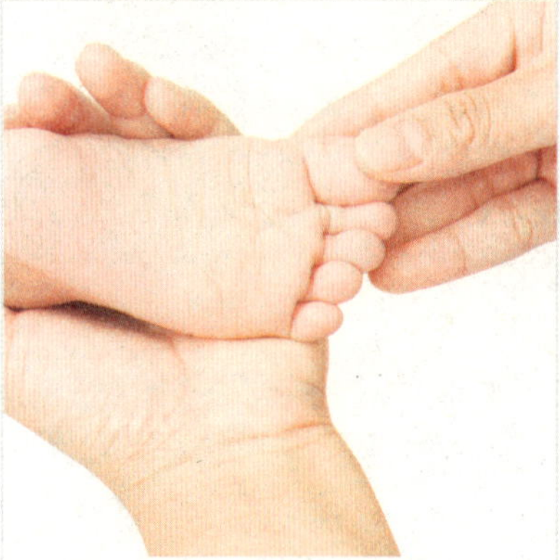
拿法

续的提捏或揉捏动作。拿法常用的穴位有风池穴、天柱穴、肩井穴等。常用的方法主要包括三指拿法和五指拿法。

三指拿法。即拇指和食指、中指相对用力，提捏或揉捏某一部位或穴位。这种拿法可以集中力量，对局部组织施加适度的刺激，促进血液循环，舒缓肌肉紧张。

五指拿法。即拇指与其余四指相对用力，通过将五指合力，扩大受力面积，使施力更均匀。这种拿法常用于较大范围的按摩和揉捏，如背部、腰部等部位的推拿。

方法三：摩法

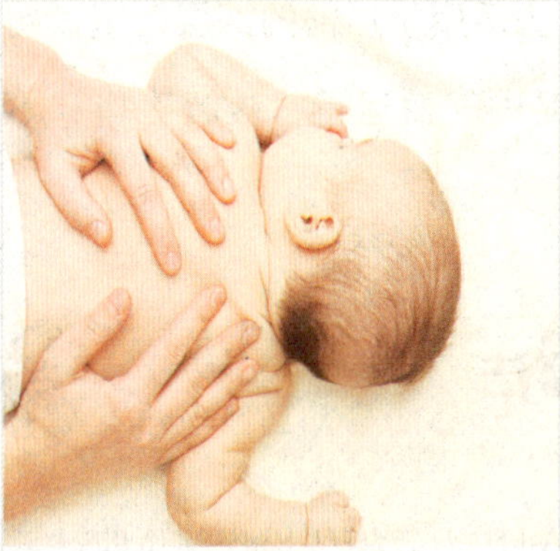
摩法

摩法是指用手指或手掌在体表部位做有节律的环形回旋抚摸。摩法主要包括指摩法和掌摩法。

指摩法。将食指、中指和无名指并拢，指面附着于施术部位，进行有节律的顺时针或逆时针环转运动。通过手指的环形摩擦和刺激，可以促进血液循环，舒缓紧张的肌肉，并让人产生放松和舒适的感觉。

掌摩法。将整个手掌的掌面附着于施术部位，进行有节律的环形摩动。掌摩法可以覆盖较大的面积，通过手掌的按压和摩擦，可以促进血液循环、缓解疲劳、舒缓肌肉。

方法四：按法

按法是指用手指、掌根或肘部按压身体的腧穴或特定部位，逐渐用力深压。按法主要包括指按法、掌按法和肘按法三种。

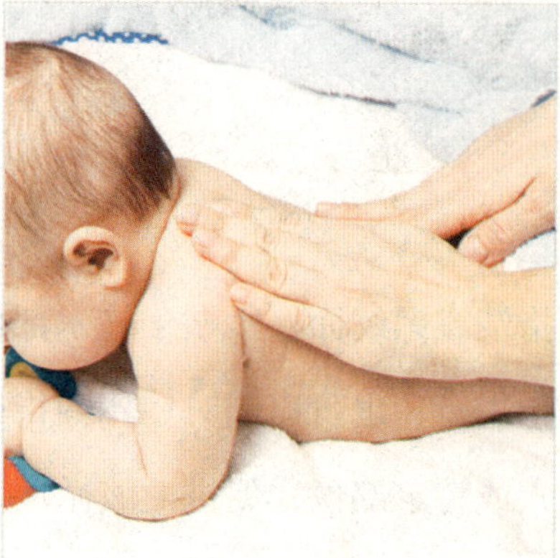

按法

指按法。使用拇指、食指、中指的指端或螺纹面，垂直向下按压身体的腧穴或特定部位。这种手法可以集中力量，对腧穴施加适度的刺激，以起到调理身体的效果。

掌按法。用手掌根部着力向下按压，可以使用单掌或双掌进行按压，也可以双手重叠按压。掌按法的力度相对较大，可以覆盖较大的区域，对肌肉和组织产生较强的刺激。

肘按法。将肘关节屈曲，利用突出的尺骨鹰嘴部位着力按压。这种按法力度较大，适合对较深层次的组织施加压力和刺激。

方法五：揉法

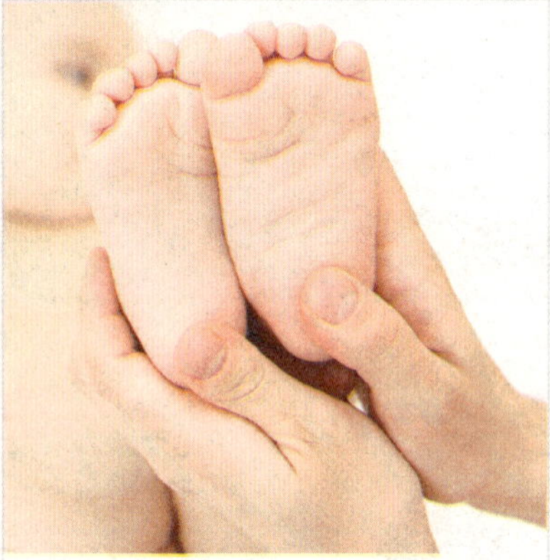
揉法

揉法是指用指端或大鱼际或掌根或手肘，在穴位或某一部位上进行顺或逆时针方向旋转揉动。揉动时手指和手掌应紧贴皮肤，与皮肤之间不能移动，而是皮下的组织被揉动，幅度可逐渐扩大。揉法主要包括指揉法和掌揉法两种。

指揉法。将拇指、食指或中指的指端或螺纹面，紧贴于施术部位，进行轻柔缓和的环旋揉动。可以单指进行，也可以同时使用两指或三指进行施术。这种手法可以刺激腧穴或特定部位，促进血液循环，舒缓肌肉紧张。

掌揉法。用手掌的大鱼际部位或掌根，轻柔缓和地揉动施术部位，因此，有时也称为大鱼际揉法和掌根揉法。这种手法对于较大范围的按摩和揉捏特别有效，可通过手掌的整体运动来进行施术，以缓解肌肉紧张和促进血液循环。

方法六：捏法

捏法是指用拇指和食指、中指相对，捏提皮肤，双手交替捻动，向前推进。使用这种方法，力度可轻可重，速度可快可慢；可单手操作，也可双手操作。

捏法是推拿中的一种手法，即用拇指、食指或其他手指对称用力夹住身体特定部位并逐渐移动来进行治疗。操作者通过挤捏和移动的方式，刺激穴位、肌肉或经络，以调理气血、促进身体血液循环和缓解疼痛。

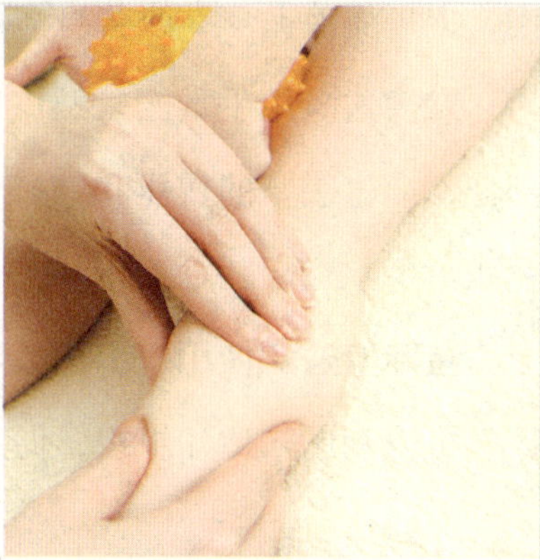
捏法

捏法推拿可以改善局部血液循环，促进淋巴液的流动，帮助排除身体内的废物和毒素，同时，也可以舒缓肌肉紧张和改善肌肉酸痛。此外，这种推拿方法还可以调理经络，平衡气血运行，有助于身体的自我调节和康复。

方法七：擦法

擦法是指用手掌紧贴皮肤，稍用力下压，并做上下或左右直线往返摩擦，使之产生一定的热量。擦法主要包括指擦法、掌擦法和鱼际擦法。进行擦法操作时，可在手上涂抹润滑油。

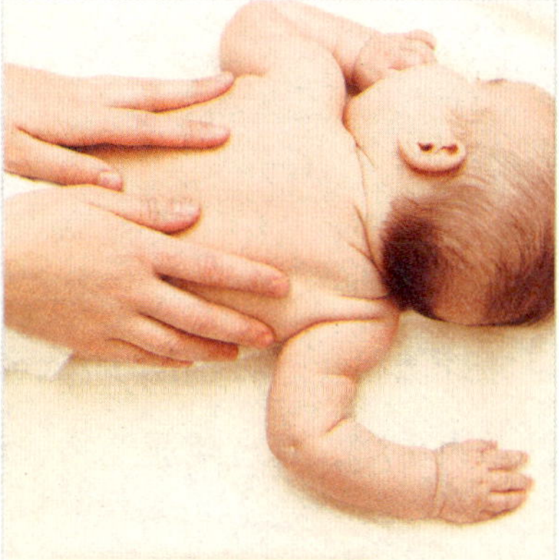
擦法

指擦法。将食指、中指或食指、中指、无名指并拢，用螺纹面贴着皮肤表面进行纵向摩擦。通过指尖的运动和摩擦，可以刺激皮肤和肌肉，促进血液循环，改善身体功能。

掌擦法。用手掌面紧贴皮肤，做往复摩擦，可以覆盖面积较大的部位，通过手掌的按压和摩擦，促进血液循环、缓解疲劳、舒缓肌肉紧张。

鱼际擦法。使用手掌的大鱼际或小鱼际紧贴施术部位进行往复摩擦，可以刺激穴位和组织，促进血液循环，达到调理身体的效果。

方法八：搓法

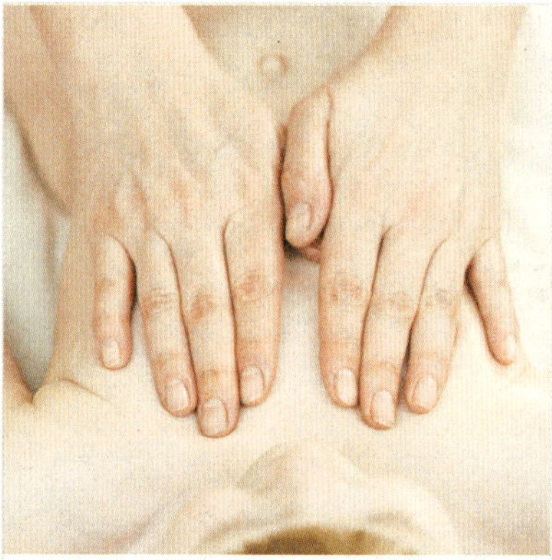

搓法

搓法是指用双手在肢体上用力进行搓动的一种手法。搓动频率为 30 ~ 50 次 / 分，搓动速度开始时由慢而快，结束时速度应由快而慢。

搓动时双手动作幅度要均等，用力要对称。搓揉时频率可快，但在体表移动要缓慢。双手挟持肢体时力量要适中。挟持过重，搓不动；挟持过轻，搓不到。

搓法属于一种辅助手法，常作为四肢、胁肋部、腰背部推拿治疗的结束手法，具有疏通经络、调和气血、放松肌肉等作用。

方法九：掐法

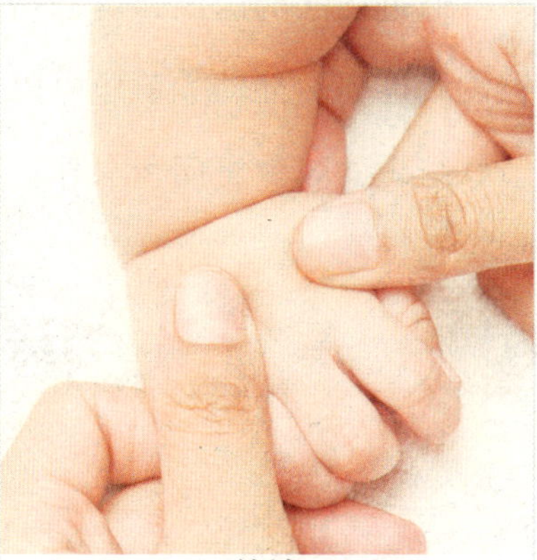
掐法

掐法是指用拇指、中指或食指在身体某个部位或穴位上，做深入、持续的掐压。推拿时，力度需由小到大，使其作用由浅到深。

掐法在中医推拿中的应用比较有限，主要是针对突发疾病或急救情况下的应急处理。掐法可以刺激穴位和特定部位，促进气血流通、缓解疼痛和痉挛，具有一定的止痛、镇静、开窍、醒神等作用。

在小儿推拿中，掐法常与揉法结合使用，组成掐揉的复合手法。

方法十：摇法

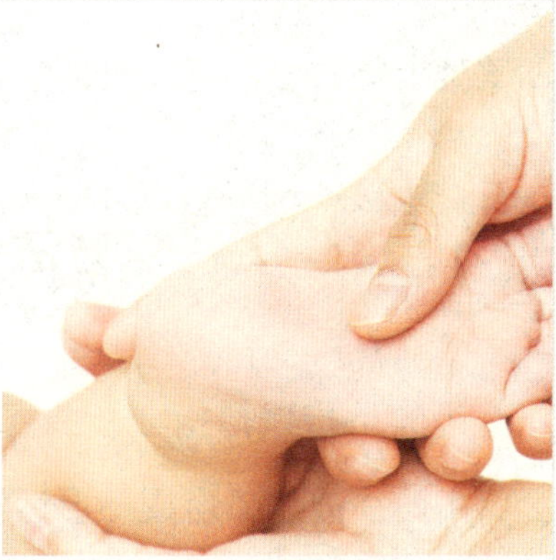
摇法

使用摇法进行推拿时，摇动的动作要缓和稳妥，速度要慢，幅度应由小到大，并要根据病情，适可而止。

摇法在推拿中被广泛应用，特别适用关节功能障碍、关节炎、关节扭伤等症状。比如，可通过被动旋转的运动来治疗患肢关节。操作者可以用一只手固定住患肢，另一只手握住关节的远端处，进行有节奏和缓和的旋转运动，使关节做顺时针和逆时针方向的摇动。

通过摇法的运用，可以增加关节的灵活性和活动范围，缓解关节僵硬和疼痛。摇动关节还可以促进关节内液体的流动，有助于滋润关节软组织，减少炎症和水肿。

方法十一：捣法

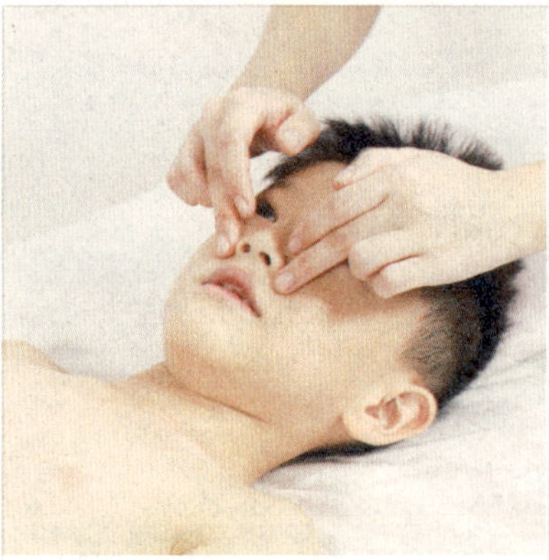
捣法

捣法是指以中指指端，或食指、中指屈曲的指间关节着力，有节奏地叩击穴位。叩击时指间关节要自然放松，以腕关节屈伸为主，叩击的位置要准确，用力要有弹性。

该法常用于小天心（位于手掌根部，大鱼际与小鱼际相接处）、承浆（该穴在下唇正中，当颏唇沟的正中凹陷处）等穴位，可以安神宁志。

方法十二：运法

运法是指以拇指或食指、中指、无名指指面在穴位或一定部位上，由此往彼作弧形或环形运转，以达到调理身体的效果。根据不同的运转方向和力度，可以产生不同的作用，如顺运为泻，逆运为补，左运为汗，右运为凉等。

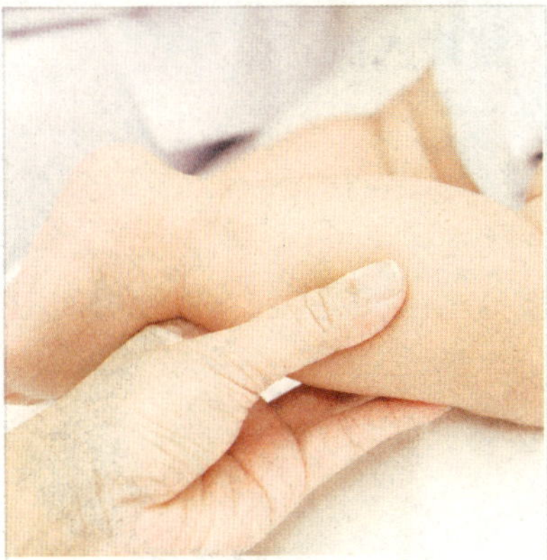
运法

操作时可以先用双手握捏住需要按摩的部位，然后将拇指或食指指腹的螺纹面附着在皮肤上，用力向外推动，但不要带动深层肌肉组织。同时还要注意手法应柔和，弧形或环形的运动要尽量缓慢、温和，不要用力过猛或者过急，避免给按摩部位带来过多刺激。

几种常用的复式推拿法

在小儿推拿疗法中，复式推拿法是特指一种特定的操作方法，用于在一个或多个穴位上按照特定程序进行推拿。

复式推拿法在古代医家著作中的记载并不一致，并且具体的名称也有所不同。它包括多种手法和技巧的组合，用于治疗小儿相关的疾病和症状。具体的复式推拿法根据不同的病情和部位而有所差异，以下几种较为常见。

黄蜂入洞

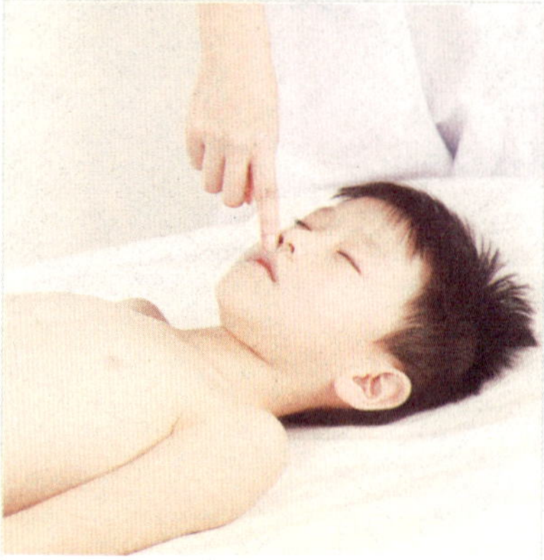
黄蜂入洞

黄蜂入洞推法主要针对感冒、鼻塞、流涕、鼻息肉、鼻炎等症状。

操作方法：以左手扶住小儿的头部，右手的食、中指分开，指腹紧贴鼻翼，按压至两内眦位置，即在鼻子两侧上下揉动，每次揉动 20 ~ 50 次。按摩时应注意力度适中，顺应肌肉的纹理方向进行，不宜用力过度。

功效：该方法可以通过刺激面部穴位，来促进气血循环，具有通鼻息、解表发汗的功效。

揉耳摇头

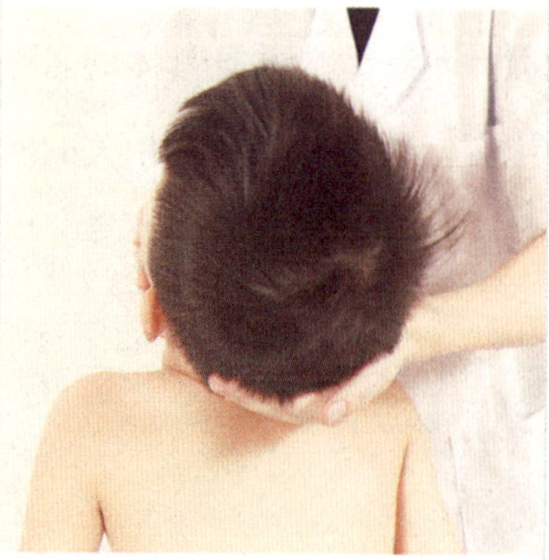
揉耳摇头

揉耳摇头手法可以促进小儿的血液循环和神经系统的舒缓，适用于小儿感冒、发热、恶心等不适症状，也可用于治疗惊厥。

操作方法：用拇指、食指着力捻揉小儿耳垂，再用双手捧住小儿头部，轻轻摇动。揉耳垂 20 ~ 30 次，轻摇小儿头部 10 ~ 20 次。

功效：有镇惊、退热、祛风寒等作用。

苍龙摆尾

苍龙摆尾法主要用于治疗发热、烦躁不安、夜啼、胸闷、腹胀、大便干结。

操作方法：右手持小儿食指、中指、无名指三指，左手自总筋至肘部来回搓揉几次后，拿住肘部，右手持小儿三指频频摇动。

功效：具有退热、开胸顺气、化痰、通便的作用。

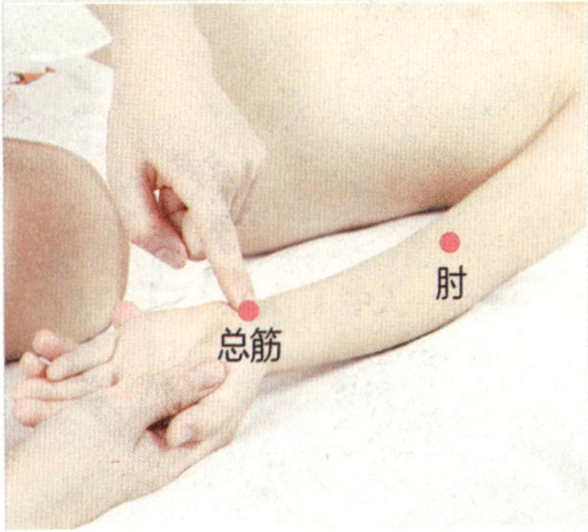

苍龙摆尾

猿猴摘果

猿猴摘果法既除寒又能去热，故在临床上常用于寒热往来、疟疾、寒痰、食积等症。

操作方法：两手拇指与食指、中指相对搓捏小儿螺蛳骨（手腕横纹两侧端）上皮，一扯一放，反复30～50次。

功效：有利气、健脾和胃、镇静安神、化痰湿等作用。

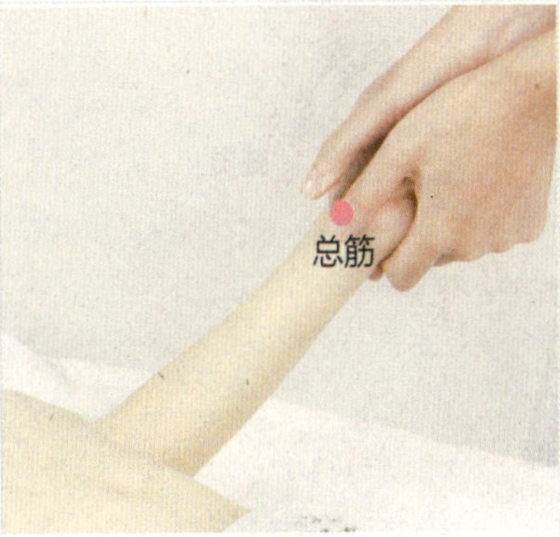

猿猴摘果

双凤展翅

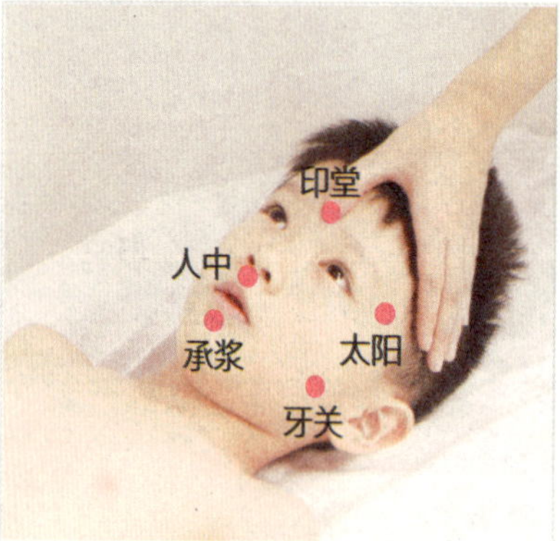

双凤展翅

双凤展翅法有开窍温肺、降逆止咳、定惊的作用，临床上主要用于小儿昏迷、哮喘、呃逆及惊悸不安等病症的治疗。

操作方法：用食指、中指夹小儿双耳尖向上提，再用拇指掐按印堂、太阳、人中、承浆和牙关。

功效：有退热除痰、祛寒、截疟等作用。

凤凰展翅

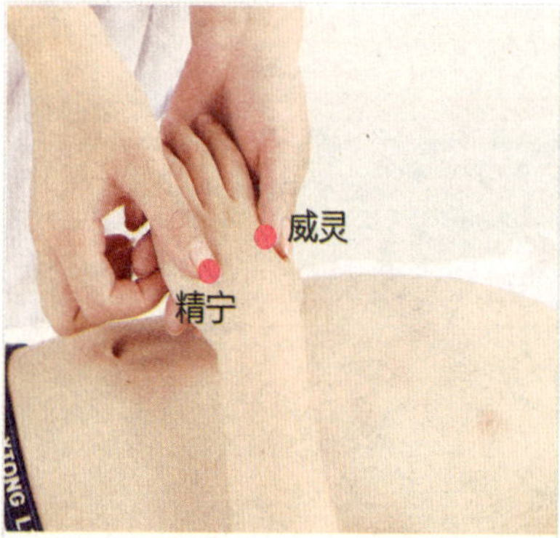

凤凰展翅

凤凰展翅法能宣通气机、祛寒解表，临床上常用于因风寒困扰而致的呃噎等症状。

操作方法：用两手食指、中指固定小儿腕部，同时用拇指掐小儿精宁、威灵穴，并上下摇动犹如凤凰展翅状，摇 20 ~ 50 次。

功效：祛寒、解表、治噎膈。

二龙戏珠

二龙戏珠法属于比较温和的推拿方法，临床上常用于辅助治疗四肢抽搐、惊厥等症状。

操作方法： 用手指按捏阴池和阳池，往上按捏至曲池，寒证重按阳池，热证重按阴池。最后捏拿阴池和阳池，摇动小儿食指、无名指端。

功效： 有助于调理阴阳，既能通阳散寒，又能退热镇惊。

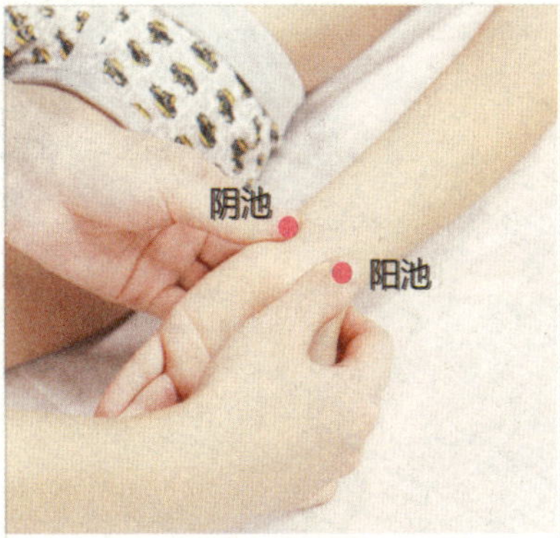

二龙戏珠

赤凤点头

该推拿方法具有滋肾纳水的作用，故临床上常用于肾阴不足，尿频、赤涩以及少腹胀满、大便秘结等。该法也用于治疗胸闷气喘、烦躁不安等症状。

操作方法： 用左手托小儿肘尖，右手捏小儿中指上下摇动，如赤风点头状，摇 20 ~ 30 次。

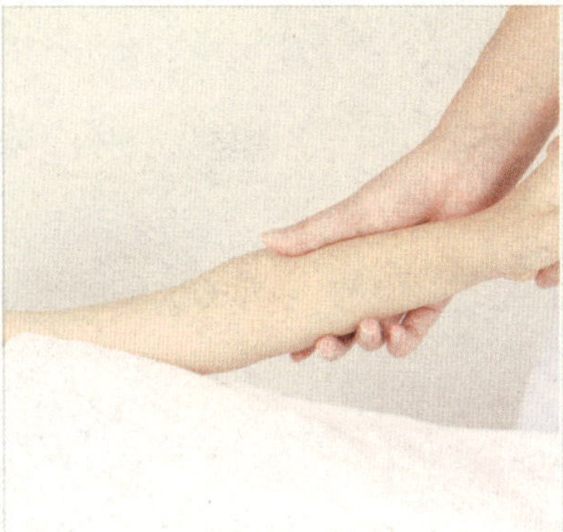
赤凤点头

功效： 消肿、定喘、通关顺气、宁心静神。

按弦搓摩

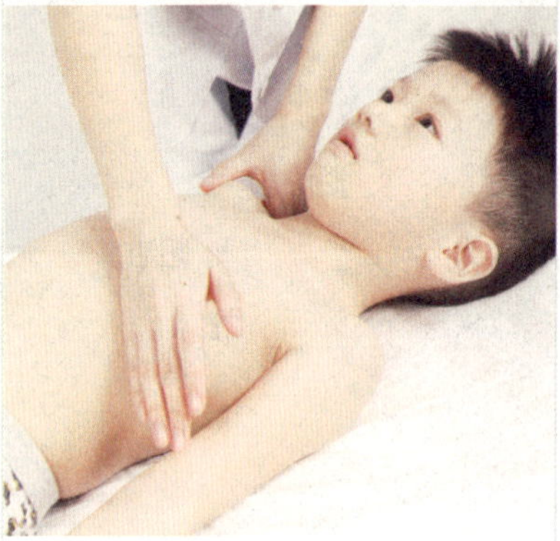

按弦搓摩

按弦搓摩法用于治疗痰积、咳嗽气喘、胸胁不畅、腹痛、腹胀、饮食积滞、肝脾肿大等症状。

操作方法：用掌部在小儿胁肋上搓摩，从上而下多次。

功效：有宽胸理气，健脾和胃之效。

运土入水

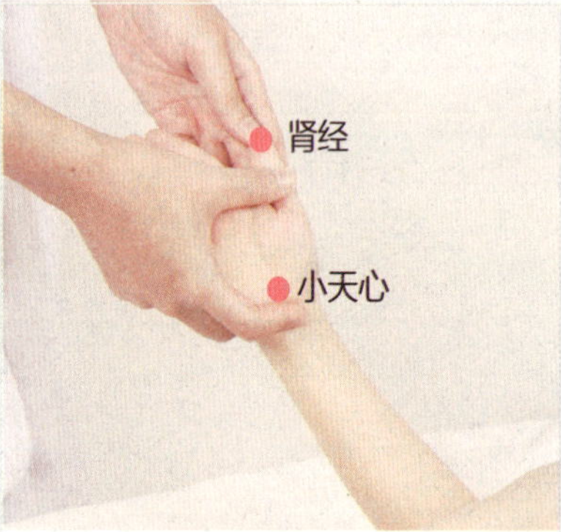

运土入水

运土入水法常用于因湿热内蕴所导致的小儿小腹胀满、小便赤涩、泄泻、痢疾等症状。

操作方法：先用左手托住小儿的手掌，使其掌心向上，再用右手拇指外侧缘自小儿大拇指指端的脾经，沿手掌边缘，经小天心、掌小横纹，推运至小儿小指指端的肾经，加上常用的推拿手法运 100 ~ 300 次。

功效：清脾胃湿热，利尿止泻。

打马过天河

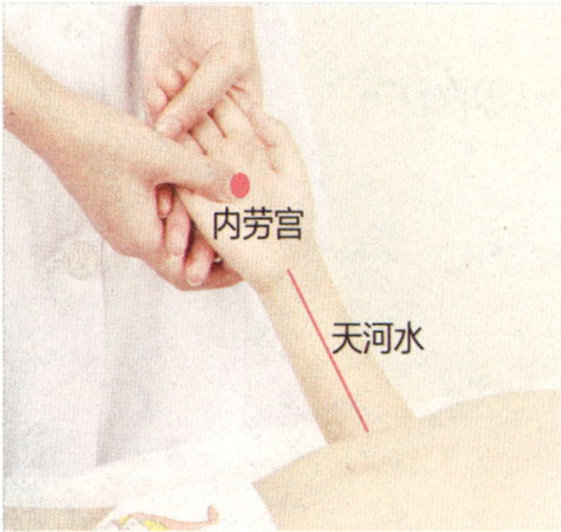

打马过天河

打马过天河法可用于清热除烦、镇惊利尿、通经活络、行气血、泄心火等症状的治疗。该方法主要按摩手掌上的穴位，通过刺激穴位，调节机体的气血运行，从而达到治疗目的。

操作方法：用左手捏住小儿四指，掌心向上，再以右手拇指螺纹面运内劳宫，然后屈曲小儿四指向上，用左手握住，再以食指、中指的指端沿着天河水向上一起一落拍打至洪池穴为 1 次，拍打 10 ~ 20 次。

功效：该方法主要针对实热、昏迷、惊厥、前臂麻木等症状，常与退六腑、水中捞明月、捣小天心、补肾方等配合使用。

运水入土

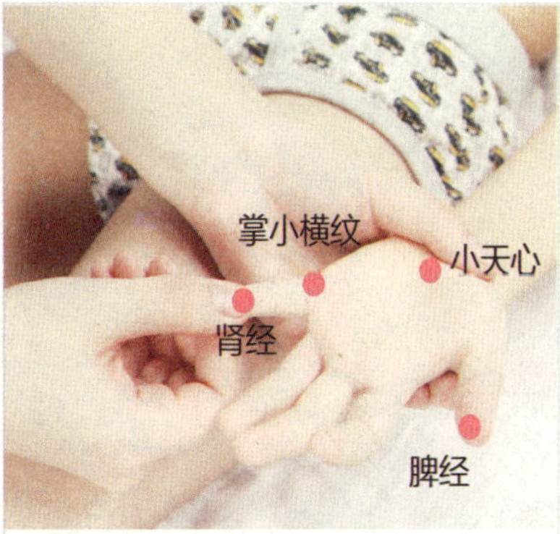

运水入土

运水入土法用于脾胃虚弱而完谷不化、腹泻、痢疾、疳（gān）积（中医指小儿的肠胃病）、便秘等病症。

操作方法：左手托小儿手掌，掌心向上，用右手拇指自小儿肾经，沿手掌边缘，经掌小横纹、小天心，推运至脾经，推运 100 ~ 300 次。

功效：健脾利胃，有助于润燥通大便。

总收法

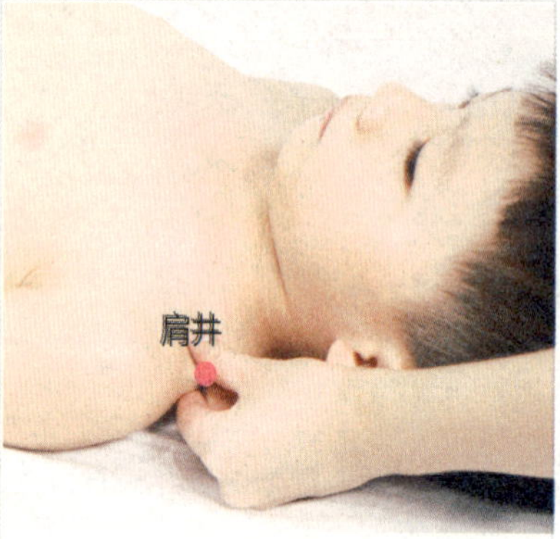

总收法

本法主要用于久病体虚和作为推拿结束手法，也可用于感冒和上肢痹痛等症状。

操作方法：用手指掐揉小儿肩井穴，再用手拿住小儿食指和无名指使上肢，轻柔摇动数次。此法用于各推拿操作之后，或治疗结束之前。

功效：具有提神、开通经气的功效。

第四章

善用推拿，养护五脏

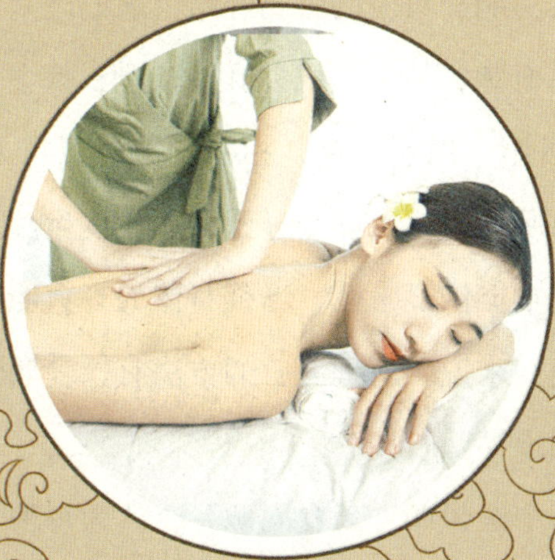

五脏调和百病消

五脏是中医理论中的重要概念，包括心、肺、肝、脾和肾。它们在中医中具有重要的功能和作用，对人体的生命活动和健康意义重大。

中医理论认为，五脏是人体重要的器官，它们相互关联、相互制约和相互合作，共同维持身体的健康。如果五脏能够平衡和谐地运作，就能使身体的阴阳平衡，减少疾病的发生。

五脏各有其功能和对应的脏腑经络，它们之间有着密切的相互关系。例如，心主血脉、肺主气机、肝主疏泄、脾主运化、肾主水液代谢，它们协同工作，相互依存，相互调节，保持人体的正常生理功能。当五脏失去平衡时，可能会导致疾病的发生。而通过调理五脏，可以促进五脏的功能恢复平衡，增强身体的自愈能力，预防和治疗疾病。从中医的角度来说，调理五脏的方法有饮食调理、中药调理、运动调理及情绪调理等。

饮食调理。中医强调"药食同源"，认为每种食物都具有特定的味、性、归经，并且有助于调理不同的脏腑。人们根据不同的体质和需要，选择适宜的食物进行调理。例如，心喜苦，可适量食用苦味食物，如苦瓜、黄芩；肺喜辛，可多吃一些辛辣食物，如生姜、葱、蒜等；肝喜酸，可适量摄入酸味食物，如山楂、西红柿、橘子等；肾喜咸，可适量摄入咸味食物，如紫菜、海带、虾皮等；脾喜甘，宜食甘

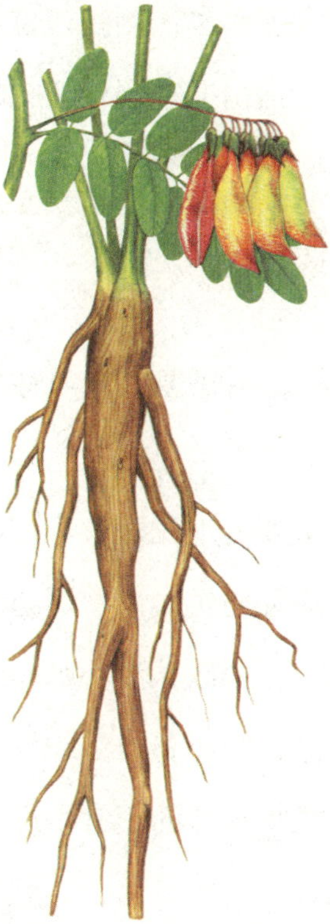

味食物，如山药、白扁豆、小米等。此外，还需合理搭配五谷杂粮、蔬菜水果、优质蛋白质等，以保证人体营养的均衡和多样性。

中药调理。中药是中医调理五脏的重要手段之一。中医师可以根据患者的具体情况开出适合的中药方剂，通过草药的性味以及功效来调理五脏功能。例如，可以使用养心安神的药材，如黄芪、玄参，滋补肺气的药材，如麦冬、杏仁，调肝理气的药材，如柴胡、香附，补脾健胃的药材，如党参、白术，滋补肾精的药材，如五味子、枸杞子、菟丝子、熟地黄等。

运动调理。适当的运动对于调理五脏非常重要。运动有助于增强气血运行和代谢功能，促进五脏的健康。例如，散步、太极拳等轻柔的运动有助于调理心脏；慢跑、游泳等有氧运动可以加强肺功能；瑜伽、静坐等可以调理肝、脾功能；恰当的力量训练有助于增强肾脏功能。

情绪调理。情绪对五脏的影响是很大的。中医理论认为，人的情绪与脏腑有着密切的关系。情绪不良会影响脏腑的正常功能，导致身体出现不适。所谓喜伤心、怒伤肝、忧伤肺、思伤脾、恐伤肾。喜乐过度会消耗心阴精，导致心阴虚，表现为心悸、失眠等症状。而过度愤怒则容易引起肝阳上亢、肝阴虚衰等情况，表现为头晕、目赤、失眠等症状。因此，保持平稳的情绪状态非常重要。

推拿也是中医调理五脏的方法之一。推拿是通过按摩、揉捏、推拿等手法，刺激穴位和经络，达到调理五脏的目的。本章节将着重讲述运用推拿调理五脏的方法。

安定心神

心脏是我们身体的中枢器官，也是情绪的主要表现器官。在中医理论中，心被认为是五脏之首。在中医的五脏学说中，心脏具有至关重要的地位。心主血脉，司命之所系，掌管情志活动。心脏不仅负责循环输送血液，还与情绪、思维、记忆等密切相关。

中医认为心脏是气血的主要推动者和调节者，它通过搏动将气血送往全身各个组织器官。保持心脏的健康可以确保气血的充足供应，维持身体的正常生理功能。

中医认为，心脏与情绪紧密相关。心脏阴阳平衡的状态对于情绪的稳定和情感的调节非常重要。情绪过度激动或过于消沉都可能对心脏产生负面影响。

中医将心脏视为血脉的主要控制中心，它对血液的运行、流动和储存起着重要作用。良好的心脏功能可以保证血液正常循环，避免血液瘀滞的问题。

心火过旺，需要疏导

人如果过度劳累、作息不规律，以及情绪紧张、焦虑、愤怒等负面情绪会导致体内阴阳失衡，心火过旺。长期处于高温、干燥、闷热等环境中，或者暴露在电脑、手机等辐射源过多的环境里，也容易导致体内阴液亏虚，心火过旺。

心火通常分为虚和实两种。虚火表现为心慌、心烦、失眠多梦、口干等。实火表现为口舌生疮、牙龈肿痛、面赤口渴、小便短赤、心胸烦热等。调理心火过旺，需要从清淡饮食、规律作息、情绪放松等方面入手，同时辅以推拿方法。

按摩心包经。心包经通常是指手厥阴心包经，手厥阴心包经的位置通常起于胸中部，然后经过腋窝到达上肢内侧中间，再到达中指。沿线穴位包括劳宫穴、曲泽穴、大陵穴等。可以用拇指和其他指腹按压、揉捏或推拿心包经的穴位，帮助疏通心经、调理心火。按摩每个穴位时，可以重点在穴位上用适度的力量做旋转按摩。

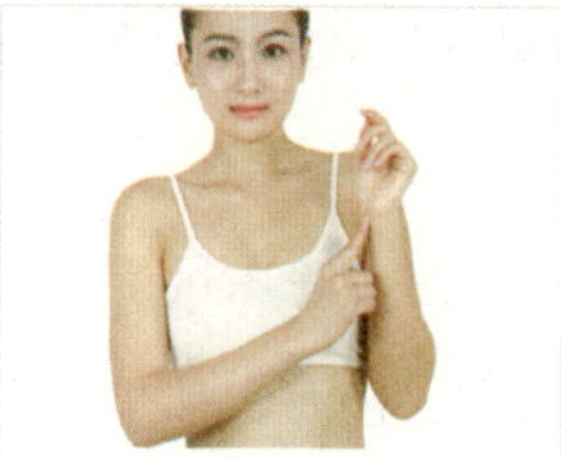
大陵穴

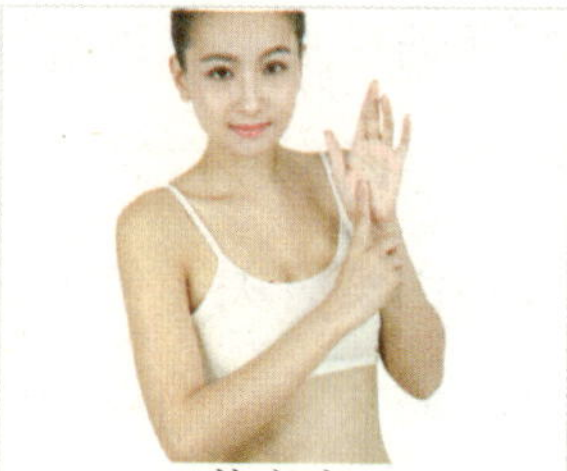
劳宫穴

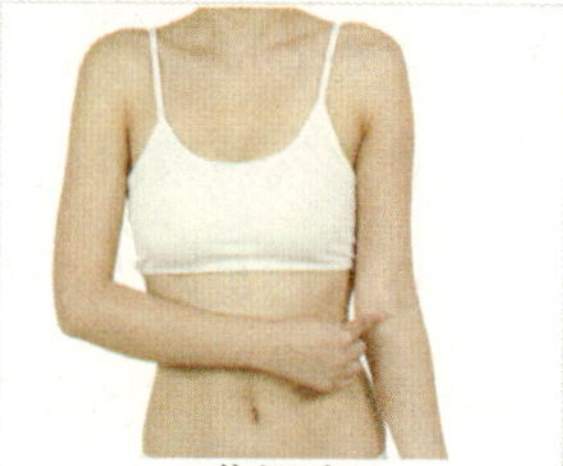
曲泽穴

搓耳朵。耳朵与身体的多个穴位和经络相关，搓揉耳朵可以疏通心经。可以用拇指和食指轻轻搓揉耳廓，或者用手掌轻柔地按揉整个耳部，每次持续数分钟。

按摩大陵穴。此穴位在腕掌横纹的中点处，按摩此处有清心、泻火的功效，对缓解心悸有益。

按摩足三里穴。足三里穴位于小腿前外侧，距膝盖下缘三横指宽处，是一个能够调节心火的穴位。可以用拇指或其他指腹轻揉足三里穴，以适度的力量进行按摩，每次持

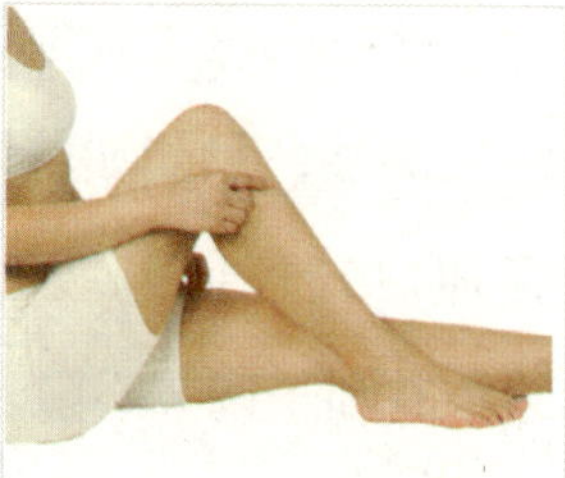
足三里穴

续 3 ~ 5 分钟。

按摩太冲穴。太冲穴位于足底第 1、第 2 趾骨关节之间的凹陷处，是一个重要的心经穴位。可以用拇指或其他指腹按压太冲穴，以适度的力量进行揉捏或旋转按摩，每次持续 3 ~ 5 分钟。

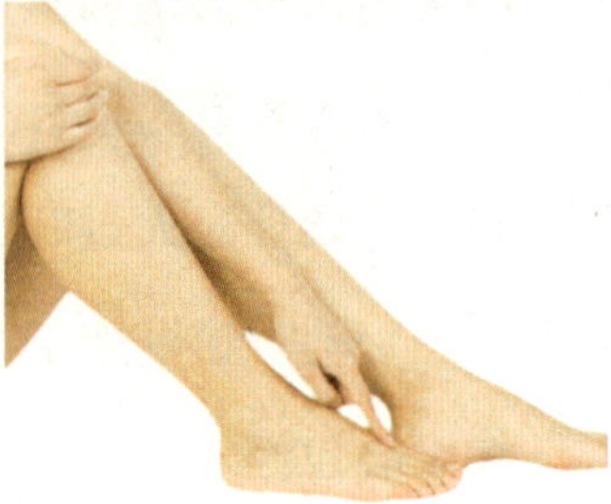
太冲穴

通过推拿调理心阳不足

心阳不足的病理变化主要是心中阳气不足，导致温煦、推动、兴奋等功能减退，以及虚寒内生的状态。一般常见的症状包括心悸、气短、心胸憋闷或疼痛并在活动后加重，以及畏寒肢冷、精神疲倦、肢体无力、气短言语少、自汗、面色苍白等。

心阳不足的发生与多种因素有关，包括禀赋不足、思虑过度、久病失养以及年老体弱等。少府穴、神门穴、少海穴、极海穴都是手少阴心经上的重要穴位。按摩这些穴位可以帮助调理心阳虚的问题。

少府穴位于手掌侧面，当中指伸直时，处于掌背侧指关节横纹的尺侧凹陷处。按压和揉动少府穴可以促进心阳的升发，增强心脏功能。

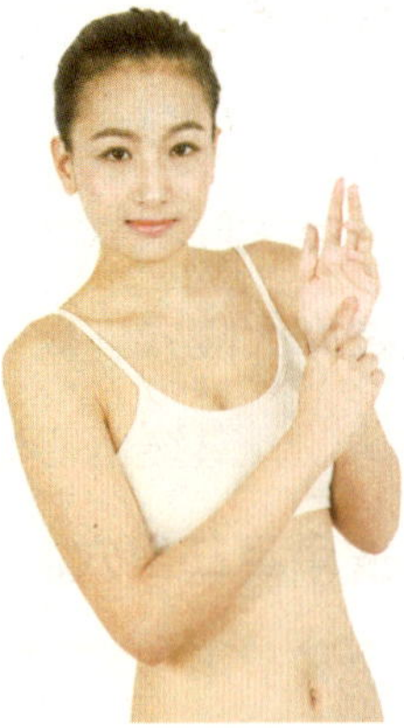
少府穴

神门穴位于腕前区，腕掌侧远端横纹尺侧端，尺侧屈腕肌腱的桡侧缘。按摩神门穴可以舒缓心悸、消除紧张情绪，有利于调节心阳。

少海穴位于肘前区，横平肘横纹，肱骨内上髁前缘。按压少海

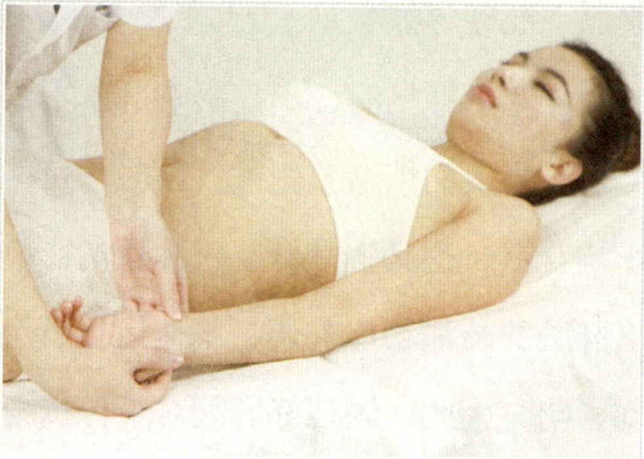

神门穴对治疗和缓解心律失常有奇效，在生活中可以经常按摩此穴

穴可以舒缓心悸、胸闷等症状，促进心阳的平衡。

极海穴位于小指末节后方第一横纹的掌侧。按摩极海穴可以增强心脏功能，促进心阳的升发。

按摩这些穴位时，可以用拇指适度用力按压、揉动，每个穴位按摩1～3分钟，每天可进行多次。在按摩之前，可以先用温水泡手，放松手部肌肉，增强按摩效果。

调理肝气

中医认为肝脏具有疏泄作用，能够促进气血的流通，调节身体内外的气机。如果肝脏功能失调，容易导致气滞、血瘀等问题，从而引发各种不适和疾病。同时，肝脏与情绪紧密相关，肝气失调时，常常会出现情绪不稳定、易怒、焦虑等问题。因此，通过养护肝脏可以帮助调节情绪，保持良好的心态。

肝脏被称为“藏血之脏”。它不仅能够储存足够的血液供应全身组织，还能够调节血液的循环和代谢。良好的肝脏功能可以保证血液供应的充足与平衡，有助于身体健康。

肝脏在中医理论中还被称为“筋脉之官”。其控制着整个身体的筋脉运动。如果肝气不足或失调，容易导致筋脉运行不畅，身体出现疼痛、僵硬等症状。

肝气不顺畅时，不仅影响肝脏本身的功能，还会对其他脏腑产生影响。当人们情绪紧张或气愤时，可能会感到腹部胀气的感觉，而且影响食欲，这其实是肝脏对脾胃的影响。六腑以畅通为主要功能，如果肝脏的疏泄功能失调，气血运行就会受到阻碍，六腑的功能也会受到影响。因此，调理好肝气对于保持身体健康非常重要。

脸色发黄，需要内调气血

脸色发黄的问题与身体内部的健康状况密切相关。中医认为，肝脏和气血、脾胃功能紧密相连，对于脸色发黄的情况，主要原因可能是肝血不足或肝火过旺，导致气血运行不畅。

在中医理论中，肝主藏血，脾主运化。肝血不足或肝火过旺可能导致肝阳上亢或肝阴不足，进而影响到脾胃的正常运化功能。脾胃的正常功能对于气血的生成与运行至关重要。如果脾胃功能虚弱，气血无法充足生成和运行，就会导致气血不足，进而影响到脸部的血液供应，导致脸色发黄。

当脸色发黄时，除了使用美白护肤品外，也可以尝试用推拿调理肝脏和脾胃的方式从根本上来改善这个问题。按揉行间穴、足三里穴、三阴交穴、血海穴等穴位可以刺激肝经，有助于疏肝理气、调畅气血，对缓解病情有一定的帮助。

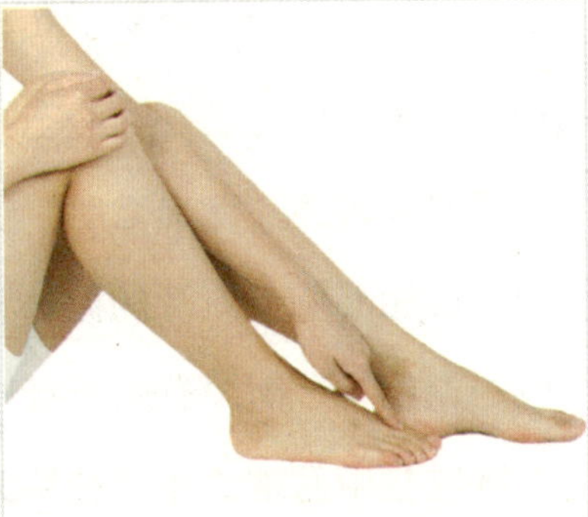
行间穴

按摩行间穴，取正坐或仰卧位，在足背第 1、第 2 趾缝端的凹陷处取穴。推拿时，可以用大拇指轻轻按揉行间穴，每次约 3 分钟，力度要适中，以感觉到一定的压痛为宜。

足三里穴位于腿部外侧，取穴时采取坐姿或仰卧，弯曲膝关节，足背向外翻，在膝盖下方外侧髌骨与胫骨之间的凹陷处即可找到。按摩足三里穴，用食指、中指并拢按揉即可，顺时针与逆时针交替按 200 ~ 300 次。

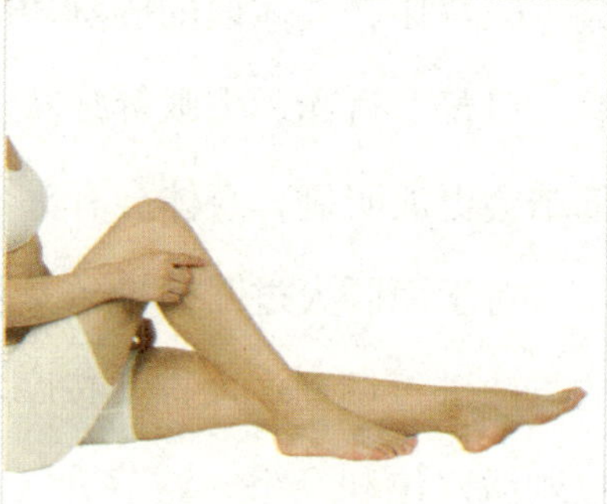
足三里穴

三阴交穴位于小腿内侧，距踝尖约 3 寸，在脚内踝后缘与跟腱之间凹陷处。推拿时，用大拇指对准三阴交穴的穴位，进行旋转按揉，左、右两侧的穴位每次按揉 1 ~ 3 分钟，每天早晚各 1 次即可。

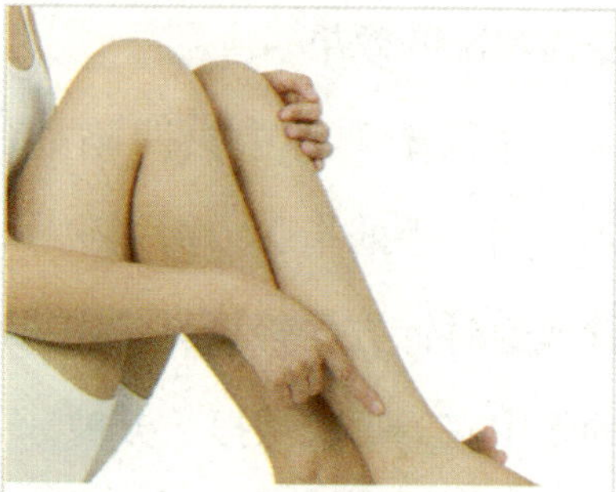
三阴交穴

血海穴位于大腿内侧，髌底内侧端上 2 寸，在股内侧肌的隆起处。推拿时，用大拇指的指腹置于血海穴之上，用稍重的力度，以其为中心旋转按揉 3 ~ 5 分钟，直到局部有明显的酸痛感。每天早上 9—11 点是按摩血海穴的好时机，这时人体的气血运行最旺盛。

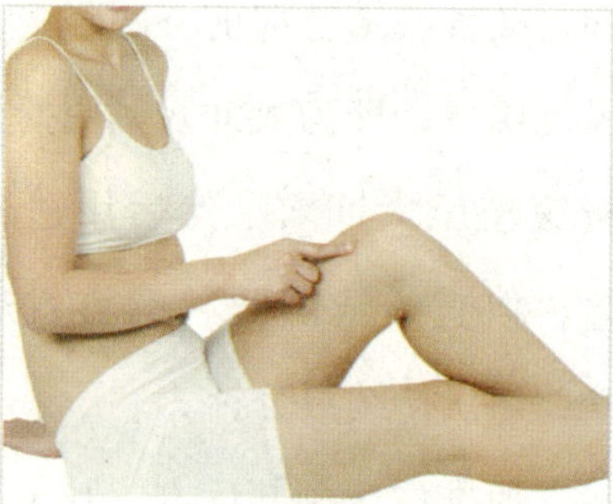
血海穴

暴躁易怒，肝火旺，需要泻肝火

在中医看来，情绪过于波动、生气过度等都会导致肝火过旺。肝火过旺意味着人体内的肝脏功能异常活跃，表现为一系列症状，如易怒、口苦、目赤、失眠等症状。此外，当精神压力持续过大时，肝气郁结会更加明显，身体会有头晕、头痛、便秘等不适的感觉。

对于因肝火过旺而导致暴躁、易怒的情况，中医常常采用泻肝火的方法进行调理。而推拿按摩可以通过刺激穴位和经络，调节肝气、疏通经络、舒缓情绪，达到泻肝火、改善身体状况的效果。

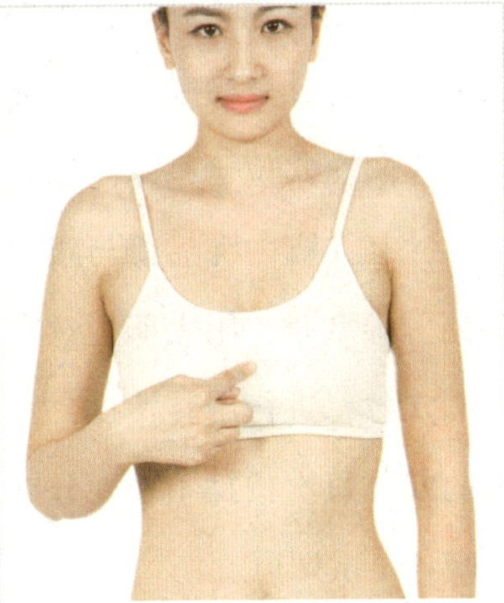

膻中穴

揉位于胸骨中央凹陷处的膻中穴。用双手的指腹或拇指腹，以顺时针或逆时针方向轻揉胸骨中央凹陷处的膻中穴，每次揉捏数分钟。

在足背上方，第 1、第 2 跖骨间，跖骨底结合部前方凹陷中，或触及动脉搏动即为太冲穴。用拇指或食指腹按压太冲穴，然后用适当的力量，以直线或圆圈状的方式进行推拿，每次持续数分钟。

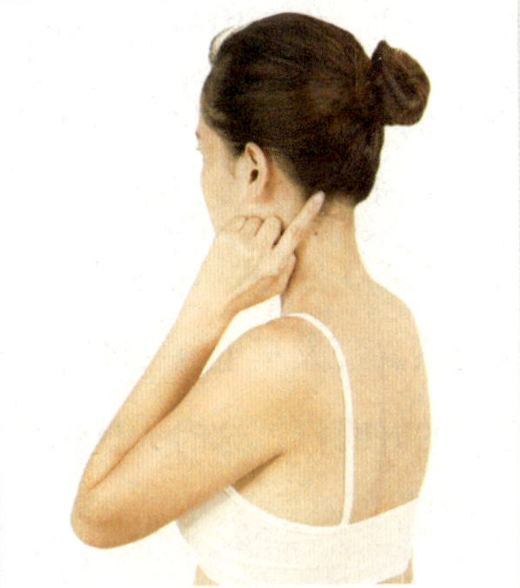

风池穴

捏推位于颈部后方，脖子两侧肌肉凹陷处的风池穴。用拇指和食指捏住颈部后方的风池穴，然后进行旋转、推挤或揉捏，每次持续数分钟。

另外，可按揉手掌桡侧，第 1 掌骨桡侧中点赤白肉际处的鱼际穴。用拇指和食指腹按压鱼际穴，然后以揉捏或旋转的手法进行推拿，每次持续数分钟。

健脾益气

在中医理论中，脾脏是十分重要的，被称为“后天之本”。它不仅在消化吸收方面发挥着重要作用，还在体内起着运化水谷精微、产生气血津液的关键作用。

脾脏是消化系统中的一个重要组成部分，主要负责将进食的食物运化为营养物质，使其被身体吸收利用。脾脏的健康与否与人体的消化功能是否良好密切相关，如果脾脏功能受损，可能导致脾虚、消化不良等问题。

脾脏在中医理论中被认为是运化水谷精微的器官，它将食物中的精华提取出来，形成营养物质，供给全身各组织和器官使用。正常的脾脏功能能够保证人体的正常生长发育和新陈代谢，同时维持人体精力充沛的状态。且脾脏与血液的生成和调节密切相关。脾脏能够运化水谷精微生成气血，为机体提供足够的血液营养。如果脾脏功能不佳，可能导致气血不足，表现为面色苍白、乏力、月经失

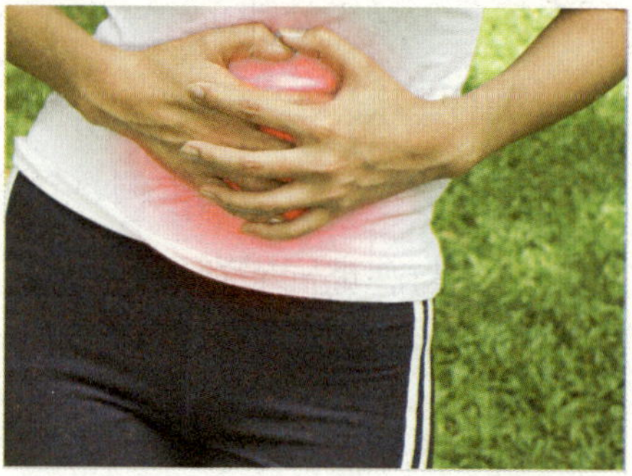

调等症状。

同时，在中医理论中，脾脏也与肌肉和四肢的功能息息相关。如果脾脏功能不佳，可能导致肌肉松弛、四肢无力等问题。

调理脾虚

脾虚是指因脾胃功能失调而导致不良症状的一种中医诊断。常见的脾虚症状有食欲不振、偏食厌食的症状以及反酸、胀气、腹泻、便秘、腹胀、嗳气等胃部不适症状。身体长期脾虚，会导致气血不足，从而出现疲劳乏力、精神不振等症状。对于脾虚的人来说，推拿特定的穴位有助于刺激脾脏的功能。

按揉足太阴脾经。足太阴脾经起始于足大趾末端，沿下肢内侧向上入腹，后从胃部旁出支脉，通过膈肌，流注心中，接手少阴心经。按摩此穴位时，可坐在床上或椅子上，从大脚趾外侧的足三里穴开始，然后经过关元穴、曲泽穴、阴陵泉穴等穴位，可用手指指腹或按摩工具按揉这些穴位。

捏脾山穴。脾山穴在小腿肚内侧，在胫骨前缘与胫骨后缘中间的凹陷处。按摩时，取坐位，将脚往前伸直，用拇指握住前侧小腿肚，食指和中指放在小腿肚的后面，用食指和中指向内旋转捏压脾山穴，每次按揉 2 ~ 3 分钟。

调理脾湿

脾湿是指脾胃功能失调，导致湿气停留在体内的一种中医诊断。脾湿常常与脾虚同时存在。脾湿会导致胃口不振，食欲减退，对食物味道不敏感，常常感到口干口渴。另外，脾湿还会引起消化不良的症状，包括腹胀、胃脘不适、嗳气、恶心、呕吐、腹泻或便溏等。

当体内脾湿较重时，身体会出现肢体浮肿的情况，尤其是下肢和脚踝处，可能伴有沉重感。脾湿导致的代谢不良和水潴留可能会导致体重增加，尤其是身体局部的脂肪堆积。

脾湿还会影响身体对营养物质的吸收和利用，导致精力不足，疲劳感增加。同时，脾湿还可以导致痰湿阻滞，影响头部血液循环，引起头痛、头晕的症状。

通过推拿可以辅助调理脾湿，以下是一些常用的推拿方法。

推三阴交穴。三阴交穴位在小腿内踝骨的上缘与胫骨的内侧缘之间。按摩此穴位可以调理气血运行，刺激脾经络的活动，适用于脾虚引起的湿气重等症状。具体操作方法如下：坐在床上或椅子上，将双腿自然伸直，用手指沿着小腿内侧缘向上找到三阴交穴，用力向上推拿，每次按摩 2 ~ 3 分钟。

轻揉足三里穴。足三里穴位于膝盖下方 3 寸的位置，是调理脾胃的重要穴位。用拇指或掌根轻柔地揉动这个穴位，每次 1 ~ 2 分钟，可以促进脾的气血运行，改善湿气。

推拿腹部。腹部是脾脏所在的区域，通过推拿可以刺激腹部的穴位，改善脾脏的功能。按摩时用指腹或掌根，顺时针轻揉腹部，特别是脐周的区域，每次 2 ~ 3 分钟。但对于孕妇、月经期女性和腹部有

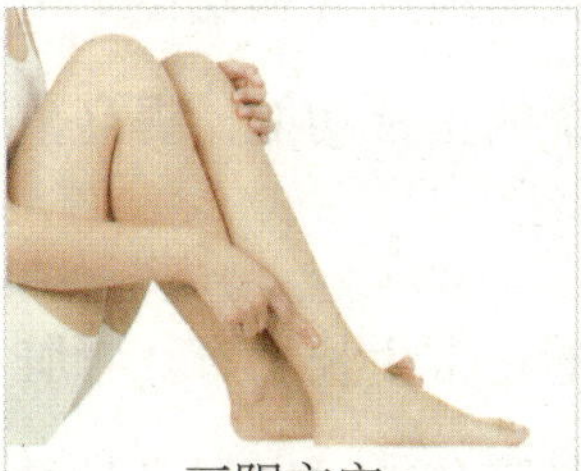

三阴交穴

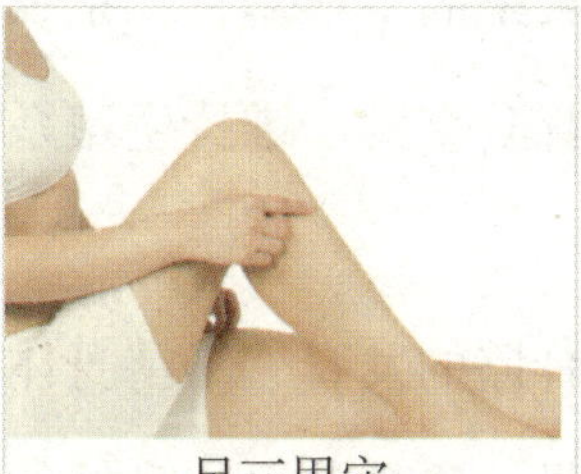

足三里穴

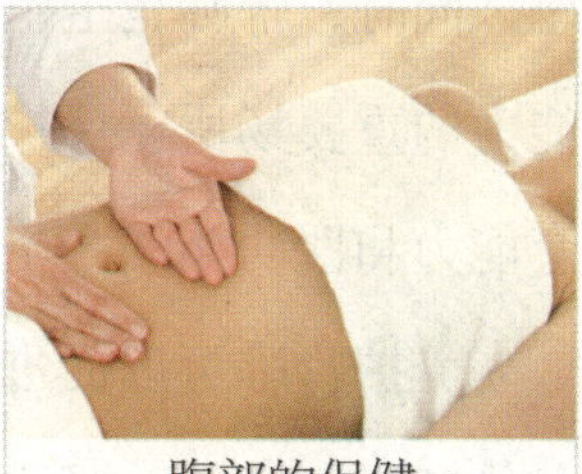

腹部的保健

肿块或疼痛的人，应避免强烈按摩腹部。

刺激涌泉穴。涌泉穴位于足底，在第 2/3 趾蹼缘与足跟连线的前 1/3 与后 2/3 交点处。用拇指或指节适度刺激涌泉穴，旋转按摩 1 ~ 2 分钟，有助于驱散湿气。

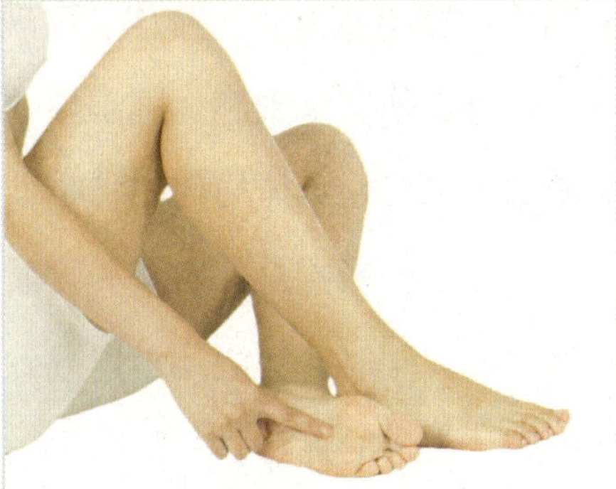
涌泉穴

滚动推拿足底。将双脚的足底相互摩擦，可以刺激足底的穴位，促进身体的气血循环，排除湿气。按摩时用力要适中，重点按摩足跟、脚心和趾缝，每次 1 ~ 2 分钟。

滋肾阴、补肾水

在中医理论中，肾脏被认为是生命的根本，具有调节水液代谢、储存精气和维持生长发育等重要功能。

肾脏是水液代谢的主要调节器官，能够调节体内水分的平衡。良好的肾脏功能可以保持体内的水液平衡，防止水潴留或排尿过多的问题。同时，肾脏是生殖系统的主要器官，是承载男性精气和女性生殖能力的重要场所。保护肾脏有助于维持生殖系统的正常功能，提高生育能力和性功能。

养护肾脏可以促进骨骼的发育，维持身体的正常生长发育。肾脏与骨髓紧密相关，肾主骨，肾精养血。良好的肾脏功能可以促进骨髓的生产，维持骨骼健康和血液质量。

按摩足三阳经上的委中穴、太溪穴，可以帮助身体调理肾脏功能，增强肾脏的排泄能力。此外，可以用指压或轻拍腰部的方法来舒缓肾脏。

肾阴虚

肾阴虚主要主要表现为身体内火旺、阴液不足的症状。常见的症状包括口干口渴、口腔溃疡、咽干咳嗽、头晕目眩、耳鸣、失眠健忘、腰酸腿软、手足心热等。肾阴虚的女性可能出现更年期综合征的症状，如潮热、汗多、情绪波动、月经紊乱等。通过适当的推拿，可辅助治疗肾阴虚，具体方法有如下几种。

推拿肾经。肾经是贯穿全身的重要经脉之一，通过推拿肾经可以调理肾阴虚的问题。推拿时，可以沿着肾经走行的轨迹，从脚底出发，向上按摩小腿、大腿、腰部等部位，每个部位可以适当停留按摩。手法要温和，力度要适中，每次持续时间 15 ~ 20 分钟。

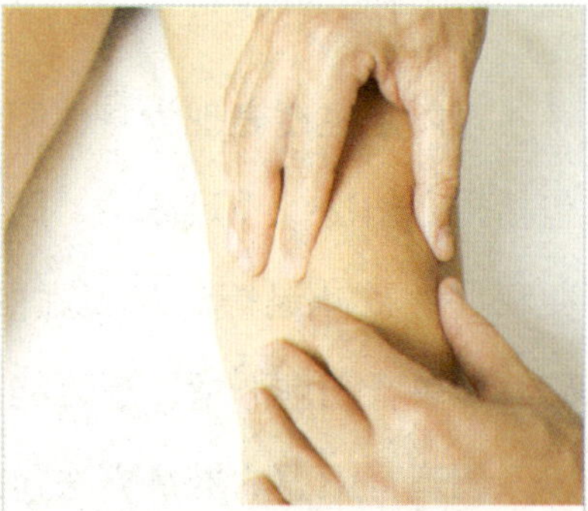
按摩小腿、大腿、腰部等部位

轻揉命门穴。命门穴位于腰部，是肾经的起始穴位，按摩此穴位可以刺激肾脏的功能，调理肾阴虚的问题。按摩时，可以用指尖或拇指在腰部找到命门穴，轻柔地揉动约 1 分

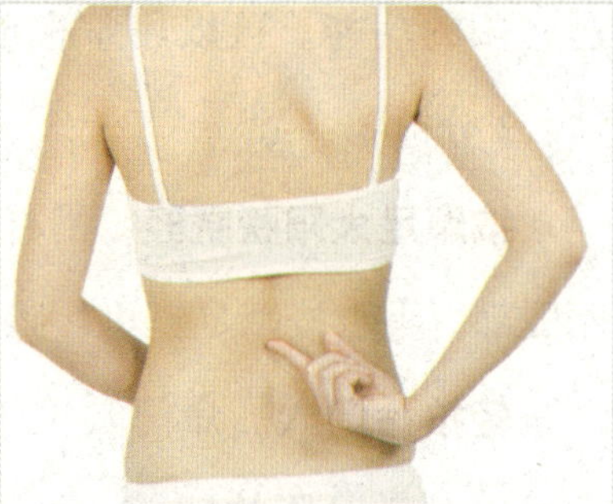
命门穴

钟，每日可以多次进行。

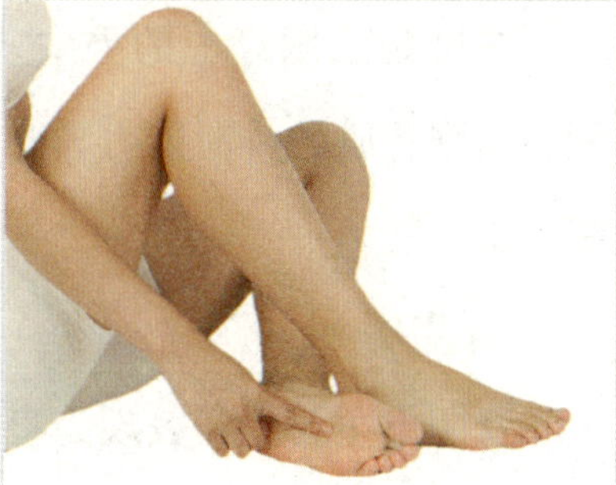
涌泉穴

按摩足底涌泉穴。足底的涌泉穴是调理肾阴虚的一个重要穴位，按摩这个穴位可以促进气血循环，调理肾脏的功能。按摩时，可以用拇指或指尖轻柔地按压足底涌泉穴，每次持续时间 1 ~ 2 分钟。

轻拍翻身穴。翻身穴位于耳垂后下方的凹陷处，是调理肾功能和治疗肾亏损的一个有效的穴位。按摩时，可以用手指轻拍翻身穴，每次持续 50 ~ 100 次。

肾阳虚

肾阳虚主要表现为身体阳气不足、阴寒盛行的症状。常见的症状包括畏寒怕冷、手足冰冷、腰膝酸软、小便清长、腹部胀痛、腹泻或便秘、性欲减退等。肾阳虚的男性可能出现阳痿、早泄等性功能障碍。如果肾阳虚严重，还可能出现呼吸困难、水肿等症状。

调理肾阳虚的推拿方法包括如下几种。

推拿腰部。肾脏位于腰部，通过推拿可以刺激腰部的穴位，促进肾阳的功能。可以用掌根或指腹，以适当的力度揉动腰部，每次 2 ~ 3 分钟。

按摩足太阳膀胱经。沿着足太阳膀胱经的路径，用手掌或拇指按摩腿部。重点按摩足三里、膝眼等穴位，有助于温养肾阳。

轻拍命门穴。命门穴位于腰部，是肾阳的起始穴位，轻拍命门穴可以刺激肾阳的功能。可以用指尖或拇指轻拍命门穴，每次持续

50 ~ 100 次。

刺激足底太溪穴。太溪穴位于足底，是调理肾阳虚的一个重要穴位。可以用拇指或指节适度刺激太溪穴，旋转按摩 1 ~ 2 分钟。

按摩肾俞穴。肾俞穴位于腰部正中线，第二腰椎棘突下方凹陷处。可用手指或拇指旋转按摩该穴位，每天按摩数分钟，有助于补益肾阳。

养肺护肺

肺脏在中医理论中具有重要的地位，养护肺脏对于维持身体的健康至关重要。肺脏是重要的呼吸器官，可以吸入新鲜空气并将其氧气输送到全身各个组织器官。同时，肺脏还具有疏散水液的功能，能够将身体内部多余的水分排泄出去，保持人体内水液代谢的平衡。

中医将肺脏视为调节人体皮毛的重要器官，能够影响皮肤的光滑与美观、毛发的生长与光泽。良好的肺脏功能可以使皮肤变得更加清爽、光洁，促进毛发健康生长。同时，肺脏与情绪紧密相关，肺失调时人容易出现忧思过重、悲伤等消极情绪。因此，保持肺脏健康有助于情绪的平衡和心理健康。

中医学认为，肺属金，主司呼吸，肺气与人体的阴阳平衡紧密相关。肺虚是中医学中常见的病症，指肺脏功能减弱或失调的状态。肺虚可以由多种原因引起，如寒温不适、久咳伤气、劳逸不当、暑热等。其主要临床表现包括咳嗽、咳喘无力、气短、痰液清稀、声音低沉、疲乏无力、面色泛白、怕冷、多汗、舌淡苔白、脉虚等。对于肺虚，中医常常采用补益肺气的方法进行治疗和调节。

肺阴虚和肺阳虚是中医描述肺部不同性质病理状态的术语。总的来说，肺阴虚和肺阳虚都是病理状态，但其表现的症状和治疗方法却有区别。中医通常通过药食、针灸、推拿等手段来调理肺气、平衡肺部阴阳，达到治疗的目的。

调理肺阴虚

肺阴虚指的是肺部阴气不足，使肺失去润滑、保护和调节的能力，临床表现为干咳无痰或痰少而黏稠干燥、声音嘶哑、口干咽燥等症状。此外，由于阴虚火旺，患者可能会出现潮热盗汗、口干口渴、手足心热等症状。以下是一些常用的推拿手法和穴位，可用于调理肺阴虚。

按摩云门穴。云门穴位于胸前壁外上方，锁骨下窝凹陷处，距前正中线 6 寸。取穴时，双手叉腰，在锁骨外侧下缘可以看到一个凹陷，凹陷正中即为云门穴。可以用拇指或指腹轻按或旋转按摩该穴位，每次 3 ~ 5 分钟，有助于养阴清肺。

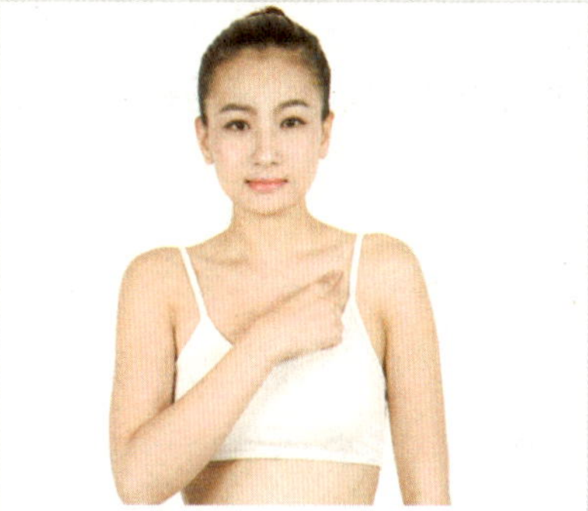
云门穴

压按太渊穴。太渊穴位于前臂掌侧，尺骨桡侧面，桡骨头上约 2 寸处。可以用指腹或拇指压按该穴位，每次 3 ~ 5 分钟，有助于滋润肺阴。

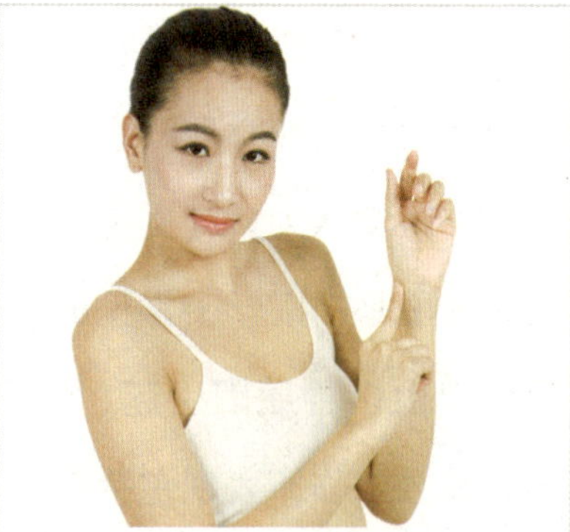
太渊穴

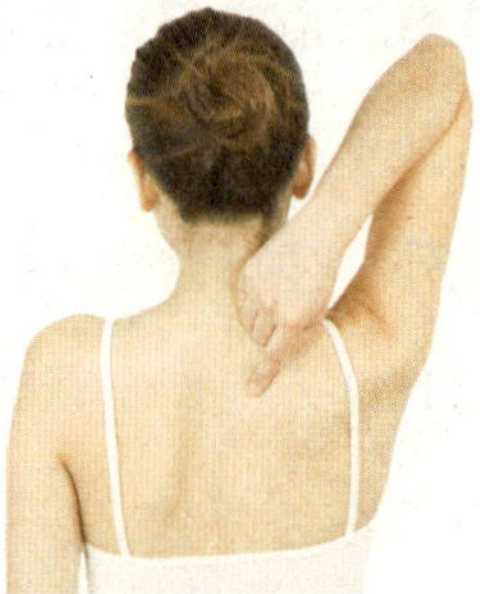
肺俞穴

按摩肺俞穴。肺俞穴位于背部，两侧脊柱旁，第 3 胸椎棘突下 1.5 寸处。可以用指腹轻压或旋转按摩该穴位，每次 3 ~ 5 分钟，有助于补益肺阴。

此外，还可以通过按摩手臂内侧、手背内侧等肺经行走的区域，以顺时针或逆时针方向推拿轻揉，刺激肺经络，促进气血流通，增强肺部的阴润功能。

调理肺阳虚

肺阳虚则是指肺部阳气不足，使得肺失去温煦和卫外的功能，导致寒邪易侵入，临床表现为咳嗽、咳痰、气短、声音低沉、气促等症状。此外，由于阳气不足，可能会有手脚发凉、怕冷等体感不适的状况。通过推拿可以辅助调理肺部的阴阳平衡，促进肺阳的升发。以下是一些常用的推拿手法和穴位，可用于调理肺阳虚。

压按太渊穴。可使用指腹或拇指压按该穴位，每次 3 ~ 5 分钟，有助于温补肺阳。

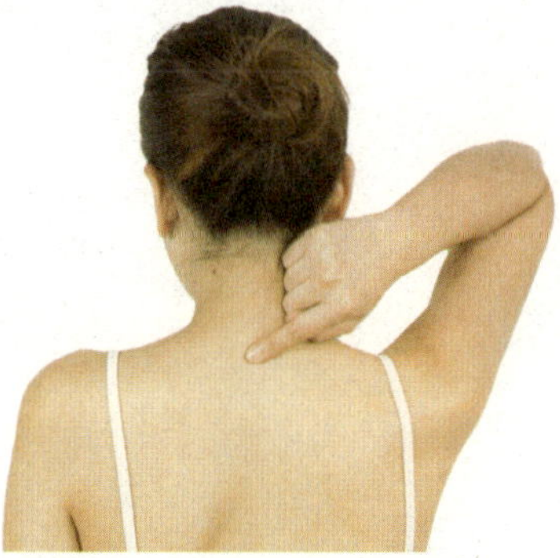
陶道穴

按摩陶道穴。陶道穴在背部，后正中线上，第 1 胸椎棘突下凹陷中。低头，颈部突出点为第 7 颈椎，垂直向下一个椎体，椎体下凹陷处即为本穴。可以用拇指或指腹轻按或旋转按摩该穴位，每次 3 ~ 5 分钟，有助于温煦肺阳。

按摩肺俞穴。可以用指腹轻压或旋转按摩该穴位，每次 3 ~ 5 分钟，有助于五脏补益肺阳。

此外，还可以通过按摩手掌心、胸前等肺经走行的区域，以顺时针或逆时针方向推拿轻揉，刺激肺经络，促进气血流通，增强肺部的阳气。

第五章

中老年人常见病推拿

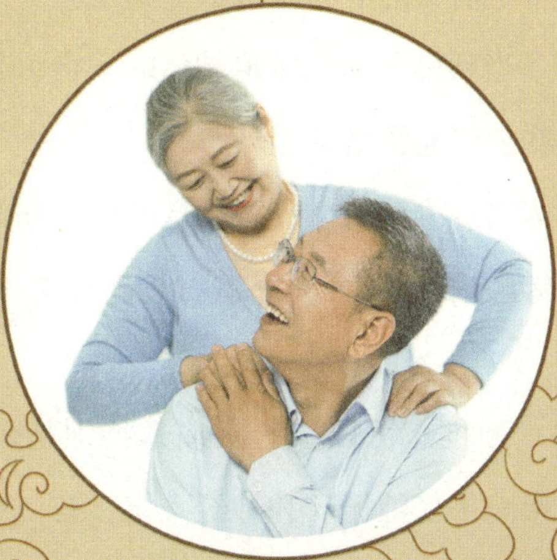

颈椎病

颈椎病是指颈椎发生器质性改变而引起的以颈椎区疼痛、僵硬、活动受限、肩臂疼痛和神经根受损为主要表现的一组病症。有针对性地对颈椎病患者进行推拿，可以帮助缓解疼痛，舒缓颈部肌肉，增加颈椎的灵活性。

颈椎病的常见症状

颈背部疼痛或僵硬。这种疼痛多发生在颈部、肩部和上臂背侧，严重时会影响日常生活中的活动能力。

麻木和刺痛。当颈椎病损伤压迫神经时，会引起肩臂部的麻木、刺痛等症状，这些症状通常呈单侧分布。

活动受限。因为颈椎病可以使颈椎区的肌肉和韧带发生痉挛和僵硬，导致颈部活动受限，甚至头部左右旋转或上下运动都可能非常困难。

头痛、头晕。颈椎病可以引起头痛，特别是颈后部的疼痛。另外，由于颈椎病影响了血液循环和神经系统，有一些患者可能会出现眩晕和失衡等症状。

病因病机

颈椎病多发于中老年人，特别是50岁以上的人群。随着年龄的增长，颈椎骨质密度下降，椎间盘退化，导致颈椎关节间隙变窄，颈椎骨刺形成，出现颈椎间盘突出等变化，并且肌肉和韧带等软组织也逐渐失去弹性，容易受到外界因素的影响而发生颈椎病。

颈椎病虽多发于中老年人，但是年轻人如果长期保持不良的生活姿势和工作姿势，如长时间以同一姿势低头、弓背、伸脖子等，也会造成颈部肌肉的疲劳和僵硬，促使颈椎病的发生。

推拿方法

按摩颈部。使用指尖或掌根轻柔地按摩颈部，从上到下，由浅到深，每个穴位停留 1 ~ 2 分钟。可以结合局部穴位，如风池穴、天柱穴等进行按摩。

旋转头部。坐直身体，慢慢转动头部，让颈椎进行柔性运动。要注意循序渐进，避免过度转动或造成不适。可以左右交替转动多次。

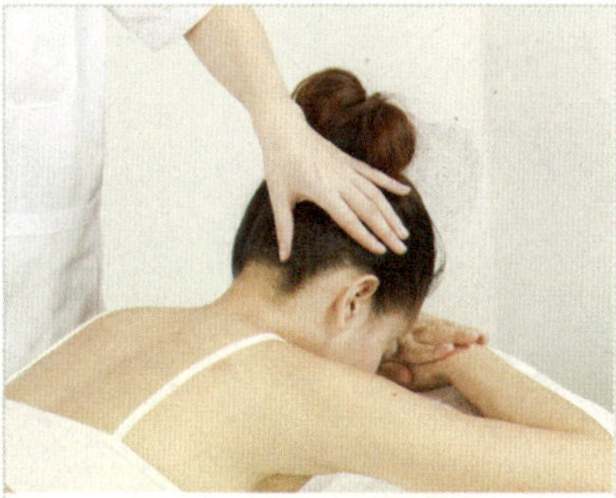

天柱穴

按压肩颈交界处。肩颈交界处是颈椎病常见的疼痛区域，可以用拇指或指腹适度按压这个区域，每次持续 1 ~ 2 分钟。

按摩肩部。肩部肌肉紧张也会对颈椎产生影响，可以用手掌或指腹按摩肩部，放松肩颈肌肉。可以搓揉、揉捏或推拿肩部，每次 5 ~ 10 分钟。

常用的穴位

肩外俞穴。肩外俞穴位于肩胛骨与颈椎棘突之间的凹陷处。按摩肩外俞穴可以缓解颈椎的僵硬和疼痛，有助于改善颈椎病的症状。

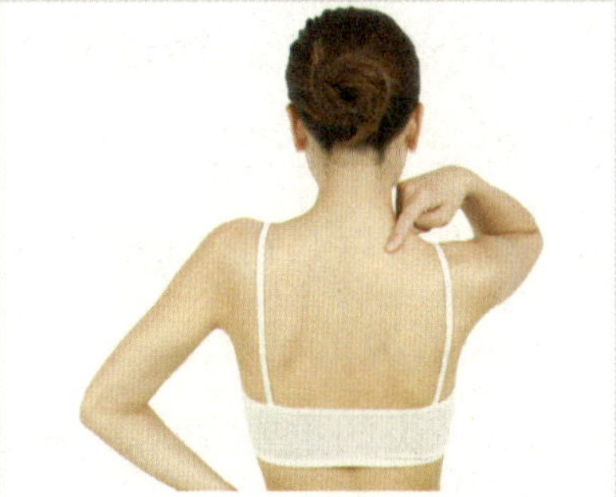

肩外俞穴

天宗穴。天宗穴位于大拇指掌侧第 2 关节外侧凹陷处。按揉天宗穴可以缓解颈椎和肩部的疼痛，促进气血流通，有助于舒缓颈椎病带来的不适。

风池穴。风池穴位于颈部的大斜方肌上，约在颈椎第 1 ~ 3 椎体之间。按摩风池穴可以缓解颈椎病引起的头痛、颈肩痛等症状，有助于放松肩颈肌肉，按时应循序渐进。

天柱穴。天柱穴位于颈椎第 7 椎棘突下方的凹陷处。按揉天柱穴可以缓解颈椎病引起的颈项僵硬、肩背酸痛等问题，并有助于促进气血流通。

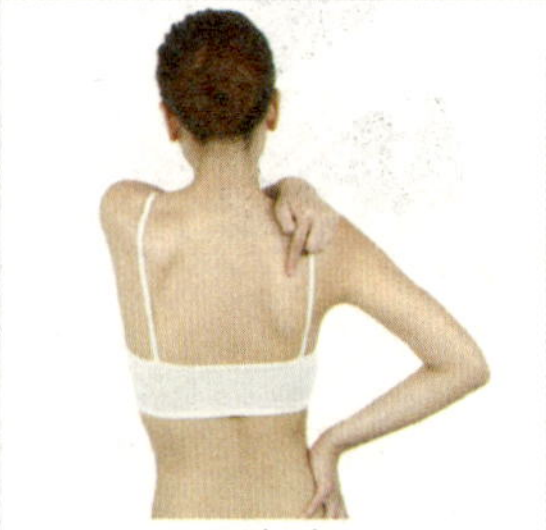
天宗穴

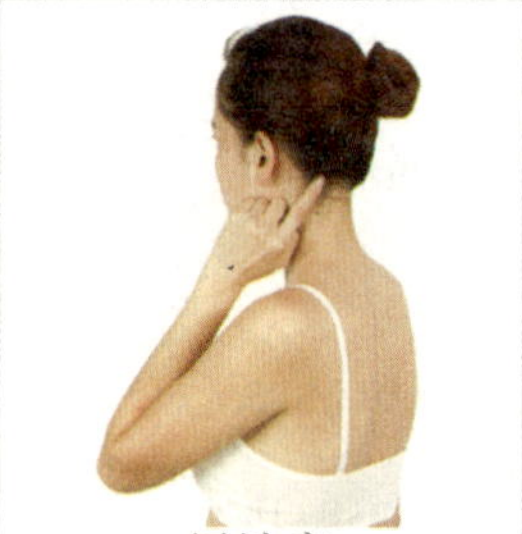
风池穴

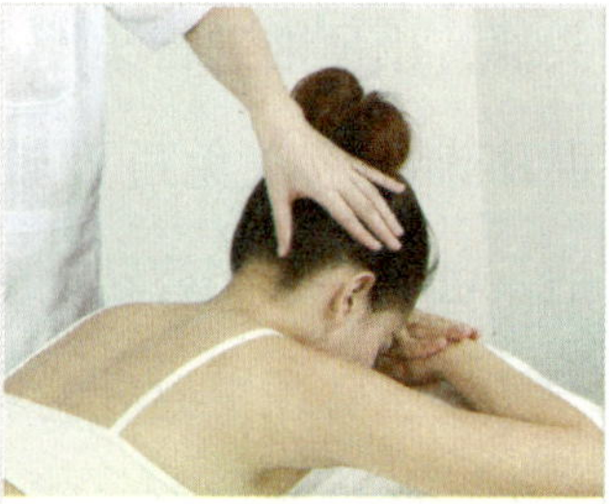
天柱穴

关节炎

关节炎是指关节的慢性炎症性疾病，主要表现为关节的疼痛、肿胀、僵硬和功能受限。

推拿可以起到一定的缓解疼痛和促进关节活动的作用。

关节炎的症状

关节炎的主要症状之一，通常是钝痛或隐痛，还可能会加重或恶化。受炎症影响，关节周围可能会出现肿胀、红肿和温度升高等症状。炎症还可导致关节发热，表现为关节区域感觉热度升高。

关节炎患者通常在早晨或长时间静止后出现关节僵硬和活动受限，这种感觉在活动后可能会减轻。部分关节炎患者可能会感到体力下降、疲劳或全身不适。

病因病机

关节炎常见于中老年人。随着年龄的增长，骨骼的钙质会逐渐流失，关节组织逐渐老化和损耗，导致关节功能下降，从而增加关节炎的风险。同时，中老年人经历了多年的关节使用和负重，长期承受身体重量和频繁运动的关节，如膝关节和髋关节等，容易受到磨损和长时间的损伤。

此外，中老年人代谢率下降，容易导致尿酸结晶在关节沉积，引发痛风性关节炎。随着年龄的增长，免疫系统功能逐渐下降，使关节容易受到自身免疫性炎症的影响，如类风湿性关节炎。

推拿方法

髋关节炎。髋关节炎患者可以按摩环跳穴、阳陵泉穴等穴位。环跳穴位于臀部腿外侧，在患者腰下凹陷处；阳陵泉穴位于小腿外侧，

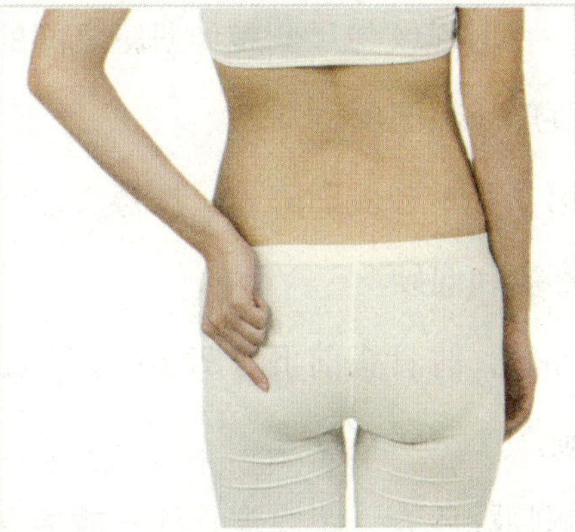

环跳穴

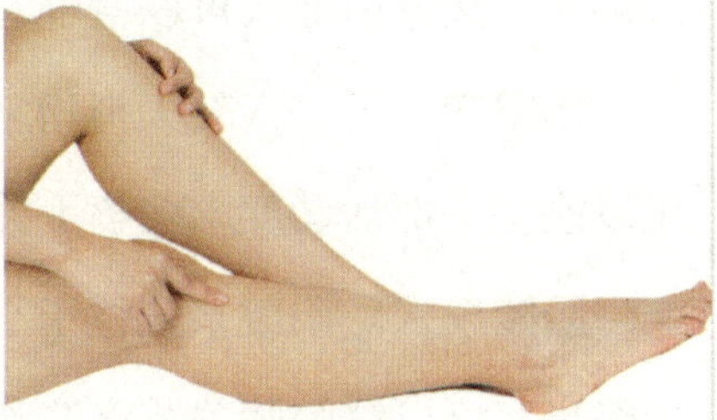

阳陵泉穴

在腓骨的前下方凹陷处。缓缓按压这两处穴位，可以疏通经络、活血止痛。

膝关节炎。膝关节炎患者可以按摩足三里穴。足三里穴位于外膝眼下 3 寸和胫骨前嵴外一横指宽处，适当按摩可以减轻膝关节的压力，有利于缓解膝盖部位的疼痛。

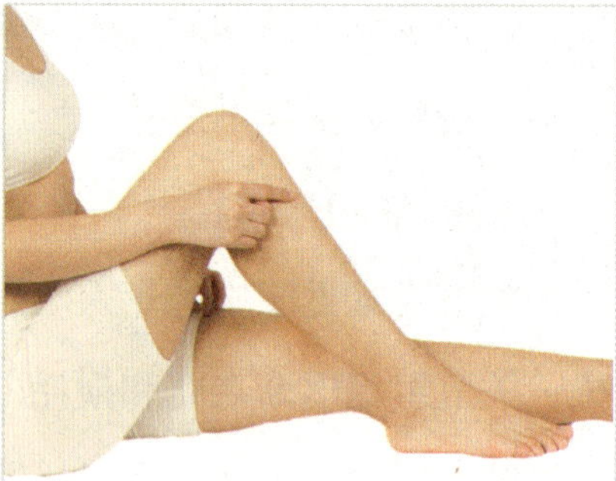
足三里穴

踝关节炎。踝关节炎患者可以按摩申脉穴。申脉穴位于外踝尖下方的凹陷中，有疏导水湿、补阳益气的作用，适当按摩可以缓解脚踝部位的疼痛。

摩擦热敷。可以用温热的手掌或热水袋在关节上进行轻轻摩擦和热敷，有助于舒缓关节疼痛和增加血液流通。

拨筋推拿。用拇指和食指捏住关节两侧的肌肉，在轻柔的压力下向外推拿，这样有助于放松关节周围的肌肉和筋膜。

常用的穴位

曲池穴。曲池穴在肘部弯曲处，在肘横纹与尺侧腕伸肌腱之间的凹陷中。按摩曲池穴可以缓解肘关节疼痛和僵硬。

天宗穴。天宗穴在大拇指掌侧第二关节外侧凹陷处。按揉天宗穴可以改善手部活动度，缓解手关节疼痛和僵硬。

阳陵泉穴。阳陵泉穴位于小腿外侧，腓骨头前下方凹陷中。按摩阳陵泉穴可以缓解膝关节疼痛和僵硬。

阴陵泉穴。阴陵泉穴在小腿内侧脚踝后方，距内踝骨约三横指宽处。按揉阴陵泉穴可以改善足踝肿痛和疼痛。

高血压

高血压，又称为高血压症，通常在早期没有明显的症状，被称为“沉默的杀手”。高血压是一种常见的心血管系统疾病，中医认为，高血压主要是因为肝、肾阴阳失调、气血循环不畅。高血压常见于中老年人，根据相关数据显示，高血压的患病率随年龄增长逐渐升高，到 60 岁以上者已经超过 50%。

高血压常见症状

头痛。可能是头部或颈部的搏动性疼痛，尤其在早晨醒来时比较明显。

头晕和眩晕。感觉头脑不清醒、晕眩或站立时眩晕。

呼吸困难。特别是在体力活动后会感到呼吸困难，因为心脏对抗高血压的工作增加了。

呼吸急促。感到呼吸急促或不能轻松地进行正常的身体活动。

心悸。感觉心跳加快或不规则跳动。

胸痛。虽然不常见，但一些人可能会感到胸闷或胸部不适。

视觉问题。高血压可能导致视力模糊、眼花或视野缺失等问题。

病因病机

中医认为高血压与肝肾阴阳偏盛、偏衰等因素有关。在中医看来，人体内脏器官肝、肾对血压的调节有着重要作用。肝属木，肾属水，肝、肾阴阳平衡良好时，身体内部的气血运行正常，血压自然保持稳定。

随着年龄的增长，人体的生理机能下降，包括血管弹性降低、肾脏排泄废物能力减弱、神经系统调节功能下降等。这些因素都会导致血压升高和高血压的发生。此外，中老年人普遍面临的健康问题，如肥胖、糖尿病、高血脂等，也容易引发或加重高血压。

此外，高盐饮食、高脂饮食、缺乏膳食纤维等不良饮食习惯也会导致高血压。体重过度超标会增加心脏负担，导致血压升高。长期缺乏运动会导致心脏和血管功能下降，血压升高。有家族史的人更容易患上高血压，这表明遗传因素也起着一定的作用。

推拿方法

推拿相关穴位。在推拿治疗中，主要的原则是平肝潜阳、安神降浊。其中，平肝潜阳指的是通过调整肝脏的功能，使肝气平静，防止肝阳上亢。安神降浊则是指通过舒缓神经系统、促进淋巴排泄等手段来缓解压力和降低血液中的浊物质含量。推拿风池穴、合谷穴、足三里穴、阳陵泉穴、涌泉穴、角孙穴、头维穴等穴位，可以达到平肝潜阳、安神降浊的目的，有利于降低血压。

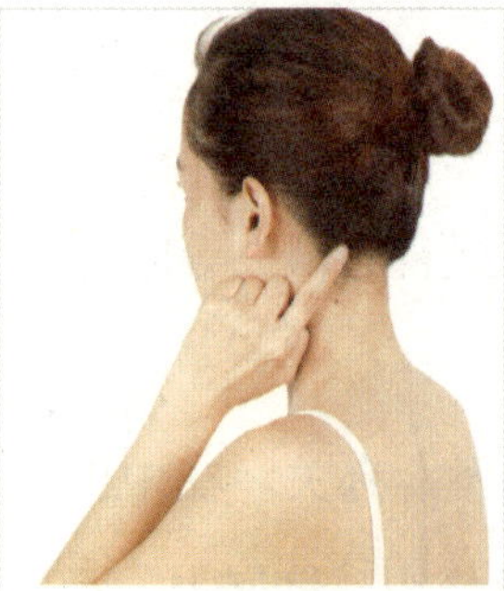
风池穴

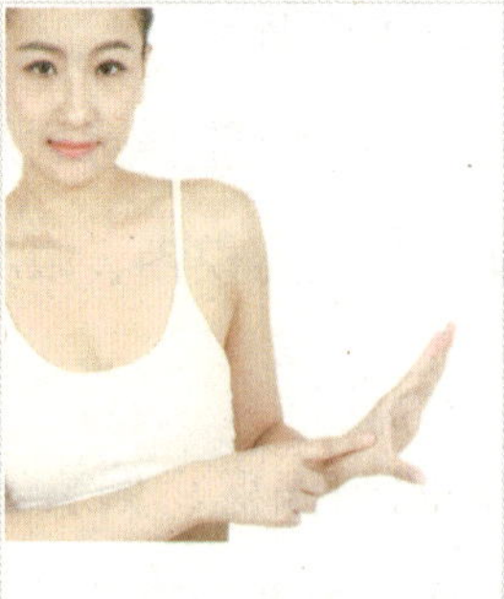
合谷穴

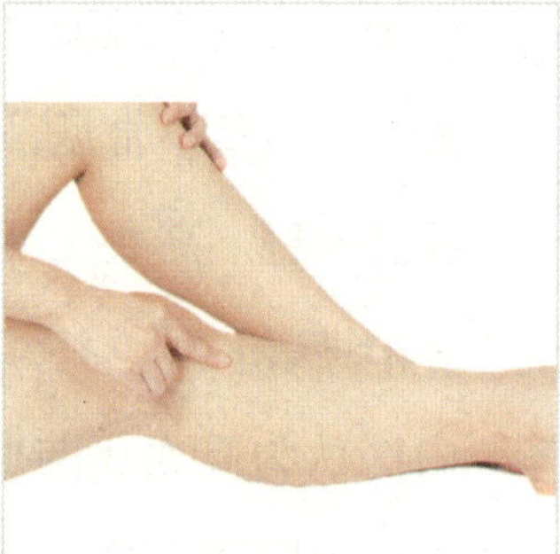
阳陵泉穴

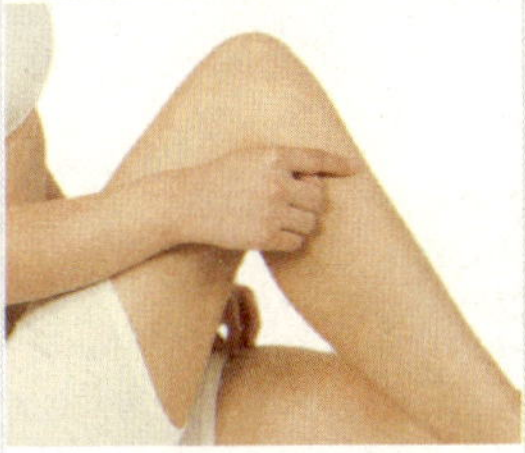
足三里穴

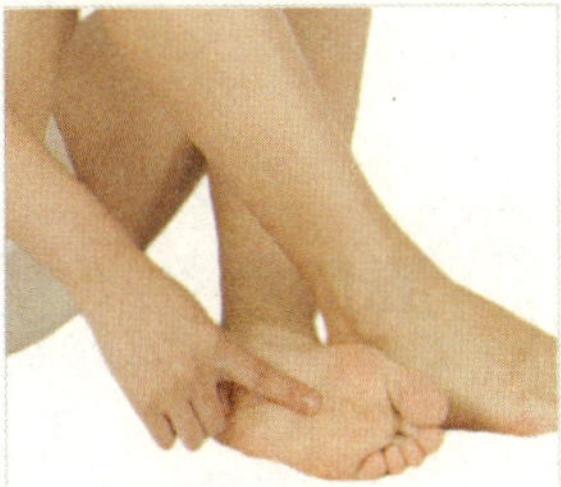
涌泉穴

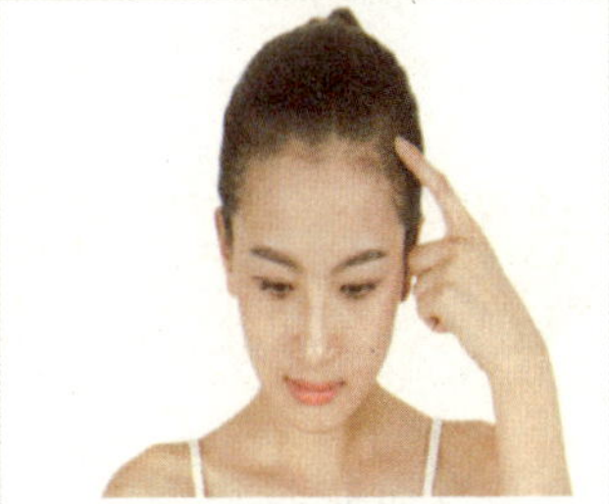
头维穴

推拿颈项。颈项是人体气血运行的必经之路，高血压患者的颈项一般都比较僵硬，所以首先要拿揉颈项，可以用拇指拨松颈项部的膀胱经和胆经。不少高血压患者的大椎穴处肌肉特别僵硬，必须疏通才能控制血压。

推桥弓。桥弓是指翳风至缺盆的连线，高血压患者的桥弓都明显僵硬，只有桥弓松软了，血压才会降下来。

推头部的两侧。推拿此部位的重点在三焦经的角孙穴。人可把耳朵折向前，耳尖对着脑袋的位置，即角孙穴。

常用的穴位

人迎穴。人迎穴位于锁骨中央凹陷处，按揉此穴位可以促进心脏血液循环，调节心血管功能，有助于降低高血压。

耳尖穴。耳尖穴位于耳朵最尖端处，按摩此穴位可以刺激交感神经，调节体内的代谢和血液循环，有助于缓解紧张情绪，调节血压。

角孙穴。角孙穴位于手背掌腕侧横纹缘与小指和中指相连的第 2 深层的凹陷处，按摩此穴位可以舒缓心理压力，调节心血管系统，有一定的降压效果。

头维穴。头维穴位于手指近指关节外侧，距指甲边缘约 0.1 ~ 0.2 厘米处，按揉此穴位可以舒缓紧张情绪，促进气血畅通，有助于降低血压。

高血脂

高血脂是指血液中脂质含量超过正常范围，包括胆固醇、甘油三酯等指标升高。长期患有高脂血症可以导致动脉硬化、冠心病、脑血管病变等严重后果，因此，及早监测和控制高血脂是非常重要的。

高血脂症状

高血脂通常不会引起明显的症状，但它是心血管疾病的高危因素之一，可能会导致如下一些非特异性的症状。

轻度头痛或头晕。这些症状较为常见，但是并非特异性，容易被人忽略。

容易感到疲劳。由于身体需要消耗更多的能量来处理血液中的高脂质浓度，患者可能会感到疲劳，力不从心。

胸闷气短。高脂质的血液循环不畅，可能导致心脏和肺部缺氧，患者出现胸闷或气短等症状。

皮肤变黄或出现肿块。在极少数情况下，高胆固醇水平会导致皮肤变黄或出现黄色颗粒状肿块，这种情况称为黄色瘤。

病因病机

在中医理论中，高血脂通常被称为“血瘀”或“脂瘀”，其主要病机是血液循环不畅导致脂肪物质在血液中积聚过多，从而引发一系列相关症状。这与心脏功能的调节和影响有密切关系。

随着年龄的增长，人体新陈代谢逐渐减慢，身体活动水平也有所下降，缺乏适度的运动和锻炼会导致血脂异常。另外，机体内脂肪代谢的能力逐渐减弱，肝脏处理血脂的效率减低，也容易导致血脂升高。中老年人常伴随其他慢性疾病，如高血压、糖尿病、甲状腺功能问题等，这些疾病也会对人体血脂水平产生影响。

推拿方法

根据中医理论，高血脂与痰湿内生、脾胃功能失调等因素有关。中医治疗高血脂的方法包括健脾化湿和按摩手法的运用。

中医认为，脾胃主要负责消化吸收，如果脾胃功能失调，容易导致湿气聚集和痰湿内生。因此，在治疗高血脂时，中医强调健脾化湿，通过调理脾胃功能来促进体内湿气的排出和代谢。

在按摩治疗方面，按揉内关、足三里、丰隆穴位可以刺激经络，促进气血运行，调理脾胃功能和排出湿气。同时，配合按摩肝俞和胆俞穴位，可以增强肝脏的代谢功能，加快脂肪转化和代谢过程，最终降低血液中的血脂含量。

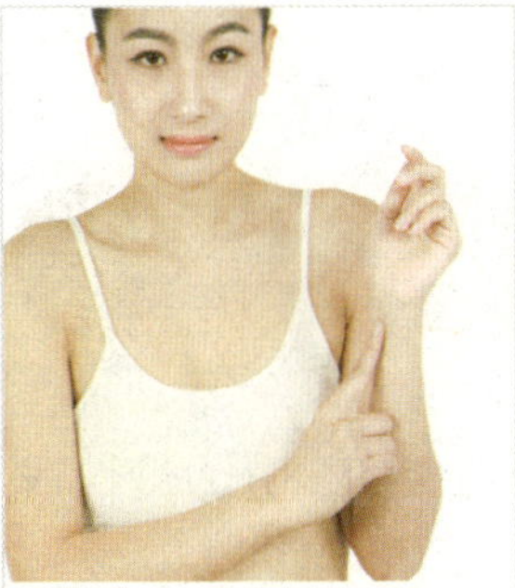
内关穴

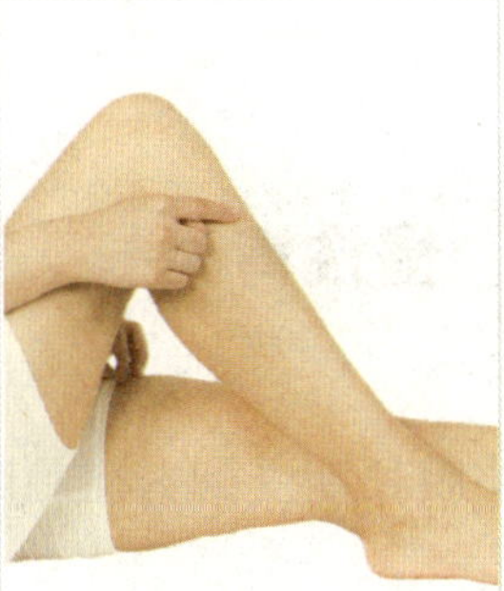
足三里穴

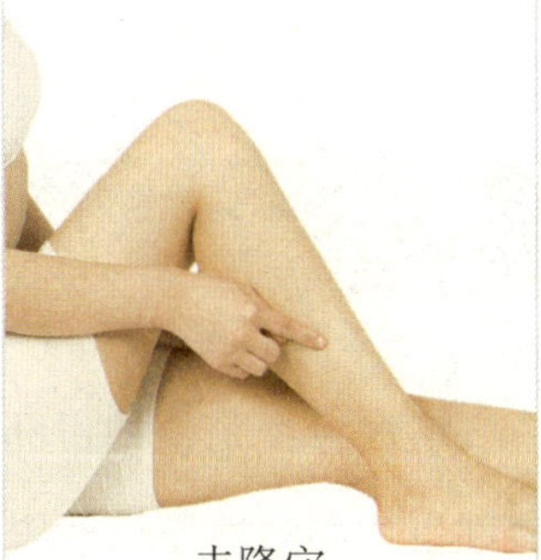
丰隆穴

常用的穴位

漏谷穴。漏谷穴位于掌心中央，第 2 掌骨尺侧的凹陷处。可按揉漏谷穴可以促进心脏血液循环，改善代谢功能，有助于降低血脂。

丰隆穴。丰隆穴位于手心腕横纹下方、前臂桡侧。按摩丰隆穴可以刺激经络，改善气血流通，有益于降低血脂。

内关穴。内关穴位于手腕掌侧，掌横纹、尺侧横纹与两根指骨之间凹陷处。按揉内关穴可以促进心脏血液循环，调节代谢功能，有助于降低血脂。

劳宫穴。劳宫穴位于手掌中央，第 2 掌骨骨头凹陷处。按摩劳宫穴可以促进消化系统功能，帮助消化吸收，并调节体内脂肪代谢，有助于降低血脂。

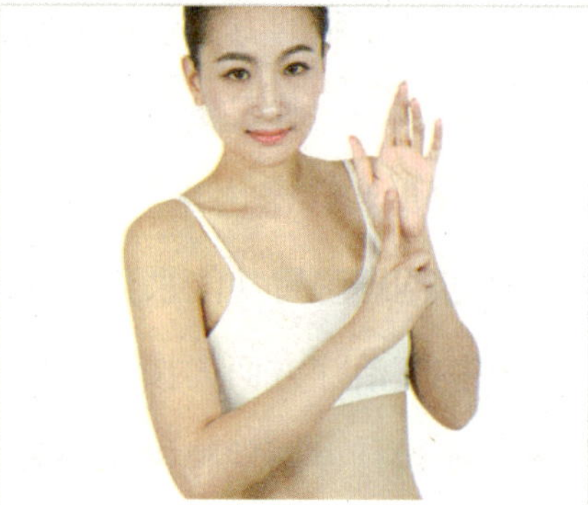
劳宫穴

三阴交穴。三阴交穴位于小腿内侧，距脚踝内踝骨约三横指宽处。按揉三阴交穴可以调节内分泌系统，促进血液循环，有助于调节血脂水平。

慢性胃炎

慢性胃炎是一种胃部粘膜长期受到炎症刺激的疾病，分为慢性浅表性胃炎和慢性萎缩性胃炎。

推拿可调理胃炎，主要是通过调整人体经络和内脏的关系来改善胃脘部的血液循环和气血流通，缓解胃痛、食欲不振等症状，提高胃肠道的消化和吸收功能。具体的治疗方法包括按摩、推拿、拨叩、揉捏、点按等多种技术手段，可根据患者的病情和身体状况进行有针对性的选择。

慢性胃炎常见的症状

慢性胃炎的症状可能因个体差异而有所不同，但常见的症状包括如下几种。

上腹痛或不适感。这是最常见的症状之一，通常表现为上腹部隐痛、不适、饱胀感等。

恶心和呕吐。患者可能会感到恶心，也可能出现不同程度的呕吐。

早饱感和食欲不振。患者可能会感到早饱，并且不想进食或食欲减退。

消化不良症状。可能会出现胃胀气、胃肠道内有明显的咕咚声、腹泻等消化不良症状。

缺铁性贫血。慢性胃炎可能导致胃黏膜的萎缩，从而影响身体对铁的吸收，进而导致贫血等问题。

病因病机

慢性胃炎在老年人中较为常见。这是由于随着年龄增长，胃黏膜的生理功能逐渐下降，胃酸分泌减少、黏液层减少以及胃壁的修复和再生能力下降，使得老年人更容易受到胃黏膜的损伤。并且老年人常常需要使用多种药物来管理慢性疾病，例如，非甾体抗炎药、血液稀释剂等。这些药物可能会对胃黏膜产生不良影响，增加患慢性胃炎的可能性。

虽然慢性胃炎在老年人中更为常见，但也有一些年轻人会受到该疾病的困扰。长期不良饮食习惯，如进食过多的油腻、刺激性食物，或者长期饮酒、咖啡因摄入过多等因素也会诱发慢性胃炎。

推拿方法

推拿可以作为辅助治疗手段来调理慢性胃炎，以下是推拿调理慢性胃炎的一些方法。

按摩胃部。可以用指腹轻轻按摩胃部，顺时针方向进行打圈按摩，以促进胃肠蠕动和消化功能。但需要注意力度适中，避免过度刺激。

刺激穴位。有些穴位在中医理论中与胃相关，如足三里穴、中脘穴等。可以通过按压或旋转按摩这些穴位，促进胃部的气血循环和增强调节功能。

推拿背部经络。中医认为背部的经络与内脏器官有关联。可以通过推拿背部经络，如督脉、膀胱经等，以调节整体的气血运行和身体平衡。

配合适当的按摩油或草药精油。使用适当的按摩油或草药精油，可以增加按摩的效果，并起到舒缓胃部不适的作用。

常用的穴位

推拿作为一种辅助治疗方法，可以通过调节身体气血运行和促进胃肠道血液循环，缓解胃病症状。辅助治疗慢性胃炎时，以下是一些常用的推拿穴位。

中脘穴。中脘穴位于胸骨下端中线上两侧约四横指宽处。按揉中脘穴可以缓解腹部胀满、反酸、嗳气等胃病症状。

足三里穴。足三里穴位于小腿前外侧，在膝盖外侧凹陷处与胫骨

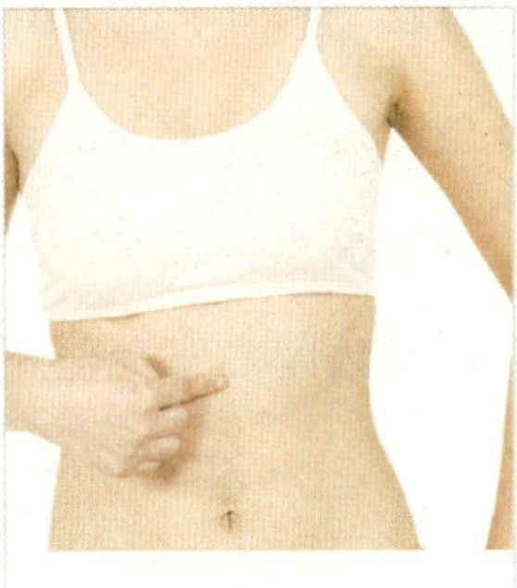
中脘穴

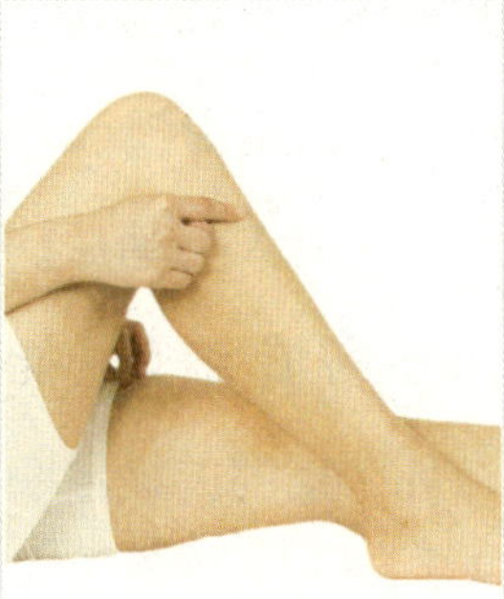
足三里穴

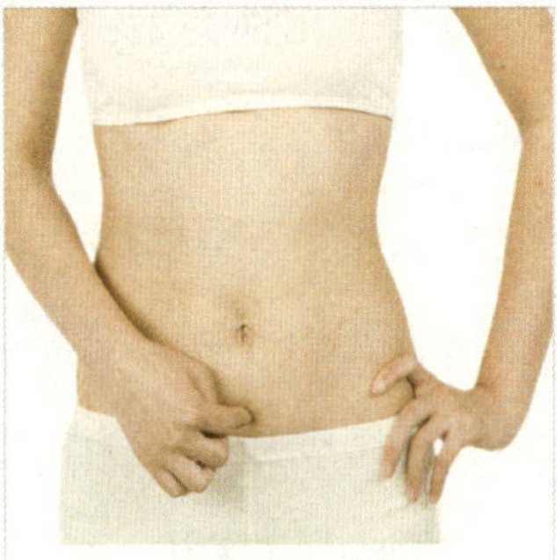
关元穴

前缘之间。按揉足三里穴可以促进肠胃蠕动，预防便秘和胀气。

关元穴。关元穴位于腹部正中线下脐中 2 寸处。按摩关元穴可以促进消化系统血液循环，缓解胃部不适感。

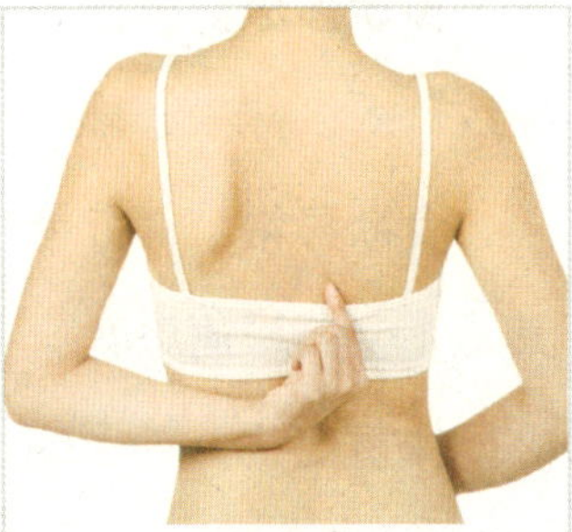
膈俞穴

膈俞穴。膈俞穴位于背部，脊柱两侧最高点，在背部第 7 胸椎棘突下约 1.5 寸处。用拇指指腹揉捏膈俞穴，有助于舒缓胃部不适和减轻炎症。

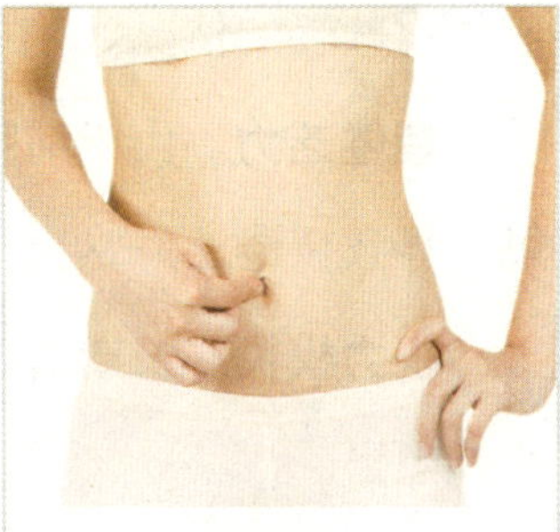
神阙穴

神阙穴。神阙穴位于腹部正中线的肚脐以下约 1.5 寸处。用指腹轻轻按摩神阙穴，有助于调节消化系统功能，缓解胃部不适感。

糖尿病

糖尿病是一种慢性代谢性疾病，根据其病因和临床特点，可以分为以下几种类型：1 型糖尿病，也称为胰岛素依赖型糖尿病或少年型糖尿病，主要是由于胰岛 β 细胞受损或自身免疫攻击导致胰岛素分泌不足；2 型糖尿病，也称为成人型糖尿病或非胰岛素依赖型糖尿病，主要由于胰岛素抵抗和胰岛 β 细胞功能受损导致胰岛素分泌不足；妊娠糖尿病，为发生在怀孕期间的糖尿病。

糖尿病症状

多饮多尿。糖尿病患者由于高血糖水平，肾脏排出过多的尿液，导致口渴，并频繁排尿。

食欲异常。部分糖尿病患者可能出现食欲增加或减少的情况，尤其是 1 型糖尿病患者。

体重变化。糖尿病患者体重常有明显波动。1 型糖尿病患者体重下降的问题较为突出；而 2 型糖尿病患者，既有体重增加的情况，也有体重减轻的情况。

疲倦乏力。由于细胞无法正常利用血糖，身体的能量供应出现问题，导致疲倦乏力感。

视力模糊。长期高血糖会对眼部产生影响，导致视力模糊或眼前出现黑影。

皮肤感染。糖尿病患者易受感染，尤其是皮肤感染，因为高血糖提供了细菌或真菌生长的适宜环境。

伤口愈合困难。糖尿病会影响伤口愈合过程，使患者的创伤愈合时间延长。

病因病机

中医认为糖尿病属于消渴病范畴，并且与阴虚有关。消渴肾病多因为阴虚耗气、痰热瘀滞等原因引起。其中，表现为水肿者，常考虑脾肾亏虚、肾阳虚或脾阳虚所致。中医上讲，肝主疏泄，肾主水液代谢。肝肾功能亏虚会导致体内的水液代谢紊乱，湿气、痰浊等湿邪积聚，进而影响胰腺的正常功能。

随着年龄增长，一些老年人的生活方式可能发生变化，如运动量减少、饮食结构不合理等，这些因素可能导致体重增加和代谢紊乱，进而增加患糖尿病的风险。年龄的增长也会导致胰岛功能逐渐减退，胰岛素的分泌减少或质量下降，使血糖控制变得困难。

长期过量摄入高糖、高脂、高热量的饮食，或食物过于精细加工，容易导致消化系统功能紊乱，造成体内湿热和脾胃虚弱，从而影响胰腺功能，导致糖尿病的发生。

推拿方法

推拿可以作为一种辅助疗法来促进血液循环、缓解糖尿病的症状。以下是一些常用的推拿手法和注意事项。

活络手法。可以用掌根或指腹，以适当的力度沿着四肢、背部、腰部等位置进行推、揉、按摩。活络手法有助于促进血液循环、舒缓肌肉紧张，并且可能提高胰岛素敏感性。

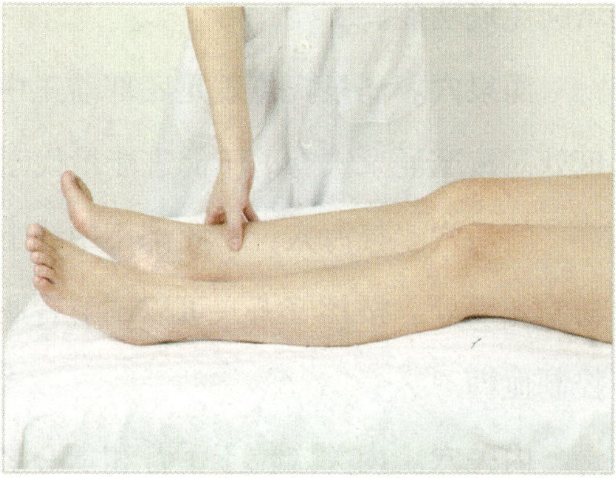

刺激足三阴经。足三阴经包括脾经、肾经和肝经，与糖尿病的调理有关。可以用手掌根或拇指轻揉小腿、大腿上的经络，特别是脾经和肾经的穴位，每个部位揉动 1 ~ 2 分钟。

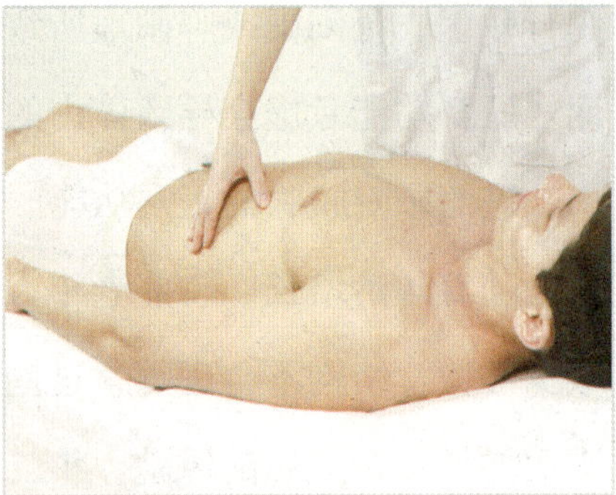

按摩腹部。可以用指腹顺时针方向按摩腹部，这有助于刺激相关经络，使消化功能和内脏的正常运作。每次进行 5 ~ 10 分钟。也可以采用抱颤腹部的方法，具体做法是双掌重叠，掌心对准肚脐，然后快速地上下振动，力度以自觉内脏有轻微的振动感为宜。

叩击四肢。首先，用一只手敲击对侧的肩膀和上肢 3 ~ 5 次，另一侧也同样操作，然后叩打下肢，从髋关节开始，依次叩打大腿外侧和前侧，叩打到足部。叩击力度以患者感觉舒适为度。

常用的穴位

曲池穴。曲池穴位于肘部的外侧凹陷处。通过按摩曲池穴，可以调节血糖水平，促进胰岛素的分泌。

三阴交穴。三阴交穴位于小腿内侧，在脚踝骨内踝尖与距踝尖之间的凹陷处。按摩三阴交穴，可以促进血液循环，调节内分泌系统，增强免疫功能。

涌泉穴。涌泉穴位于足底部前正中线上，第 1 跖骨后方两横指宽度处。按摩涌泉穴有助于促进能量代谢，增强身体的阳气。

气海穴。气海穴位于腹部正中线上，两根肋骨中点连线下一个半横指宽度处。按揉气海穴可以调节胃肠功能，改善消化吸收，有助于控制血糖。

内关穴。内关穴位于手背和掌心之间的中点处。按揉内关穴可以调节胰岛素分泌，改善血糖控制，还有助于镇静和缓解压力。

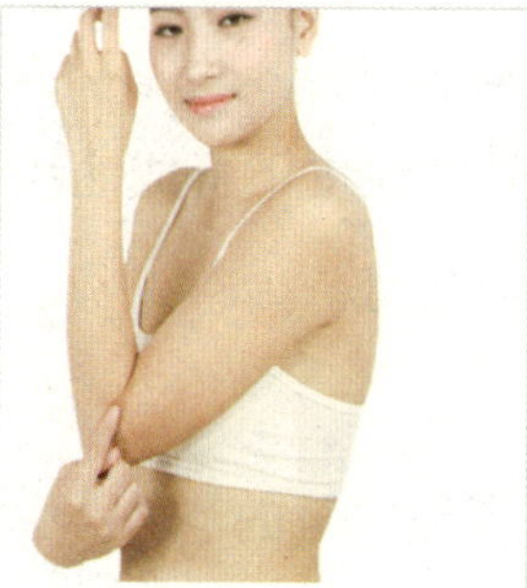

曲池穴

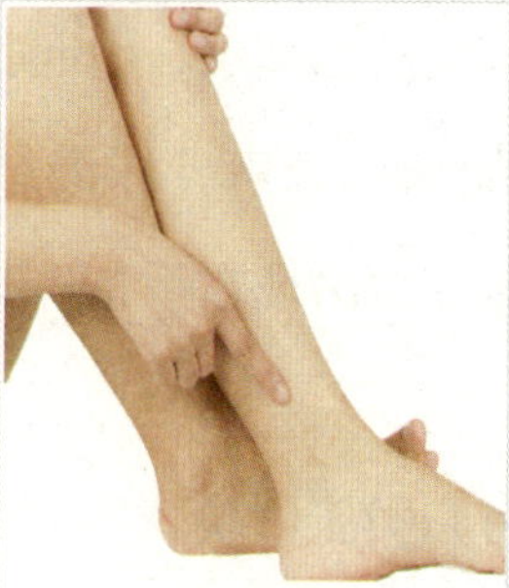

三阴交穴

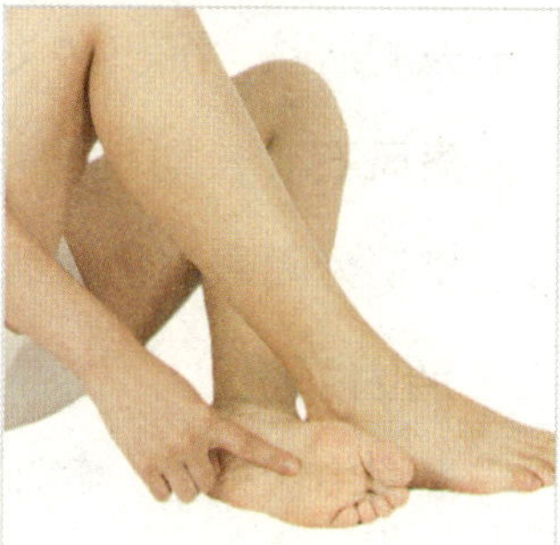

涌泉穴

痛 风

痛风是一种由尿酸代谢紊乱引起的疾病，主要特征是关节痛和炎症。长期尿酸升高可导致尿酸性肾病，影响肾脏功能，出现肾衰竭等严重后果。

中医治疗痛风的原则是清热化湿、活血化瘀、健脾温阳。推拿可以促进气血循环，调节身体阴阳平衡，提高身体免疫力，达到缓解痛风症状的目的。

痛风常见的症状

急性关节炎。痛风最典型的表现是急性关节炎，一般出现在大脚趾（55% ~ 90% 的病例），但也可能出现在手指、脚踝、膝盖等其他关节。关节疼痛常在夜间加重，伴有红肿、热痛、触痛等炎症表现。

反复发作。痛风多呈阵发性，发作时间一般持续 3 ~ 10 天，好转后可以完全缓解，但多数患者会反复发作。

尿酸升高。痛风患者的血液中尿酸水平明显升高，也可以在体内形成尿酸结晶，沉积在关节或其他部位，引起炎症反应。

痛风石。长期不治疗的痛风患者，尿酸结晶可在皮下形成痛风石，呈现为硬颗粒状的结节，常出现在手指、耳垂等处。

病因病机

根据中医理论，痛风可归类于“痰饮”“气滞血瘀”的范畴。中医认为痛风多属于阳盛阴弱的证候，即体内阳气过盛，阴液不足。这种失衡导致了尿酸排泄功能障碍，尿酸在体内潴留并形成结晶。

肝、胆湿热是痛风的常见证候之一。湿热蕴结于肝、胆经络，通过湿、热、瘀三个环节共同作用，引起尿酸生成和排泄异常。中医认为脾胃是生化转输的重要器官，若脾胃功能失调，消化吸收能力下降，导致寒湿或痰浊停滞，进一步加重痛风症状。

推拿方法

推拿可以作为一种辅助疗法来调理痛风，有助于缓解痛风的症状。以下是一些常用的推拿手法。

按压肝经和胆经。肝经和胆经与痛风的调理有关，可以用手掌根沿着肝经和胆经的穴位进行适度的按压，每个部位按摩 1 ~ 2 分钟。

活络手法。使用掌根或指腹沿着身体不同的经络进行推、揉、按摩，以舒缓疼痛和促进血液循环。可以针对身体的局部区域，例如，膝盖、肘部等进行局部按摩，每次持续 15 ~ 20 分钟。

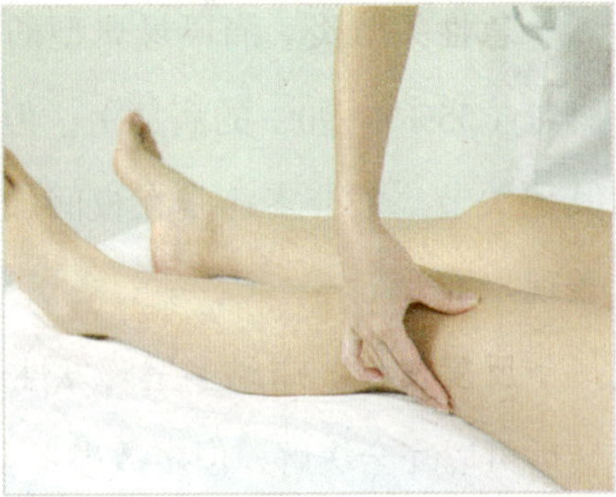

需要注意的是，急性痛风性关节炎发作期间不宜进行按摩和推拿。因为当氨基酸代谢紊乱引起尿酸升高时，会使尿酸结晶在关节内，并引起急性炎症反应及剧烈疼痛。在这种情况下，按摩会加重疼痛和炎症，加重病情。在缓解期进行按摩、推拿等物理治疗，可以促进血液循环，加速代谢废物的排泄，缓解局部疼痛，减轻肿胀和关节僵硬。

常用的穴位

痛风是一种与尿酸代谢紊乱有关的疾病，推拿可以作为一种辅助疗法来缓解痛风引起的疼痛和不适。以下是一些常用的穴位推拿方法。

足三里穴。足三里穴位于小腿前外侧突起处，用拇指适度按压足三里穴，每次持续 1 ~ 2 分钟，可以帮助排出体内多余的尿酸。

曲池穴。曲池穴位于肘部的外侧凹陷处，用拇指轻柔按摩曲池穴，每次持续 1 ~ 2 分钟，可以促进血液循环，缓解关节疼痛。

内关穴。内关穴位于手腕掌侧中央凹陷处，用拇指适度按压内关穴，每次持续 1 ~ 2 分钟，可以缓解关节疼痛和肿胀。

合谷穴。合谷穴位于手背第 1、第 2 掌骨之间的凹陷处，用拇指轻柔按摩合谷穴，每次持续 1 ~ 2 分钟，可以缓解疼痛和改善血液循环。

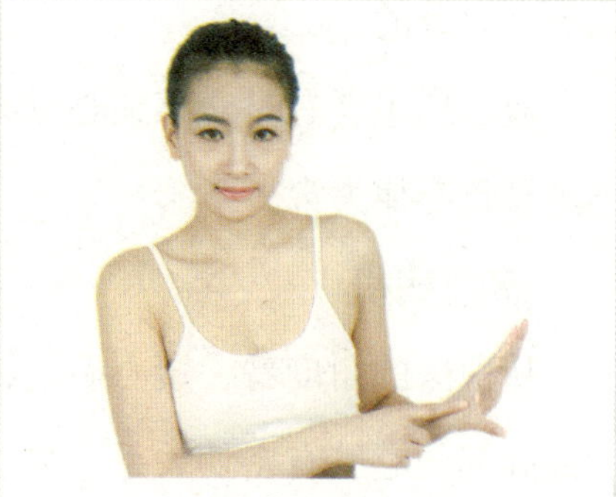
合谷穴

冠心病

冠心病是一种血液供应心脏肌肉不足导致的心脏疾病。中医治疗冠心病的方法主要包括中药治疗、调节情志、调整饮食、改善生活习惯等。针灸、推拿等中医理疗方式可以帮助改善心脏功能，促进气血运行，缓解疼痛和不适感。

冠心病的常见症状

心绞痛，也称为心绞痛发作，是冠心病最常见的症状，主要表现为胸部压迫、紧缩或灼热感，持续数分钟至十几分钟。通常出现在体力活动或情绪激动时，也可在休息或进食后出现，运动绞痛是最典型的一种心绞痛类型。

冠心病患者可能在平时或活动时感到呼吸困难，特别是中老年人在剧烈运动或情绪激动时更加明显。这是由于心脏供血不足引起心功能不全导致的。

冠心病患者有时会感到心悸或心跳加快，这可能是由于心脏供血不足导致心律失常。

病因病机

从中医的角度看，冠心病是属于心脉疾病范畴。心主血脉，任脉和冲脉都与心脏有密切关系，当这些经脉不通或气血不足时，就会出现一系列心脏疾病，包括冠心病。

根据中医理论，冠心病的发生与多种因素有关，包括情志失调、饮食不当、气虚血瘀等。其中，情志失调是导致冠心病的重要原因之一。情志失调可以使心脏的气血运行不畅，长期持续会导致气滞血瘀，造成冠状动脉狭窄和心肌缺血的后果。

推拿方法

对于冠心病患者，推拿可以作为辅助疗法来促进血液循环、缓解症状。以下是一些常用的推拿手法。

心包经按摩。沿着心包经的走向进行按摩，可以从手臂内侧（内关穴）开始，向上至手臂内侧肘部（天宗穴），再沿上臂内侧至胸部，最后到达胸骨下端（或左侧胸部穴位）。按摩时可以使用适当的力度轻柔按压，促进血液循环，增加冠脉供血。

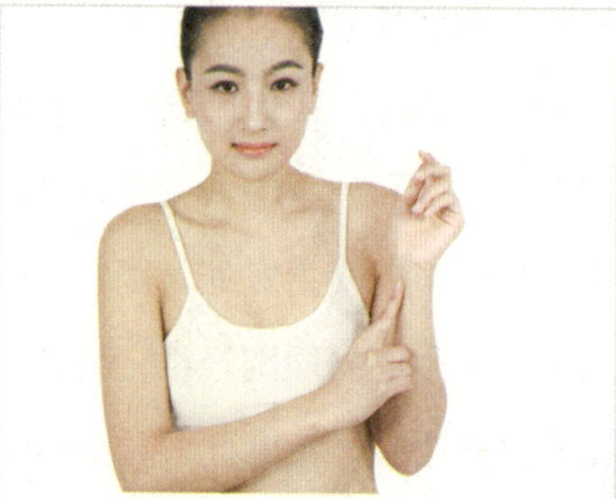
内关穴

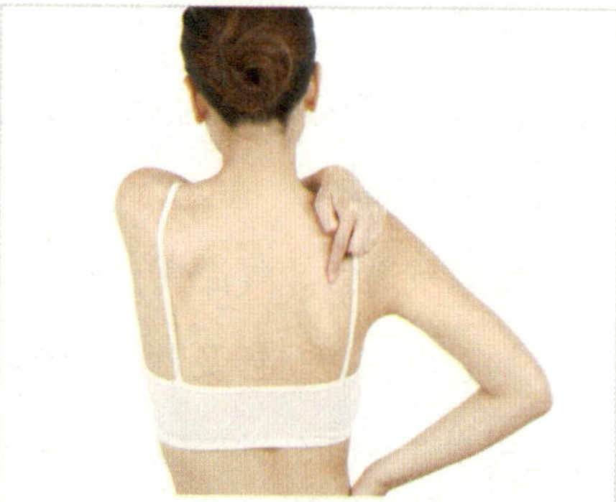
天宗穴

推扳胸大肌。左臂抬高，用右手的拇指、食指、中指拿住左侧胸大肌的止点处，也就是胸廓前上部浅层，上下扯动 20 ~ 30 次。

擦侧胸。用右手手掌摩擦左侧腋窝下肋骨部位的皮肤，称为擦侧胸，能够有效增加冠脉的供血。

轻拍手太阴肺经。手太阴肺经与心脏和肺部的健康有关。可以用手掌轻拍手臂内侧的手太阴肺经，每次持续 1 ~ 2 分钟。

常用的穴位

冠心病可以通过推拿极泉穴、劳宫穴、内关穴、心俞穴、气海穴等方法进行缓解。

弹拨极泉穴。极泉穴位于腋窝处，曲肘，手掌按于后枕，在腋窝中部有动脉搏动处取穴。用右手的食指、中指和无名指弹拨左侧腋窝下的极泉穴，具有改善冠状动脉供血的作用。

揉内关穴。内关穴位于前臂掌侧腕横纹上 2 寸。用右手拇指指腹按揉左前臂内关穴，每天 2 ~ 3 次，每次 1 ~ 2 分钟。

揉劳宫穴。手握拳时中指所在的凹陷处即是劳宫穴。用拇指或食指轻轻地按揉劳宫穴 5 ~ 10 分钟，以局部出现酸、麻、胀感为宜。

按揉心俞穴。心俞穴位于背部，第 7 胸椎棘突下，后正中线旁开 1.5 寸处。用拇指或其他指腹旋转或按压心俞穴，具有疏肝理气、调节心律的作用。

按摩气海穴。气海穴位于腹部中央，脐下三横指宽处。用左、右手掌掌心分别逆时针及顺时针由里到外、由中心向周围轻柔，力道均匀地按摩 3 ~ 5 分钟，以患者自觉腹部发热为宜。按摩此穴位具有益气健脾、调节心血管功能的作用。

第六章

年轻人常见病推拿

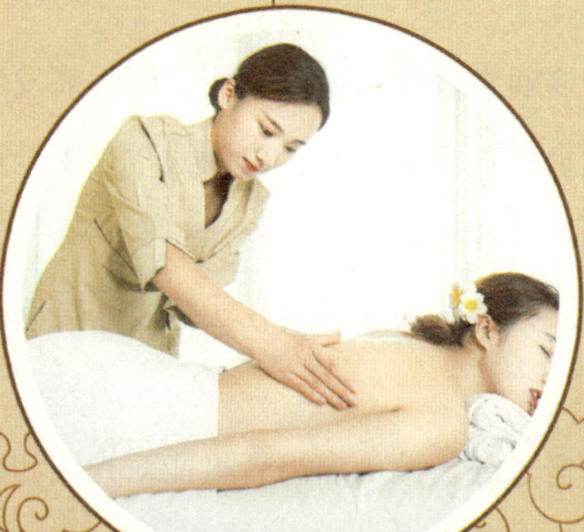

偏头痛

偏头痛，也称偏侧性头痛，是一种反复发作的慢性神经血管性头痛。通常女性比男性更容易患上偏头痛，而且偏头痛有遗传的倾向。治疗方法有药物治疗和非药物治疗，其中，非药物治疗包括改变生活方式和推拿按摩等。建立规律的作息、营养全面的饮食习惯及科学运动有助于改善体质。推拿可以有效促进局部血液循环，缓解头部的紧张和压力感。

典型症状

头痛。偏头痛通常表现为单侧头痛，即头痛发生在头部的一侧，但也有少数患者会出现双侧头痛。头痛通常是中至重度的搏动性或跳动性疼痛，可能持续数小时至数天。

恶心和呕吐。许多偏头痛患者在头痛发作期间会出现恶心和呕吐的症状。

光过敏和声音过敏。偏头痛患者可能对光线和声音敏感，即使是轻微的刺激也可能加重头痛。

视觉异常。一些人在偏头痛发作前会出现视觉异常，称为“先兆”或“偏头痛前驱期”。这些视觉异常可以包括闪光、模糊、视野缺失等。

疲劳和情绪变化。偏头痛发作前后，患者可能感到疲劳、焦虑、易怒或抑郁等情绪变化。

病因病机

在中医学中，偏头痛通常被归为“头痛”的范畴。中医认为，偏头痛的主要发病原因是气滞血瘀，多由于情志不畅、饮食不节、作息无规律等内外因素所致。

中医治疗偏头痛主要是通过调整身体的阴阳平衡和气血运行来缓解头痛症状，主要有针灸法、中药治疗、推拿等方法。通过按摩和刺激相关穴位，可以促进气血的流通，达到缓解偏头痛症状的目的。

推拿方法

推拿调理在中医上被广泛运用于偏头痛的治疗和预防。通过按压相关穴位，可以起到镇静止痛、通经活络等治疗效果。一般来说，按压印堂穴、头维穴、太阳穴、鱼腰穴、阳白穴、百会穴、风池穴等穴位对偏头痛有治疗效果。以下是一些常用的推拿调理方法。

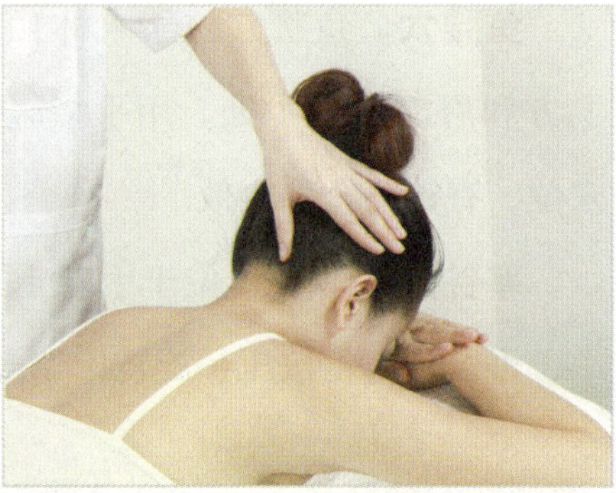

头部推拿。使用指腹或指关节轻柔地按摩头部，包括太阳穴、颞部、额部等区域。可以使用揉、搓、按压等手法，适度用力，以舒缓紧张的头部肌肉。

颈部拉伸。通过颈部的拉伸运动，可以缓解颈椎的僵硬和肌肉的紧张，有助于改善血液循环和头部的供血情况。可以选择侧屈、仰头、旋转等动作，但要避免过度拉伸和猛烈活动。

穴位按摩。刺激头部和颈部的特定穴位也是一种有效的推拿调理方法。例如，太阳穴、风池穴、四白穴等都是常用的穴位，可以用指腹或拇指适度按压或转动，每个穴位按摩 1 ~ 2 分钟，有助于舒缓头痛。

常用的穴位

印堂穴。印堂穴位于眉毛中央正上方，也就是两眉相交处，用手指轻柔地按压此穴位，有镇静止痛之效。

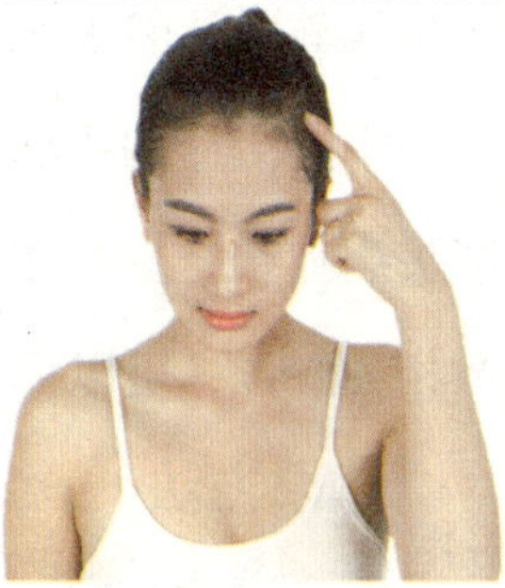
头维穴

头维穴。头维穴位于头顶正中央，用手指轻柔地揉捏此穴位可舒肝平阳，缓解头部疼痛。

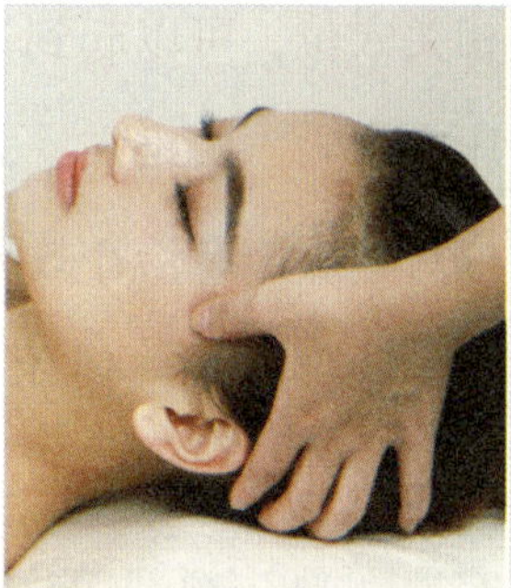
太阳穴

太阳穴。太阳穴位于两侧眉弓外侧二指的位置，用手指或中指轻柔地揉捏此穴位可舒肝平阳，缓解头痛。

鱼腰穴。鱼腰穴位于人体额部瞳孔的直上方和眉毛的正中处。用手指轻柔地按压此穴位，有镇静止痛之效。

率谷穴。率谷穴位于手背上，手腕横纹与拇指长骨之间的凹陷中，可以用拇指按压、旋转按摩或者用另一只手的拇指轻按。

神经衰弱

神经衰弱是一种常见的心理疾病，也称为神经官能症或功能性神经症。它通常由长期的精神、情绪压力以及身体疲劳等因素引起，导致神经系统功能紊乱和失调，表现为身体和心理上的一系列症状。

典型症状

神经衰弱是一种多因素、多系统参与的心身障碍综合征，通常表现为精神和身体疲乏、压力过大且难以集中注意力。除此之外，还可能伴随以下其他症状。

情感不稳定。如焦虑、抑郁、易怒、失眠等。

身体症状。如头痛、胸痛、心悸、胃肠不适、呼吸困难、出汗等。

非特异性症状。如疲劳、乏力、记忆力下降、注意力不集中、自我否定等。

病因病机

在中医理论中，神经衰弱可以被归类为“心神失常”或“气滞血瘀”的范畴，这涉及到中医对人体脏腑、经络和气血的认识。

根据中医观点，神经衰弱的发生与多种因素有关，包括情志不遂、精神过度紧张、劳累过度、饮食无节制等。这些因素导致了心、脾肝、肾等脏腑的功能紊乱或失调，进而影响了气血的运行和营养。中医认为，经络是气血运行的通道，可以通过针灸、推拿等手法来疏通经络，促进气血通畅。

推拿方法

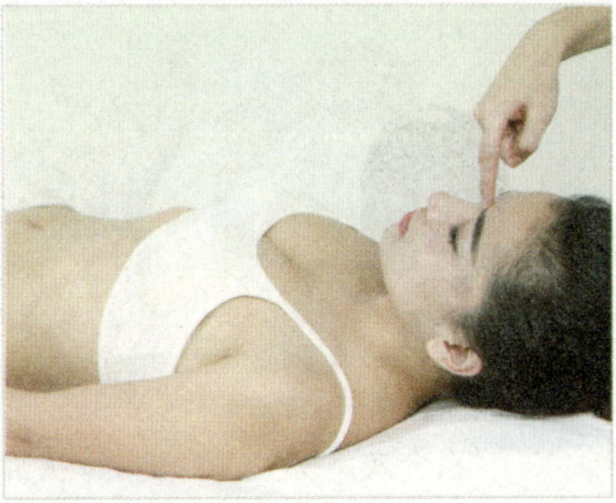

推拿通过按摩和刺激特定穴位，调理身体的能量和气血循环，达到舒缓神经、放松身心、改善睡眠等效果。具体的推拿穴位、部位和推拿方法如下。

推太阳穴和眉弓。患者取仰卧位，按摩时站在患者头顶一侧，用双手拇指分推前额至太阳穴 6 ~ 9 次，再揉眉弓数次。

揉推腰背部。患者取俯卧位，按摩时站在患者身侧，将一手掌重叠于另一手背上，用手掌自患者背部揉按至腰部，如此反复数次，之后用双手揉拿下肢后侧，并按压承山穴 3 ~ 5 分钟。

揉推腹部及中脘穴、关元穴。患者取仰卧位，按摩时站在患者身侧，先用手掌在患者腹部（以脐为中心）做左、右方向的推揉数次，再用单手掌根按压患者中脘穴，另一手根按压关元穴，交替按压 8 ~ 12 次。操作时动作要缓慢，力度要能透达皮下深层，之后再用双手捏揉下肢前侧数次。

常用的穴位

安眠穴。安眠穴的位置在颈侧部，翳风穴和风池穴连线的中点。用指腹或掌心轻柔地揉捏按摩安眠穴，逆时针和顺时针方向交替进行按摩，每次持续数十秒至数分钟。推拿按摩安眠穴可以帮助放松身心，促进睡眠。

百会穴。百会穴位于头顶正中线上，发际与颈椎连线的中点。按摩此穴位可以舒缓精神紧张和焦虑情绪，有助于放松神经系统。

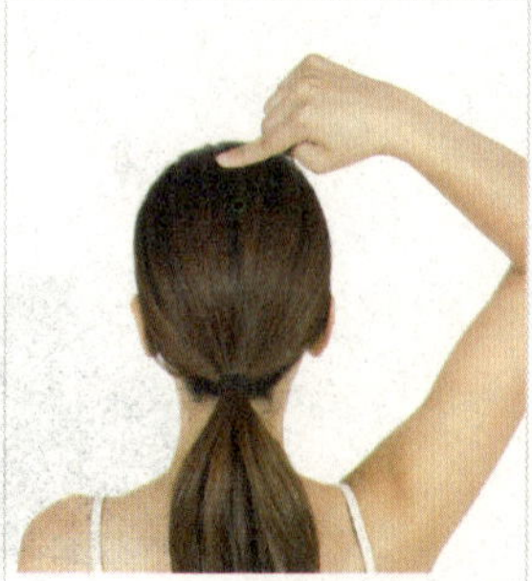
百会穴

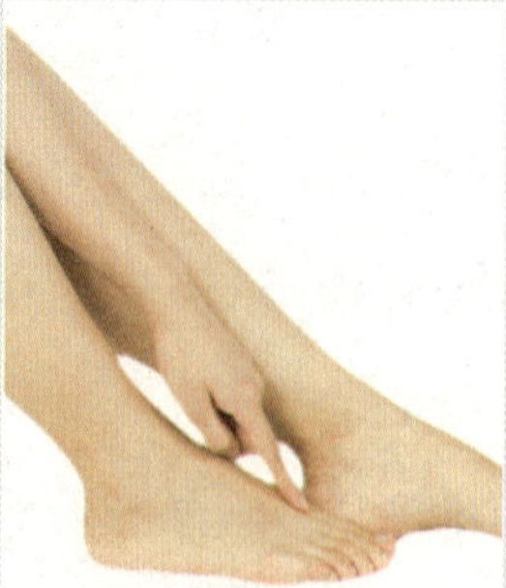
太冲穴

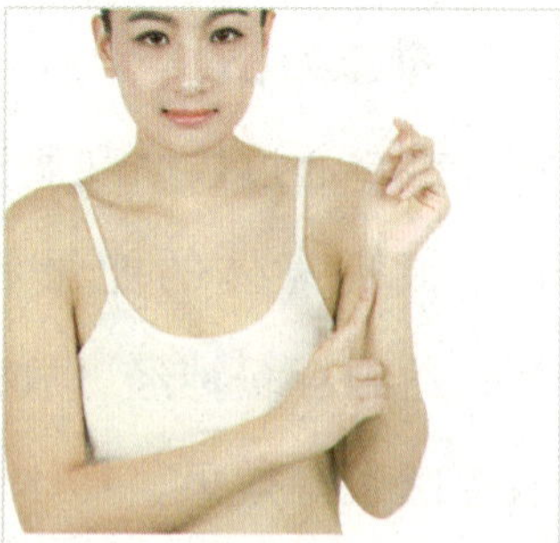
内关穴

太冲穴。太冲穴位于脚底，第 1、第 2 趾骨之间的凹陷中央。按摩太冲穴可以缓解躁动不安、心烦失眠等症状，有助于舒缓神经系统。

内关穴。内关穴位于手腕掌侧，两根手腕骨相连的中点。按摩内关穴可以缓解焦虑、紧张和疲劳等症状，有助于调节神经功能。

眼部不适

长时间注视电子屏幕或进行高度集中的视觉工作会导致眼睛疲劳和眼部不适，中医通常采取综合调理的方法来治疗眼干、眼涩和眼疲劳，包括调节饮食习惯，合理安排工作与休息时间，避免过度用眼，保持良好的情绪状态，适当进行眼部保健运动等。

对于老年患者，眼部不适时，需要到医院就诊，查看是否有结膜炎症、角膜炎症等情况，导致眼睛局部异物感。对于年轻人的眼睛不适感，干眼症多见，可减少观看电子产品，必要时辅以药物治疗。

典型症状

眼干。患者感觉眼睛不够湿润，可能伴有灼热、瘙痒或异物感。

眼涩。眼部感到沉重、不舒服或紧绷，类似于疲劳感。

眼疲劳。长时间用眼后感到眼睛疲倦、酸涩、视力模糊或难以集中注意力。

另外，还可能会有其他的症状，包括眼痛、眼胀、视力模糊等。

病因病机

中医认为，眼干、眼涩和眼疲劳的病因可以由多个因素引起。

肝肾不足。肝肾虚弱导致精血不足，影响到眼睛的滋养。长期肝肾不足会导致眼部干涩、疲劳等症状。

阳气不足。阳气虚弱，无法维持眼睛的正常功能，容易出现眼部干燥、疲劳等问题。

脾胃湿热。脾胃功能失调引起湿热内生，湿热上升侵袭眼睛，导致眼部不适，如干涩、沙眼等。

眼睛过度使用。长时间盯着电子屏幕、长时间读书或工作等，造成眼睛疲劳，导致眼部不适，如眼干、眼涩。

推拿方法

眉毛上提。用指腹轻轻地按压眉毛下方，向上提拉眉毛，重复数次，有助于放松眼周肌肉和促进血液循环。

揉太阳穴及轮刮眼眶。双手大拇指螺纹面分别按揉左右两侧的太阳穴，其余手指自然屈曲，以双侧食指第 2 指节进行轮刮眼眶的动作。上下眼眶均由内向外轮刮，轮刮时注意前后力度应保持一致。

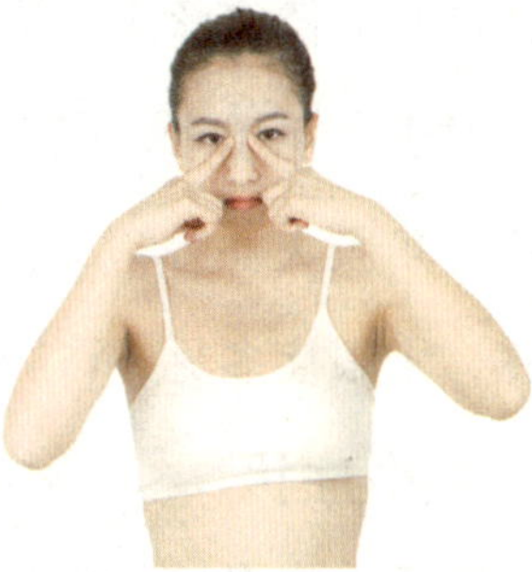

眼球按摩。用指尖揉动眼睛周围的穴位，每个穴位按摩 1 ~ 2 分钟，注意力度要适中。

眼部调理。将手掌放在眼睛上方，呼气的时候将眼皮轻轻闭上，吸气的时候将眼皮张开。重复数次，有助于放松眼部肌肉和减轻眼睛疲劳。

常用的穴位

攒竹穴。攒竹穴位于两眉头最外端，可以用双手指腹以打圈的方式由外向内按揉此穴位，按揉的力度应适中。

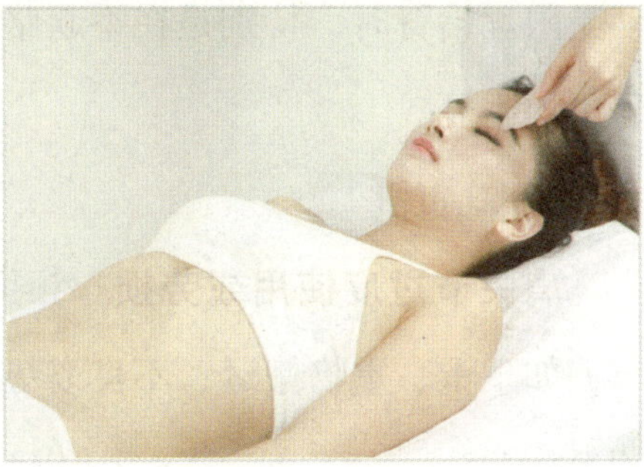

睛明穴。睛明穴位于鼻根与内眼角处，可以用双手指腹以打圈的方式由外向内分别按揉双侧睛明穴，按揉时注意力度适中。

四白穴。四白穴位于目视前方时瞳孔中心的正下方，按揉此穴位时用双手食指指腹以打圈的方式由外向内进行按压，按压时注意力度适中。

风池穴。风池穴位于后颈部两条大筋外缘陷窝中，可以用双手食指和中指以打圈的方式按压两侧风池穴。

肩周炎

肩周炎是指肩关节周围的肌肉、肌腱和滑囊发生炎症反应的疾病。在中医理论中，肩周炎被称为“肩背风湿痹”或“肩胛风湿痛”，通常认为是由于寒湿、气滞、血瘀等因素引起的肩关节及周围组织的炎症和疼痛。

典型症状

肩关节疼痛。肩周炎最常见的症状是肩关节的疼痛，通常为持续性的钝痛或者刺痛感。疼痛可出现在肩关节前部、外侧、后部以及上臂，可能会加剧或恶化。

运动受限。肩周炎患者在进行肩关节的活动时，会感到明显的运动受限。抬臂时，特别是在举起胳膊到水平线以上时，疼痛和运动障碍更加明显。

病因病机

肩关节过度使用或劳损。频繁重复的手臂活动、过度使用肩关节，如举重、重物搬运、不良姿势等，会导致肩关节周围结构的损伤和炎症。

肩关节受伤或外伤。肩部的直接外力撞击、摔倒或扭伤等意外事件，会引起肩关节周围组织的损伤和炎症反应。

年龄因素。随着年龄增长，肩关节周围的肌肉和肌腱逐渐退化，这使得肩部更容易受到损伤和炎症的影响。

代谢性因素。一些代谢性疾病，如糖尿病、甲状腺功能减退、类风湿关节炎等，会增加发生肩周炎的风险。

其他因素。姿势不良、肩部肌肉不平衡、缺乏适当的运动和伸展、长时间保持同一姿势等因素也可能引起肩周炎。

推拿方法

推拿可以在一定程度上缓解肩周炎的症状。通过刺激肩部和相关穴位，推拿可以促进血液循环、舒缓肌肉紧张，从而减轻疼痛、改善肩关节活动受限等问题。

放松肌肉。用手掌或指腹沿着肩部肌肉的纤维方向进行推拿揉搓，从上到下、从内到外或呈环形轻推，以舒展肌肉筋膜、改善血液循环和气血运行。

拿捏三角肌。即患者将拇指与其余四指相对用力，将三角肌提起，3 ~ 5 分钟即可。

肩关节外展。将患者患侧肢体抬起，尽量使其外展，并配合揉法，松解肩关节粘连。

搽法。此法适用于三角肌及冈上肌，5 ~ 10 分钟即可。

摇法。抓握患者前臂，另一只手固定肩关节，从前向后行摇法，幅度逐渐增加。

常用的穴位

肩井穴。肩井穴位于肩部外侧，在肩峰下降处向外缘的凹陷中。推拿时可以用拇指或指腹适度按压、揉捏或推动该穴位，每次持续数分钟。可以顺时针或逆时针方向进行按摩。

天宗穴。天宗穴位于肩井穴上方约 2 寸处。可以用拇指或指腹在该穴位上轻轻按压或揉捏，每次持续数分钟。也可以进行适度的推动按摩，有助于缓解肩部肌肉的紧张和疼痛。

曲池穴。曲池穴位于前臂外侧，当手掌握拳时，曲池穴在尺侧腕横纹与尺侧桡骨突之间的凹陷中。可以用拇指或指腹适度按压、揉捏或推动该穴位，每次持续数分钟。可以逐渐增加按压力度，但避免过度刺激。

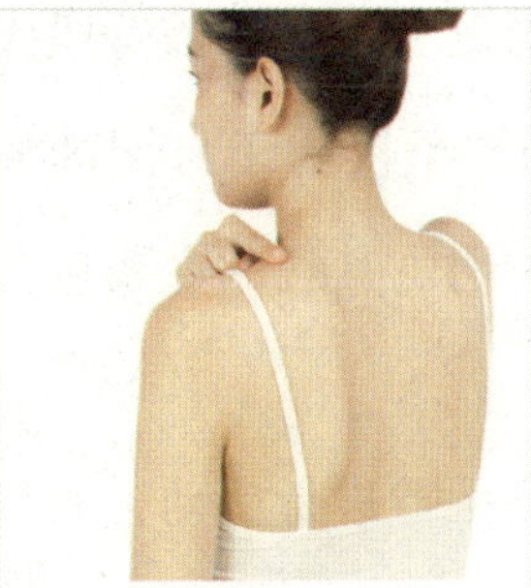

肩井穴

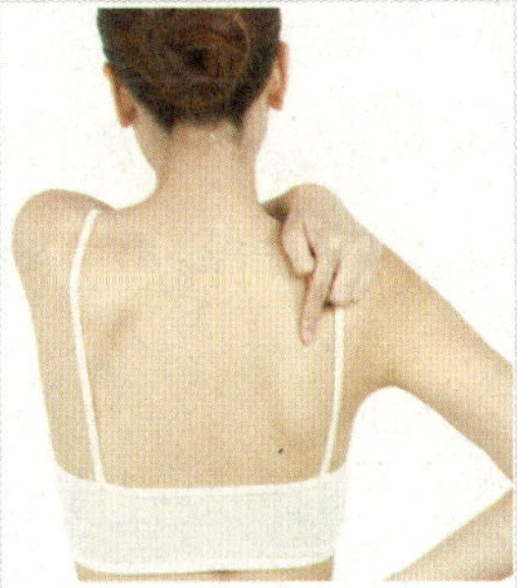

天宗穴

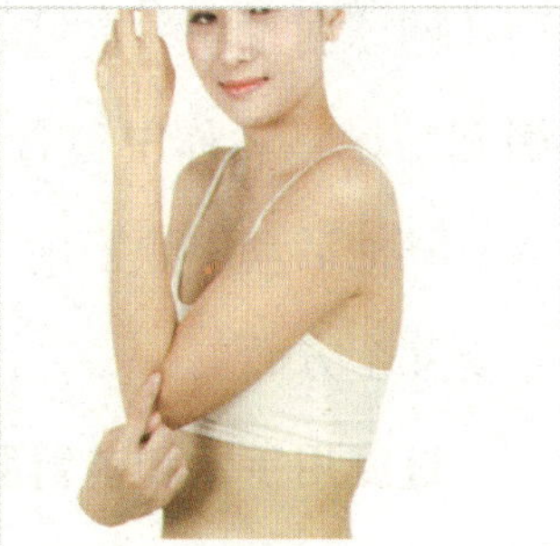

曲池穴

肩贞穴。肩贞穴位于肩部外侧，当手臂自然下垂时，该穴位位于肩峰前方1寸处。可以用拇指进行适度按压和揉捏，每次持续数分钟。可以配合适度的推拿按摩，有助于缓解肩部疼痛和僵硬。

网球肘

网球肘，也称为肱骨外上髁炎，是由于前臂部分肌肉与肱骨外上髁连接处发生无菌性炎症反应和组织退行性改变而引起的疾病。它通常是由于外伤或慢性劳损引起的。

典型症状

网球肘的典型症状为肘部疼痛，即感觉到肘部外侧疼痛，可能会向下延伸至前臂或手腕，同时，患者会在用力抓握或提举物体时感到患部疼痛。推拿可以作为一种辅助治疗方法来缓解网球肘的症状，但需要结合其他治疗手段，如物理治疗、冷热敷、药物治疗、功能训练等。

病因病机

网球肘是一种常见的肘部损伤，主要由于过度用手臂和前臂肌肉引起。尽管名称中包含“网球”，但这种损伤并不仅限于打网球的人，其他活动中频繁用手臂的人也可能患上网球肘。其病因主要包含以下几个方面。

过度用手臂和前臂肌肉。长时间高强度地用手臂进行活动，如打网球、乒乓球、篮球等，会对前臂肌肉施加过大压力，导致肌腱组织损伤和炎症反应。

错误的击球姿势。不正确的击球姿势，特别是在网球运动中，使用错误的击球动作和姿势可能增加肘部受力，引发网球肘。

频繁重复的活动。从事需要频繁重复手臂动作的工作或活动，也会增加患网球肘的风险。

推拿方法

局部按揉法。在局部利用拇指点压按揉 2 ~ 3 分钟，刺激局部软组织，起到消炎止痛的目的。

弹拨疼痛点。一般网球肘的疼痛点在曲池穴下 3 或 4 横指宽处。找准位置后，用拇指指端对其弹拨 1 ~ 2 分钟即可。弹拨的过程中，可以让患者做一些能引起肘部疼痛的动作，看疼痛是否有所缓解。

常用的穴位

曲池穴。取穴时可以让患者屈肘成直角，肉眼所及肘横纹的尽头即是曲池穴。找准穴位后，用拇指指端对其弹拨 1 ~ 2 分钟即可。

合谷穴。合谷穴位于第 1、第 2 掌骨之间，第 2 掌骨桡侧中点处。取穴时，将拇指与其余四指并拢，此时肌肉隆起的最高点即为合谷穴。找准穴位后，用拇指指腹按揉 1 ~ 2 分钟即可。

肘髎穴。肘髎穴位于曲池穴上一拇指，在肱骨边缘处。找准穴位

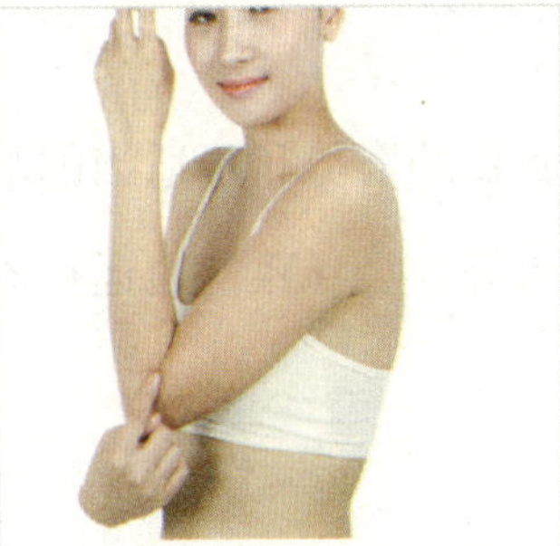

曲池穴

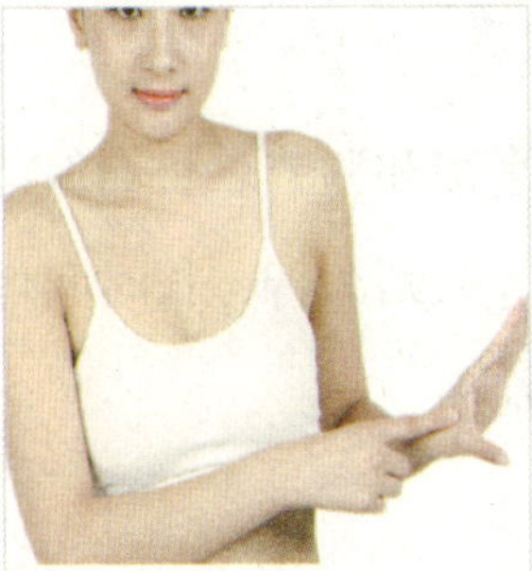

合谷穴

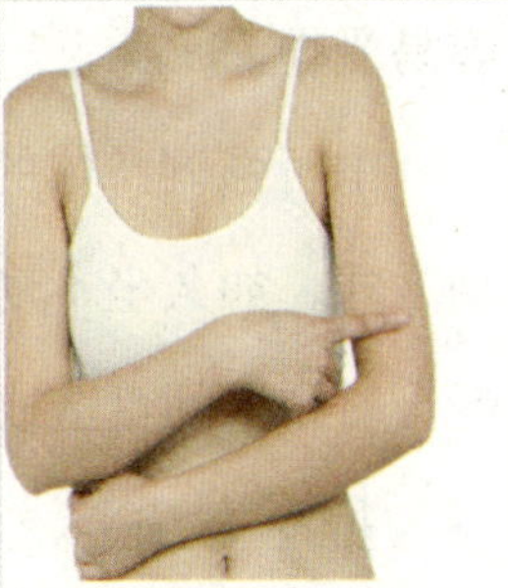

肘髎穴

后，用拇指指端对其弹拨 1 ~ 2 分钟即可。

腰椎间盘突出

腰椎间盘突出在 20 ~ 50 岁年龄段较为常见，对于腰椎间盘突出的治疗，通常会首先尝试非手术治疗方法。推拿按摩可以刺激经络运行，舒缓肌肉和神经，促进血液循环和新陈代谢，缓解腰背部酸痛和下肢麻木等症状，对于治疗腰椎间盘突出具有积极意义。

典型症状

腰椎间盘突出是一种比较常见的腰椎病，主要症状包括腰痛、下肢疼痛、麻木等，严重时还可能出现大、小便失禁等情况。此病最常见的症状是腰背部的疼痛，可能呈现为隐痛、钝痛或剧痛。疼痛可局限在腰椎区域或放射至臀部、大腿后侧及小腿背侧。

病因病机

中医认为腰椎间盘突出与肝肾不足、气滞血瘀等因素有关。肾气亏虚，会导致腰椎周围组织的滋养不足，易发生腰椎间盘突出。另外，脾胃功能失调导致湿热内结，湿邪阻滞腰部经络，也使腰椎间盘容易受损。

中医强调身体的平衡和调节。长期保持不良的姿势和不适当的活动方式，如久坐不动、久站久行、长时间低头等，会导致气血运行不畅，对腰椎间盘造成损伤。

推拿方法

腰背按摩。可以用手掌、指尖等部位轻柔地揉捏、推压和按摩腰背部，可以舒缓肌肉紧张和促进血液循环。按摩时应避开椎间盘突出部位，以免加重症状。

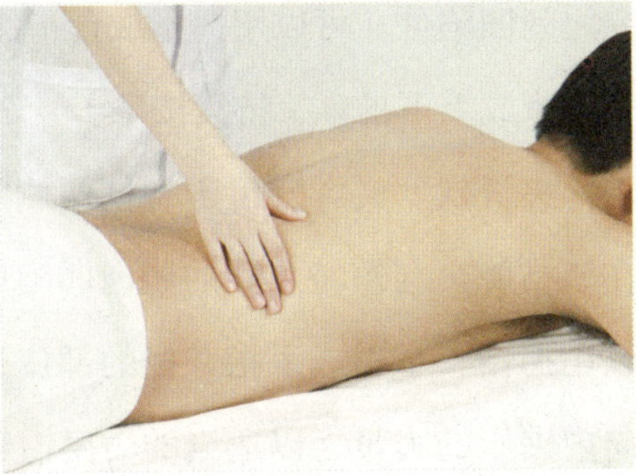

拉伸。采用适当的力度进行腰部和臀部的拉伸运动，有助于缓解腰椎间盘突出引起的肌肉紧张和僵硬感。可以在专业人士指导下进行正确的拉伸动作，避免不当操作导致损伤。

推拿调整。通过适当的推、拿、撮、捏等手法，作用于如下穴位。腰部肌肉穴位，包括肾俞穴、大椎穴、风门穴、膀胱俞穴等；腰椎穴位，包括肺俞穴、肝俞穴、脾俞穴、肚俞穴等；臀部穴位，包括魁首穴、阳关穴等；足底穴位，包括太冲穴、涌泉穴等。通过推拿相关穴位，疏通相关经络，可以调整椎间盘突出部位的周围组织状态，促进气血循环，缓解疼痛和不适感。

常用的穴位

肾俞穴。肾俞穴位于脊柱第 2 腰椎旁开 1.5 寸处。可以用拇指点按双侧肾俞穴，或逐一点按 2 ~ 3 分钟。

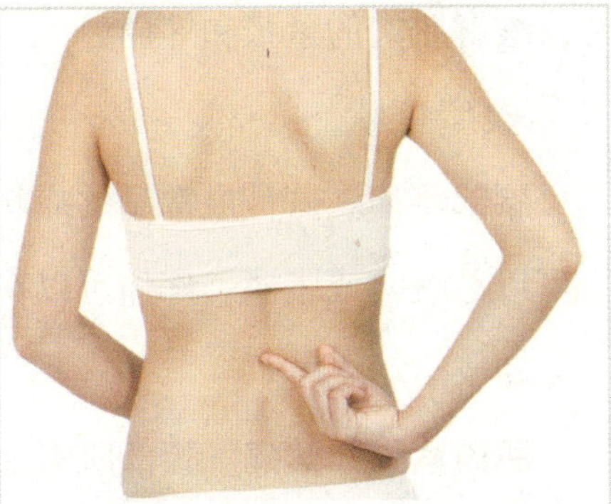

腰阳关穴

环跳穴。环跳穴位于臀大肌外侧的凹陷中。可以用拇指或者中指点按 2 ~ 3 分钟。

腰阳关穴。腰阳关穴位于腰部脊椎旁，在第 4、第 5 腰椎棘突之间凹陷处。可以用拇指或食指的指腹轻轻按压腰阳关穴，进行旋转按摩或上下推拿，持续按摩 1 ~ 2 分钟。

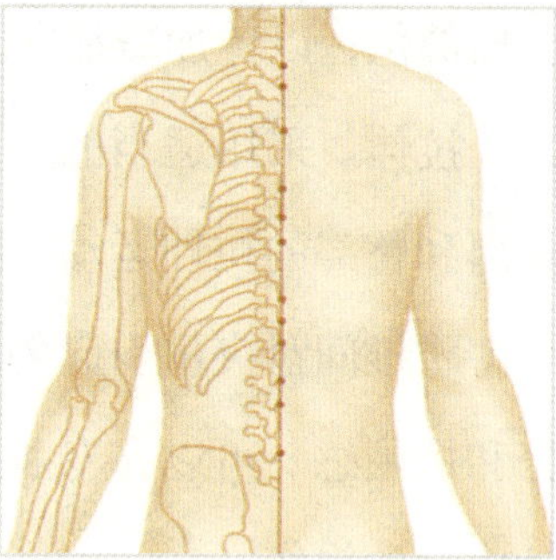

夹脊穴。夹脊穴位于脊柱两侧腰部，在腰椎棘突与髂嵴之间的肌肉凹陷中。可以用拇指、掌根或手指并拢的部位，施加向内夹压的力量，以适当的力度沿着脊柱两侧从上至下进行夹脊穴的按摩，持续按摩 1 ~ 2 分钟。

腰肌劳损

腰肌劳损是指腰部肌肉因过度使用、拉伤或损伤而引起的一种常见的疼痛症状。对于患有腰肌劳损的患者，腰部肌肉可能会存在粘连、乳酸积聚以及炎性反应（也就是中医所说的“气血不通”），这些因素可以刺激神经，导致腰部僵硬、酸痛等症状。推拿作为一种治疗方法，可以刺激肌肉组织，分开粘连的肌肉纤维，促进局部血液循环，缓解肌肉的紧张和疼痛。

典型症状

腰部疼痛。这是最常见的症状，通常是一种局部的刺痛或隐痛，也可以是酸痛或胀痛。疼痛可以在腰部、臀部和下肢放射区，尤其是在运动或活动之后。

肌肉紧张和酸痛。腰部肌肉会出现紧张和酸痛的感觉，这可能导致腰部僵硬，难以弯曲或伸展。

活动受限。腰肌劳损会导致活动受限，特别是腰部的转动和弯曲。患者可能会感到难以站立或行走。

疲劳和乏力。长时间的腰肌劳损可能导致腰部肌肉疲劳和乏力感，这可能会对日常活动产生影响。

病因病机

中医认为，腰肌劳损是由内外因素共同作用而引起的。常见的病因和病机包括如下几种。

内因。内因主要是指体质虚弱、气血不足等因素。在中医理论中，肾主藏精、主骨生髓，腰部疼痛与肾气亏损、肾阳虚弱、肾虚引起的内源性因素有关。

外因。外因主要包括劳伤损伤、寒湿侵袭等因素。不良的生活习惯如长时间保持一个姿势、过度运动、较长时间站立或行走等都可能导致腰肌劳损。寒湿环境也会使腰部肌肉、筋膜受到影响，出现劳损。

情志因素。情志因素对人的健康和疾病发生发展有着重要影响。精神长期处于焦虑、抑郁、悲伤、紧张等相关情绪状态下，容易使肝气郁结、失调，这也会影响到腰部肌肉的功能。

推拿方法

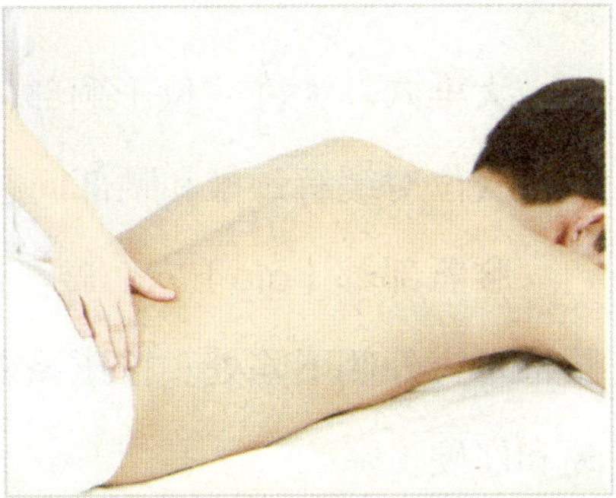

腰肌劳损可以通过推拿按摩来缓解症状和促进康复。以下是一些常用的推拿方法。

揉搓法。用双手掌根部或指腹，以适当的力度在腰部肌肉上进行揉搓，可以沿着脊柱两侧的肌肉做圆周运动或线性揉动，帮助改善血液循环和松弛紧张的肌肉。

推拿法。用双手掌根部或指腹，按揉或推拿腰部肌肉，将手指移动到腰椎两侧，沿着脊柱向下推至臀部，这样有助于舒缓紧张的肌肉和促进血液循环。

按压法。用拇指、掌根或指腹，对腰部关键穴位如腰阳关、筋缩、大椎等穴位进行适度按压，可以缓解疼痛和促进肌肉松弛。

拉伸法。辅助患者进行腰部肌肉的主动或被动拉伸，可以通过屈腿、侧屈、扭转等动作，逐渐加大幅度，但要注意力度适中，以避免过度牵拉。

常用的穴位

腰阳关穴。腰阳关穴位于背部正中线与第 4、第 5 腰椎棘突之间。按压该穴位可以缓解腰部疼痛和舒缓肌肉紧张。

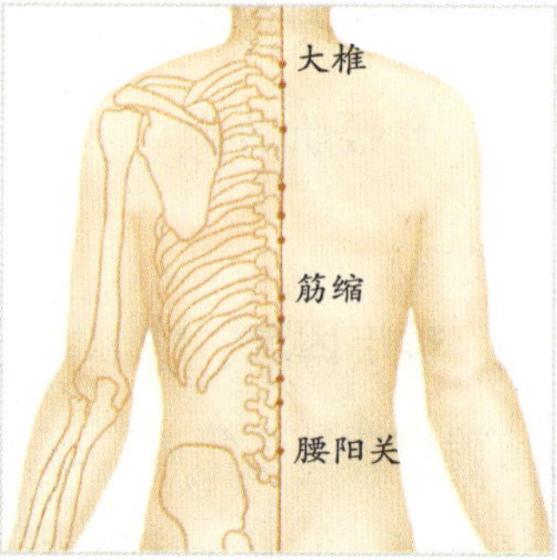

筋缩穴。筋缩穴位于腰部脊柱旁的肌肉缝隙中，腹股沟位置上方。按压该穴位可以舒缓腰部肌肉痉挛和改善腰部血液循环。

大椎穴。大椎穴位于颈部正中线与第 7 颈椎棘突之间凹陷处。按压该穴位对缓解颈椎和腰部问题都有一定效果。

腰骶部郄（qiè）穴。腰骶部郄穴位于腰骶部的两旁，第 4、第 5 腰椎棘突外侧下陷处。按压该穴位有助于缓解腰肌劳损引起的腰部疼痛和僵硬。

便　秘

便秘的原因有很多，例如，饮食习惯不良（缺乏膳食纤维和水分）、缺乏运动、生活习惯不规律、药物副作用、某些疾病等。

典型症状

便秘是一种常见的临床疾病，主要表现为排便次数减少和粪便干硬，长期便秘还可能引发其他症状，如食欲不佳、口气异味、腹部疼痛、头晕、疲劳等。

正常情况下，健康成人的排便次数因个体差异而有所不同，一般在每天 1 ~ 3 次。当排便频率每周低于 3 次或者排便困难时，就可认为是便秘。

便秘的主要特征之一是粪便干硬。这是因为在便秘时，肠道里的粪便长时间停留，水分被过度吸收，导致粪便变得干燥和硬结。这使得排便变得困难，需要用力。有些人还可能会感觉到大便的形状较小，呈颗粒状或硬块状。

病因病机

中医上将便秘归纳为多种病因病机，常见的包括以下几个方面。

脾胃湿热。中医认为，脾胃是消化吸收的重要脏腑，如果脾胃功能不佳、湿热积滞，容易导致便秘。湿热内蕴会导致粪便黏滞，肠道蠕动减弱，从而影响正常排便。

肝郁气滞。肝郁气滞是指情绪不畅、压抑等因素导致肝气郁结，从而影响肠道运动功能。肝气郁结可导致大肠气滞、血液循环不畅，进而引发便秘。

肾阴虚。肾阴虚是指肾阴不足，阴液亏损。肾阴虚会导致大肠失去滋润，粪便干燥，从而造成便秘症状。

大肠湿热。大肠湿热是指大肠内部湿热停滞，身体产生湿热蕴结引起大肠功能紊乱。湿热内蕴会导致粪便黏滞、大肠壁水分流失，造成排便困难。

肠道气滞。肠道气滞是指肠道内气机不畅，引起排便困难。常见原因包括饮食不节、久坐不动、情绪紧张等。

推拿方法

疏通三焦法。中医认为，三焦是调节人体水液代谢的重要脏腑，通过推拿按摩三焦区域，可以刺激消化系统，促进肠道蠕动，从而缓解便秘。具体手法包括指压、揉捏等。

补脾和胃法。中医认为，脾胃是消化吸收的重要器官，如果脾胃功能不佳，容易导致便秘。通过推拿按摩脾胃区域，可以改善脾胃运化功能，加强肠道蠕动，缓解便秘。具体手法包括轻柔按摩、揉捏、顺时针推动等。

正扶法。正扶法是指用手掌或手指在腹部沿着大肠经的方向进行按摩，刺激大肠经络，增强肠道蠕动，促进排便。具体手法包括上下推动、顺时针推动等。

按揉穴位。按摩特定的穴位可以刺激神经、激活经络，对便秘有一定的疏通作用。常用的穴位包括三脘穴、三门穴、天枢穴、气海穴、关元穴、石关穴、商丘穴、大横穴等。按揉时可以用单指或多指，适度用力按揉穴位。

常用的穴位

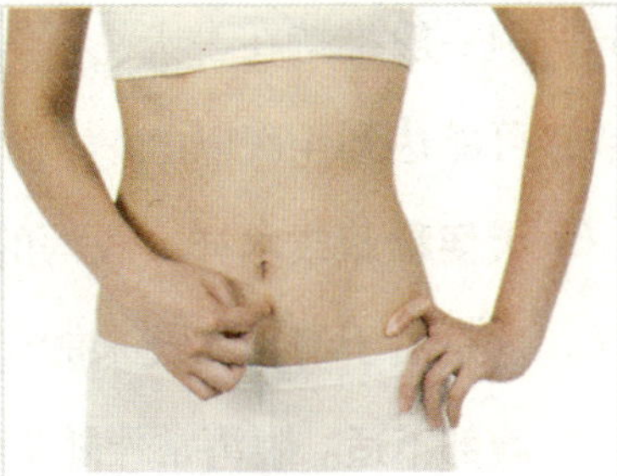
气海穴

气海穴。气海穴位于下腹部正中线上，距离肚脐下方约两横指宽的位置。可以用指腹或手掌按压或旋转刺激此穴位，有助于调理脾胃运化功能，促进肠道蠕动，从而缓解便秘。

中脘穴。中脘穴位于腹部正中线上，距离肚脐上方四横指宽的位置。可以用指腹按压或旋转刺激此穴位，有助于调理脾胃功能，改善消化问题。

上巨虚穴。上巨虚穴位于下肢前侧，膝关节外侧凹陷的位置，当膝盖弯曲时，在股骨外侧髌骨下方可触及。可以用拇指按压或旋转刺激此穴位，有助于促进血液循环，调节肠道蠕动，帮助排便。

下巨虚穴。下巨虚穴位于下肢前侧，膝关节外侧以腓骨头为中心，向下数三横指宽度，再向外推一横指的位置。可以用拇指按压或旋转刺激此穴位，有助于调节肠道蠕动，加速粪便的排泄，缓解便秘症状。

腹 泻

中医认为，腹泻是由于人体脏腑功能失调或外邪入侵所引起的一种病理状态。腹泻的一些常见原因有脾胃湿热、脾胃虚弱、肝气郁结等。

典型症状

大便次数增多。人体每天的大便次数可以因个体差异而有所不同，但一般维持在一天 1 ~ 3 次。而腹泻则表现为明显增多的大便次数，可能达到 4 次以上。

大便稀溏或水样。腹泻的粪便通常比正常大便更稀溏，甚至呈水样。这是由于消化系统未能充分消化吸收食物的结果。

腹部不适。腹泻常伴随不同程度的腹部不适，例如，腹痛、腹胀、腹部绞痛等。不适的程度和位置可以因腹泻的原因和严重程度而异。

病因病机

长期饮食不当、暴饮暴食、寒湿侵袭等原因可导致湿热内蕴，脾胃失调，湿热上逆，从而引发腹泻。

长期饮食不规律、过度劳累、精神紧张等因素会损伤脾胃，虚弱的脾胃无力运化水谷，导致脾胃失调，食物停滞不化，湿浊积聚，从而出现腹泻。

情绪波动、压力过大、长期愤怒等因素会导致肝气郁结，肝气失于调畅，影响脾胃的正常运化，导致湿热内生，引发腹泻。

寒湿外邪侵袭脾胃，使脾胃阳气受阻，运化失常，湿寒内蕴，阻滞气机，引发腹泻。

脾肾阳虚导致阳气不足，脾胃失去温煦能力，水谷运化功能减弱，湿寒内生，从而引发腹泻。

推拿方法

中医对腹泻分型有多种方法，其中，较为常见的有湿热型、脾胃虚弱型、肝郁脾虚型、寒湿侵袭型等。此外，还有其他一些腹泻的中医分型方法，如气滞型、虚实夹杂型、血热下注型等。不同分型的治疗方法也有所不同，因此在治疗腹泻时，应针对不同病情进行合适的治疗。

湿热型

症状：腹泻伴有腹部灼热或胀满感、大便黏稠、口干舌燥等症状。

推拿方法：推荐沿着足少阴肾经（肾俞穴至涌泉穴）进行推拿和按摩，并在脾经、胆经等相关经络上进行摩擦和刺激。这样可有效调理脾胃的功能，帮助消化和吸收，而且足少阴肾经的刺激有利于清热解毒、利湿除湿，从而缓解湿热型腹泻。

脾胃虚弱型

症状：腹泻伴有大便色黄、腹胀便秘、纳呆、食欲不振等症状。

推拿方法：建议使用按揉、轻拍等柔和手法来按摩关元穴、脾俞穴、胃俞穴等部位。这些穴位与脾胃相关，并且可以促进气血运行，增强消化吸收功能，使脾胃功能得到调理，缓解腹泻。

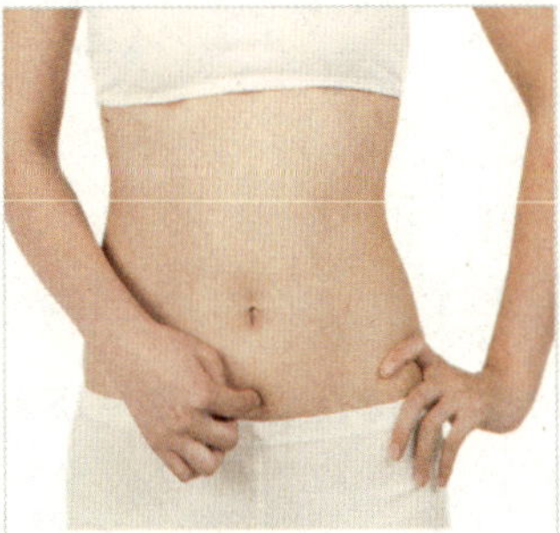

关元穴

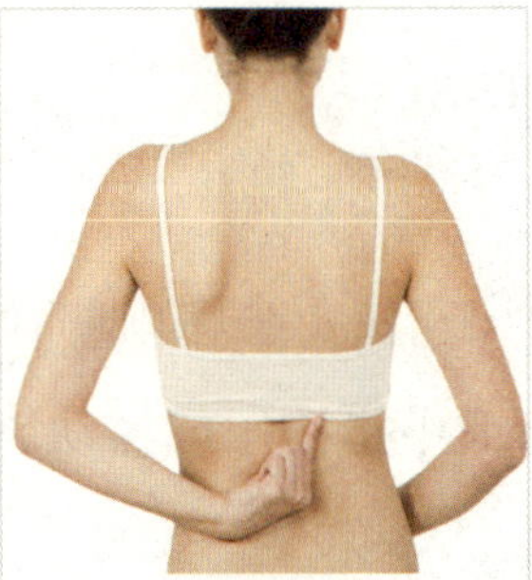

脾俞穴

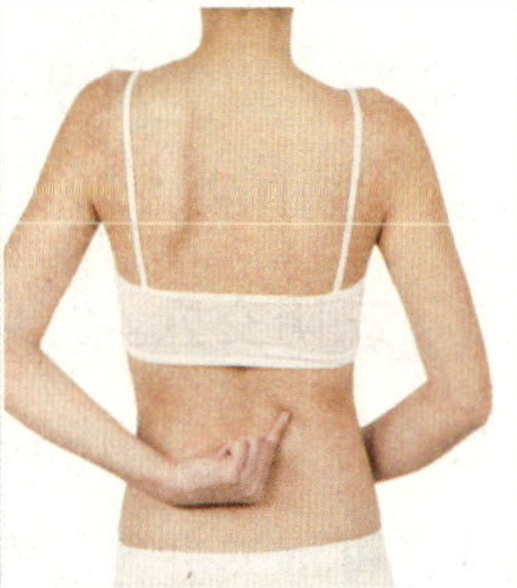

胃俞穴

肝郁脾虚型

症状： 腹泻伴有腹胀、大便溏薄、情绪低落等症状。

推拿方法： 建议采用“顺肝冲、疏肝气、调脾胃”的手法，即通过推按肝俞穴、肝经等部位来疏通肝气，减轻情绪紧张、烦躁等肝郁的症状。同时还可以按摩脾俞穴、胃俞穴等穴位，调节脾胃消化功能，从而缓解腹泻。

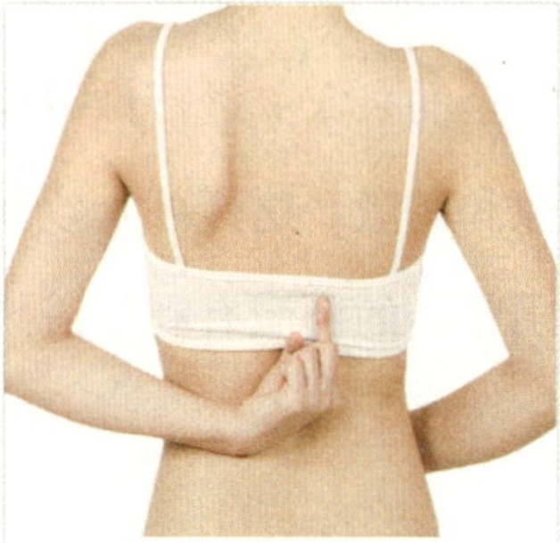

肝俞穴

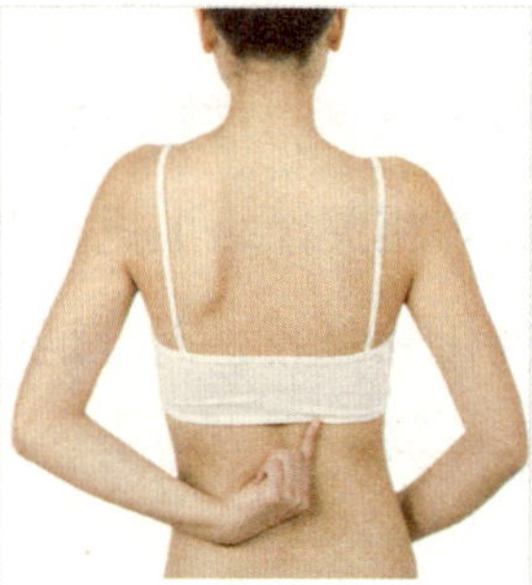

脾俞穴

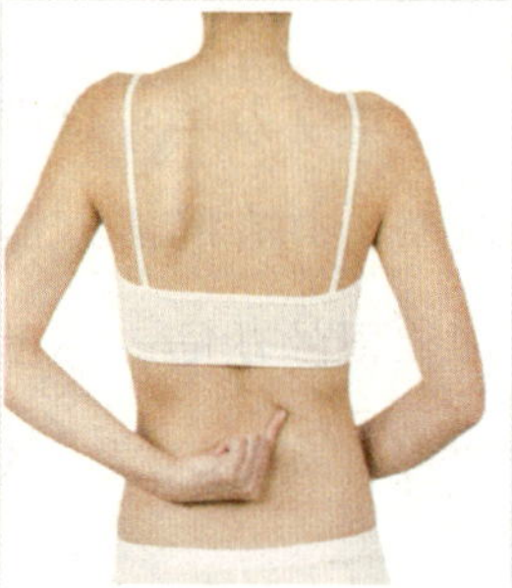

胃俞穴

寒湿侵袭型

症状： 腹泻伴有腹部寒凉、腹泻清稀、腰膝酸软等症状。

推拿方法： 建议采用温和的手法，如揉擦、按压、轻拍等，以促进气血流通。同时，可对膀胱经、足太阴脾经、胆经等进行局部推拿和按摩，以增强脾胃的功能。

常用的穴位

三阴交穴。 三阴交穴位于小腿内侧骨隆起下方，胫骨内侧缘后2、3寸处。可用拇指或中指按压或揉动该穴位，每次持续3～5分钟，可每天进行数次。

中脘穴。中脘穴位于腹部正中线，脐下 4 寸处。可用拇指或掌根按压该穴位，轻揉或旋转按摩，每次持续 3 ~ 5 分钟，可每天进行数次。

大椎穴。大椎穴位于颈椎的第 7 椎棘突下凹陷处。可用拇指或掌根按压该穴位，以力度适中为宜，每次持续 3 ~ 5 分钟，可每天进行数次。

足三里穴。足三里穴位于小腿前外侧，胫骨前外侧缘下 3 寸处。可用拇指或中指按压该穴位，以旋转、揉动或轻捏等手法，每次持续 3 ~ 5 分钟，可每天进行数次。

盆腔炎

盆腔炎是指女性生殖道器官及其周围组织发生的炎症，并常累及子宫、输卵管、卵巢宫旁组织和盆腔腹膜等部位。此病通常由细菌感染引起，如果没有得到及时治疗，可能会引发严重的并发症，如输卵管堵塞导致不孕症、输卵管脓肿、盆腔腹膜炎等。

典型症状

下腹疼痛。盆腔炎患者常出现下腹部疼痛或不适感，疼痛可能呈钝痛或阵发性痛，程度轻重不一。

性生活疼痛。盆腔炎可能导致性交时的疼痛或不适感，有时会引起性欲减退。

白带异常。女性盆腔炎患者常出现白带增多、颜色改变（如黄色、绿色）、质地变稠等异常情况。

异味。盆腔炎患者的白带可能伴有异味，常被形容为腐臭、臭鱼味等。

病因病机

中医认为，盆腔炎致病原因为湿热邪气、血瘀、气滞等，导致盆腔内的阴阳气血失调，从而引起病变。

大部分盆腔炎是由细菌感染引起的，常见的致病菌包括淋球菌、支原体、衣原体、大肠埃希菌等。这些细菌可以通过性生活等途径进入盆腔，引起感染。

细菌感染引发的炎症反应是盆腔炎的主要病机之一。感染后，机体的免疫系统会产生炎症反应，导致局部组织充血、水肿、炎性渗出等病理改变。

推拿方法

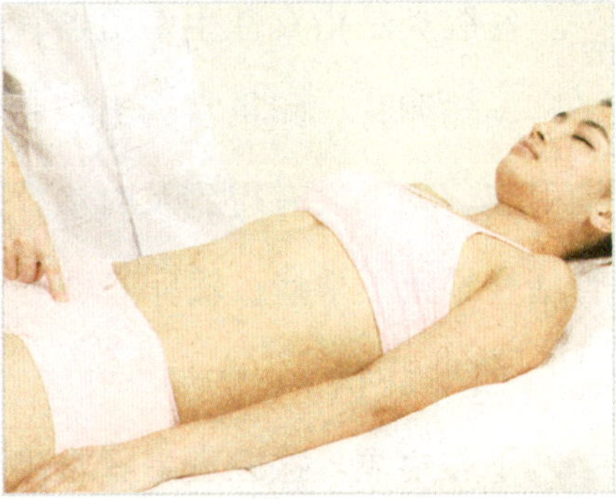

腹部推拿法。平躺或俯卧，将手掌放在下腹部，以顺时针方向轻轻按压和揉动腹部，每次 15 分钟左右，每天 2 ~ 3 次。

腰部推拿法。坐着或者站立，将手掌贴在腰部，用力揉动腰部肌肉，每次 5 ~ 10 分钟，每天 2 次。

常用的穴位

肾俞穴。肾俞穴位于腰椎第 2 ~ 3 椎棘突下方，即脊柱两侧凹陷处。可以用两手拇指或指腹按压或转动两侧肾俞穴，每次持续数分钟。

命门穴。命门穴位于腰部脊柱最下端的凹陷处，即第5腰椎棘突下方。要注意用力适度，以拇指的腹部或指腹轻压命门穴，可以进行旋转或微微上下移动。

关元穴。关元穴位于下腹正中线上，脐下三横指宽处。按摩时以指腹或拇指的腹部轻揉关元穴，进行上下、左右或环绕式的揉动。

下髎穴。下髎穴位于骶区，其正对第4骶后孔中处。可以用拇指和食指捏住下髎穴，轻轻向上提拉，以舒缓局部肌肉和经络。也可以用双手拇指或食指在下髎穴周围画圆的方式按摩，每次按摩5~10分钟，每天可进行多次。

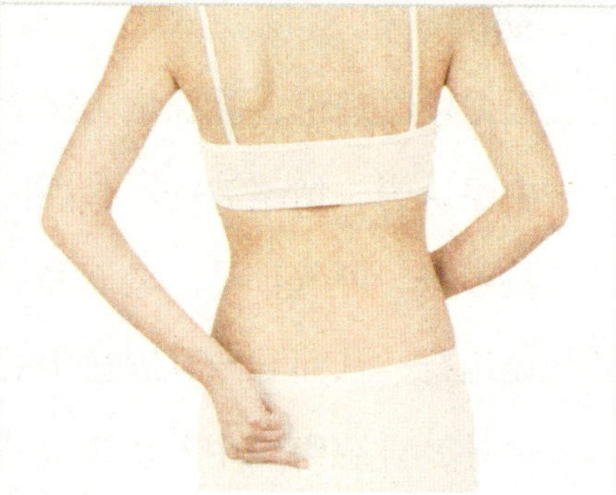

下髎穴

乳腺增生

乳腺增生是中医学上的乳癖病，主要表现为胸部疼痛、肿块或增厚等，是一种临床上最常见的良性乳腺疾病。乳腺增生一般不需要手术，对于伴随轻至中度疼痛者，以心理疏导及改变生活习惯为主。症状较轻时通常不需要手术，但若症状严重，可能需要手术治疗。

典型症状

乳房胀痛是乳腺增生最常见的症状，乳房局部也可能会出现钻痛或灼痛。

乳房肿块是乳腺增生的另一个常见症状。肿块可能是单个或多个，并且通常是可触及的。乳腺增生通常表现为良性乳房肿块，但是在某些情况下（如乳腺瘤），肿块也可能是恶性的。

另外，乳腺增生还可能导致其他症状，如乳头产生分泌物、乳房肿胀、乳房敏感、疲劳、乳头疼痛或乳头瘙痒等。

病因病机

根据中医理论，乳腺增生通常与气滞、血瘀、湿浊等因素有关。

中医认为，情绪波动、长期的内心抑郁或压力过大等因素，会导致气机不畅、肝气郁结。乳腺和肝经相互联系，肝气郁结可影响乳腺的气血运行，从而导致乳腺增生的发生。

另外，乳腺组织中若出现气滞，则易引发血液循环不畅，导致内蕴血络瘀滞。长期乳房瘀血、血行不畅可增加乳腺增生的风险。

推拿方法

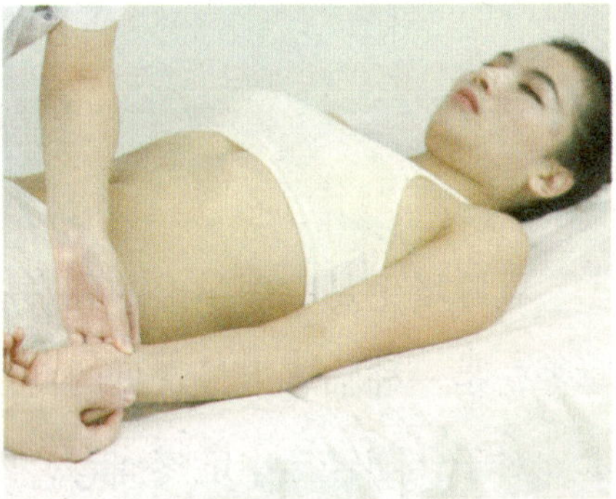

乳腺穴位按摩。以适度的力量，用拇指、食指或中指的指腹轻轻按压乳腺区域的穴位，包括乳中线、承浆穴、神门穴等。每个穴位按压 10 ~ 15 秒，然后松开，重复数次，每日可进行多次。

胸部揉捏按摩。可以用整个手掌较大范围揉捏胸部周围的组织，从外侧向内侧推动，覆盖整个乳房区域。揉捏时用力适中，注意避开乳房本身，重点放在周围的组织和淋巴结区域上。每次按摩持续 10 ~ 15 分钟，并保持均匀的呼吸。

常用的穴位

膻中穴。膻中穴位于胸骨上端正中线处，横平第四肋间隙，即两乳头连线的中点处。用食指和中指按揉膻中穴 3 ~ 5 分钟，可以起到舒缓心悸、胸闷等症状，同时还有助于调整气血运行。

乳根穴。乳根穴位于胸骨左右两侧的第 4、第 5 肋骨下缘，是乳房下方的穴位之一。按摩乳根穴可以促进乳房血液循环，缓解乳房疼痛和增生等症状。

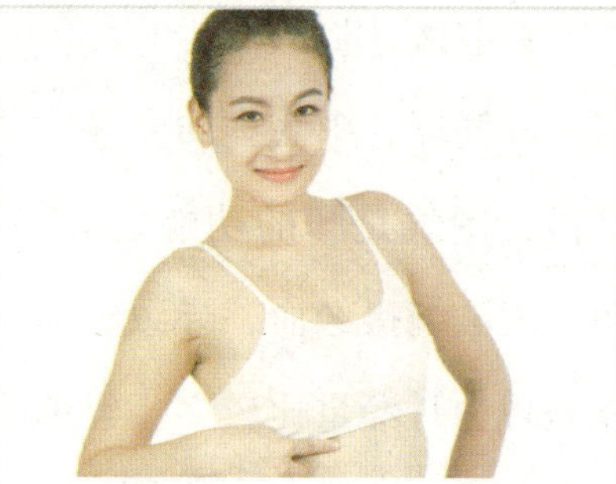
乳根穴

太冲穴。太冲穴位于足背侧，第 1、第 2 趾跖骨连接处。可以用拇指指腹按揉，每侧各揉 2 ~ 3 分钟。

经期不调

经期不调是指女性月经周期、月经量或月经持续时间等方面出现异常。推拿可以通过调整经络气血运行和内分泌系统功能，缓解经期不调症状。

典型症状

周期不规律：月经周期较长或较短，周期间隔不规律。可能是内分泌紊乱、生活压力过大、身体状况异常等原因引起。

月经过多：月经出血时间较长，月经量超过正常范围。可能是子宫内膜增生、子宫肌瘤等疾病所致。

月经缺少或延迟：月经周期延长或出现停经现象。可能是由于卵巢功能异常、多囊卵巢综合征等原因引起。

异位月经：月经血液流向异常，可能出现盆腔疼痛、排便困难等症状。

病因病机

脾气虚、中气虚弱会导致月经提前。据中医理论，脾主运化水谷精微，中气是脾的功能之一，如果脾气虚弱，中气不足，则脾失健运，无法统摄经血，导致经期提前。除了提前来潮，脾气虚的人还可能表现为月经量比较多，经色淡质稀，常伴有神疲乏力、气短懒言、食欲减退、小腹有空坠感，大便不成形等症状。

月经受到肝、脾、肾等脏腑器官的调节。如果这些器官的功能出现失调，如肝气郁结、脾虚湿困、肾阳虚等，可能会导致月经延后。饮食不当，饮食习惯对月经周期也有影响。此外，暴饮和暴食、饮食偏寒和偏热或者不规律的饮食习惯都可能导致月经延后。

情志不畅，或是长期情绪抑郁、气郁化火，导致气机不畅，阻碍血液的正常运行，形成气滞血瘀。这常见于经前期乳房胀痛、经期腹痛、经血为暗紫色等症状。

推拿方法

按摩穴位。可以对天枢穴、涌泉穴、关元穴、血海穴等穴位进行推拿，方法是用掌根轻揉，强度适宜，不要用力过猛。这样按摩能够调节生殖系统，刺激卵巢功能，有助于恢复

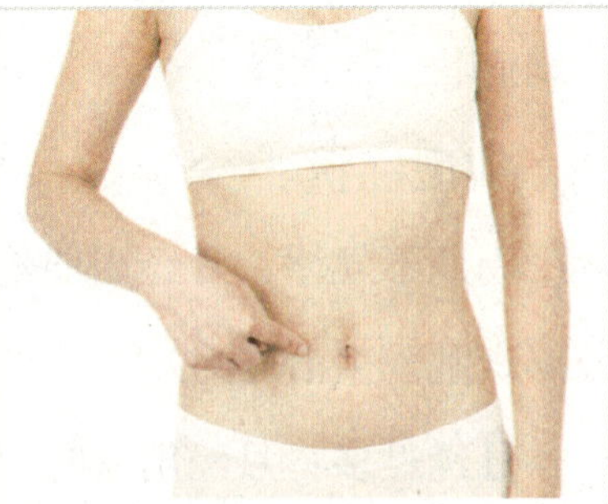

天枢穴

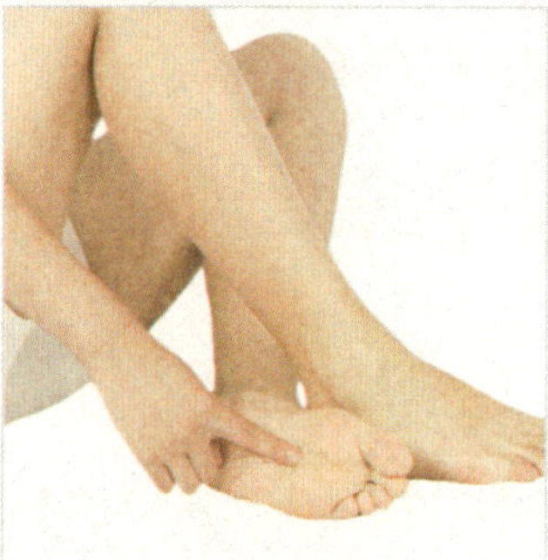
涌泉穴

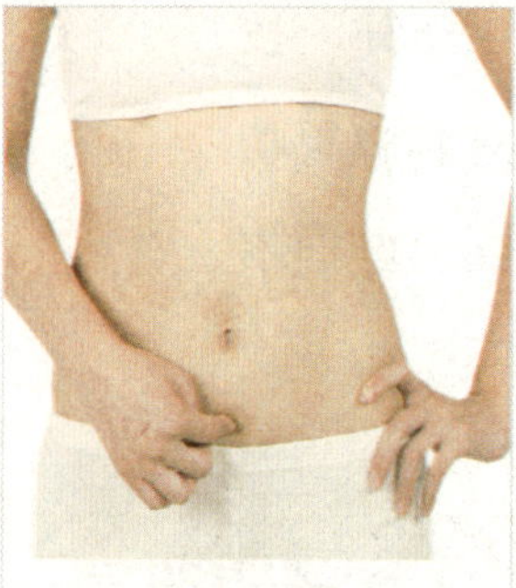
关元穴

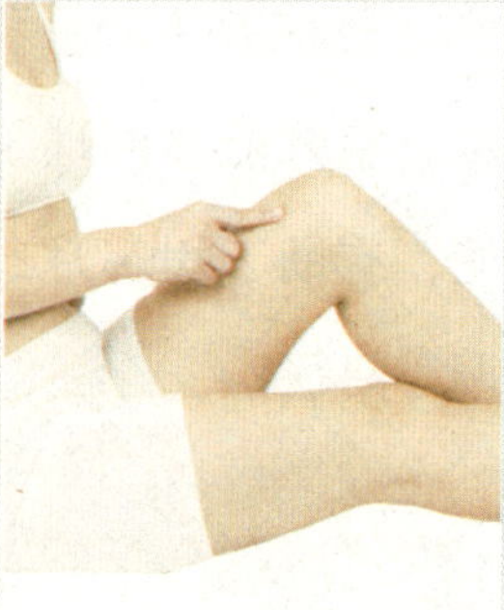
血海穴

月经周期，减轻经期不适症状。

腹部拍打。可以掌击腹部，或是用拇指轻拍的方式，每次拍打5 ~ 10分钟，每日2 ~ 3次。此外，还可以采用温热敷贴的方法，将温热的毛巾或热水袋放在腹部，并轻柔地按摩，也有助于消除经期不适症状。

常用的穴位

足三里穴。足三里位于小腿前外侧、膝盖以下三横指宽处。可以用双手按揉或刮（拇指向上）或按（拇指向下）的方式，每次15分钟左右，每日2次。按摩足三里穴能够调节气血，促进子宫收缩，增加月经量，缓解月经痛等症状。

血海穴。血海穴位于大腿内侧，髌底内侧端上2寸，在股内侧肌的隆起处。可以用食指腹或拇指腹轻揉或按压这个穴位，持续5 ~ 10分钟。按摩血海穴有活血化瘀的作用，对改善经血不畅、经期延长等问题有一定帮助。

志室穴。志室穴位于肚脐下方两横指的位置，即肚脐以下约四横指宽处，也就是下腹部的正中线上。可以用双手的掌根轻揉这个穴位，每次持续 5 ~ 10 分钟。按摩志室穴能够调理子宫和脾胃功能，有助于缓解月经痛、经期不调等问题。

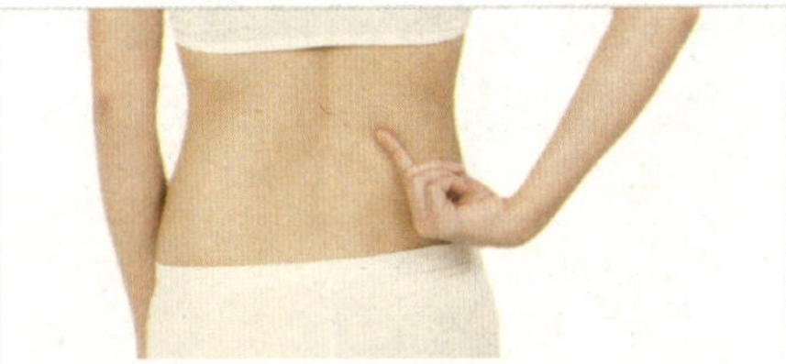
志室穴

子宫肌瘤

子宫肌瘤是一种常见的良性肿瘤，通常发生在 30 ~ 50 岁的女性身上。它是因子宫平滑肌组织异常增生而形成的肿块，在子宫壁内或外部生长。子宫肌瘤可以单个或多个存在，大小也各不相同。通过推拿，可以舒缓局部肌肉痉挛，调整子宫血液循环，改善子宫肌瘤的症状，如月经过多、疼痛等。

典型症状

子宫肌瘤的症状和表现因肿瘤大小、数量、部位等不同而有所差异，但多数患者并没有症状，这也是为什么许多人通过体检才发现自己患有子宫肌瘤。

当肌瘤增大或在特定位置生长时，就可能会引起相应的症状，如月经异常、阴道分泌物异常、下腹部不适等。此外，肌瘤还可能会压迫周围器官和组织，导致尿频、尿急、排尿困难、便秘等症状。

病因病机

子宫肌瘤的病因与激素水平、遗传等因素有关。按照中医理论，子宫肌瘤的病因也与体内气滞、血瘀、湿困等因素有关。

情志不畅、饮食不节、劳累过度等原因会导致人体气机郁滞，从而影响经络运行，促使肌肉萎缩或增生，可能致使子宫发生肌瘤等病理变化。长期月经过多、经期过长、月经不调等因素会导致气滞血瘀，从而促进子宫肌瘤形成和生长。

另外，人体过多摄取寒凉、甜腻、油腻等食物可能导致湿液积聚，进而导致子宫湿困，产生一系列症状，如月经量过多、白带增多、下腹胀痛等。

推拿方法

推拿并不能直接消除子宫肌瘤，但是可以作为辅助治疗方法，帮助缓解一些与子宫肌瘤相关的症状，提高身体的整体健康状况。以下是一些常见的推拿治疗方法，可以缓解子宫肌瘤的症状。

腹部推拿。轻柔地按摩腹部区域，有助于促进血液循环和淋巴流动，缓解下腹部不适和舒缓痛经。

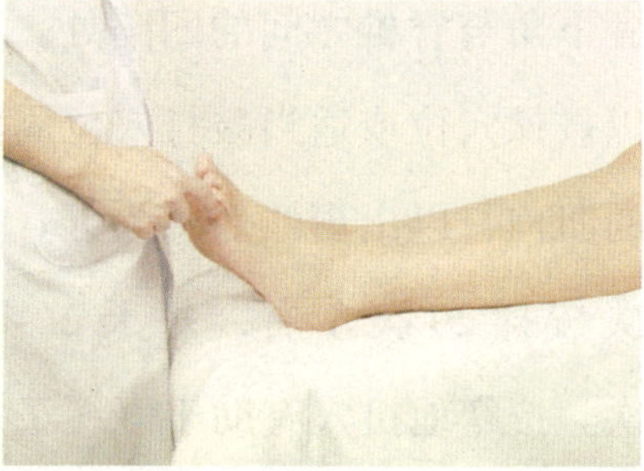

脚底按摩。通过按摩足部穴位，可以刺激对应的经络和脏器，有助于调节内分泌功能，缓解子宫肌瘤相关的月经异常等问题。

背部推拿。背部也有很多与子宫相关的穴位，通过按摩和刺激这些穴位，可以促进气血流通，调理子宫功能。

针灸推拿。结合针灸和推拿疗法，可以更加全面地调理身体，增强治疗效果。

常用的穴位

天枢穴。天枢穴位于腹部正中线上，距离脐中约四横指宽的位置。可以用大拇指按揉，力度应稍大，以产生酸胀感为宜。按摩天枢穴可以促进血液循环，缓解下腹部的不适感，对缓解子宫肌瘤引起的腹胀、经期疼痛等症状有帮助。

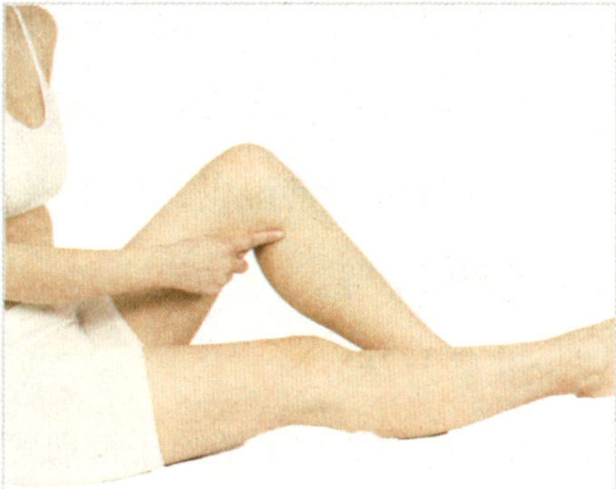
阴陵泉穴

阴陵泉穴。阴陵泉穴位于足底部，即脚心前方凹陷处，大约在脚掌中央位置。可以用拇指指腹用力按揉阴陵泉穴 3 ~ 5 分钟，以有酸胀感为度。按摩此穴位可以调节经络和内分泌系统，舒缓子宫肌瘤引起的月经不调和腰酸背痛等症状。

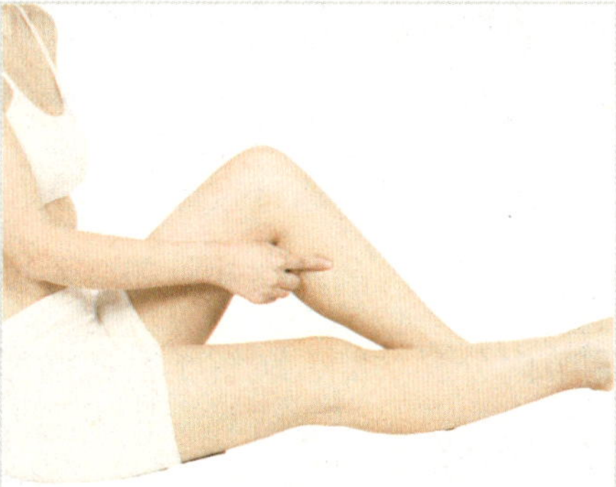
地机穴

地机穴。地机穴位于背部肩胛下角与脊椎之间的凹陷处。可以按揉穴位或适当敲打穴位周围的肌肉，以出现酸痛感为佳。每次按揉 20 次左右，每天 2 ~ 3 次。按摩地机穴有助于舒缓子宫肌瘤所引起的情绪波动、压力和腹痛等不适感。

前列腺炎

前列腺是男性生殖系统中的一个重要器官，位于膀胱下方，紧贴尿道。它主要分泌精液的一部分，有助于维持和促进精子的存活和运动。前列腺炎是男性常见的一种炎症性疾病，指的是前列腺组织的感染或炎症引起的疾病。

典型症状

排尿症状。比如尿频、尿急，以及排尿的时候尿道灼热或者疼痛，有一些患者会出现夜间排尿次数增多、尿线分叉、尿线变细等症状。

疼痛症状。主要表现为患者的会阴部、下腹部、腹股沟部、阴茎、阴囊等部位的坠胀、隐痛等症状。这些疼痛的症状可反复发作，可一处或者是多处出现疼痛。

全身症状。如果是急性前列腺炎，还会出现全身症状，比如高热、寒战、乏力。

精神症状。长期的慢性前列腺炎，可能会导致患者出现焦虑、抑郁、紧张、恐惧等精神症状，并可能出现性功能障碍。

病因病机

中医认为湿热内蕴、脾虚湿阻是导致前列腺炎的重要原因之一。湿热内蕴可以由饮食不当、生活不规律、久坐等因素引起，湿热积聚在小腹及下焦，影响了前列腺的正常功能。

同时，气滞血瘀也可能会导致前列腺炎。情志不畅、长期久坐、过度劳累、房事过度等因素可以导致气滞血瘀、肾阳虚损，使前列腺的气血运行被阻滞，从而引发炎症。

推拿方法

推拿是中医的重要疗法之一，可以辅助治疗前列腺炎。通过推拿可以促进局部的血液循环和淋巴液流动，缓解肌肉紧张和疼痛，增强身体的自愈能力。以下是一些常用的推拿方法。

腰部推拿。让患者仰卧或侧卧，用手掌沿着腰部脊柱两侧从上至下进行推拿，以舒缓腰部肌肉的紧张和疼痛。

盆底推拿。通过直肠指诊进行盆底肌肉群的按摩，以促进局部血液循环和肌肉松弛，缓解盆底肌肉紧张。

足底按摩。足底是人体反射区的集中区域，通过按摩足底可以对前列腺和盆腔有一定的调理作用。

常用的穴位

关元穴。关元穴位于脐中央，用手指轻揉或以拇指轻压，每次持续数分钟，可养肾补气、调理生殖系统。

气海穴。气海穴位于小腹下部正中线，用手指轻揉或以拇指轻压，每次持续数分钟，可活血化瘀、益气养血。

中极穴。中极穴位于会阴部后正中线，用手指轻揉或以拇指轻压，每次持续数分钟，有助于舒缓炎症。

膀胱俞穴。膀胱俞穴位于腰部，第 2 腰椎棘突下两侧，用手指或拇指轻揉、点按，每次持续数分钟，可消除湿热、通经活络。

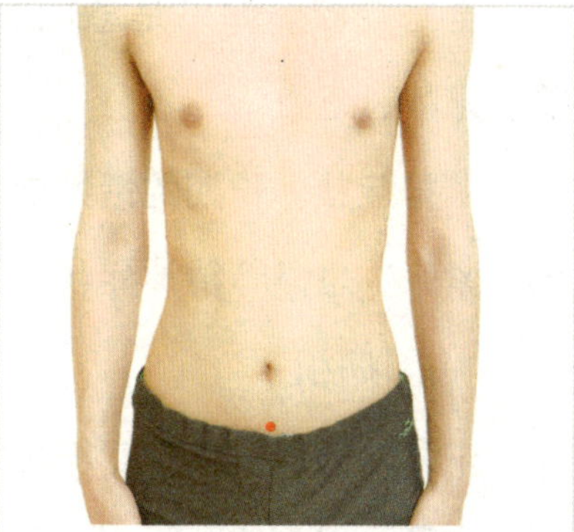
中极穴

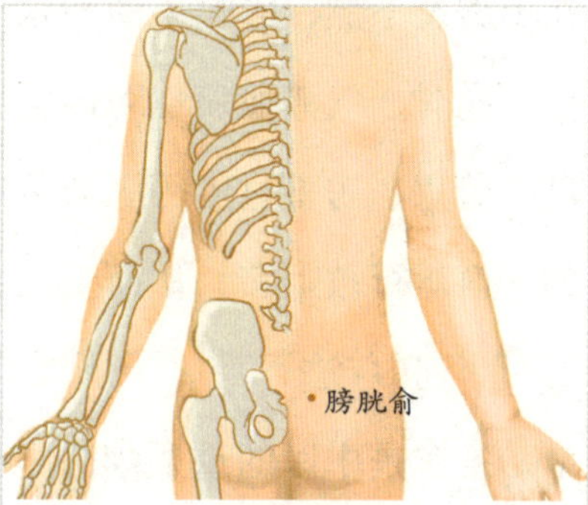

膀胱俞穴

早　泄

推拿可以通过调整神经系统功能，平衡阴阳气血，提高性器官的敏感性和耐受性，对早泄症状具有一定的调节作用。

典型症状

射精时间短。男性在性交开始后持续时间很短，通常在1～2分钟内就达到高潮并射精。

无法控制射精。男性很难延长性交时间，即使希望延迟射精，仍然很快达到高潮。

由于射精过早，男性和伴侣无法充分享受性爱过程，从而影响性生活质量。早泄可能会导致男性感到焦虑、自卑，影响性自信心。

病因病机

中医认为，男性早泄的病因和病机主要与肾虚、脾虚、心神不宁等因素有关。

肾虚。中医认为，肾主水，又是生殖系统的重要脏器，所以肾功能的强弱直接影响男性的性能力。肾虚是导致早泄的常见病因之一。肾虚可能是由于长期过度劳累、过度性交、精神压力过大、年龄等多种因素导致的。

脾虚。中医认为脾主运化，对于吸收养分及能量的转换具有重要作用。如果脾气不足，就会导致身体虚弱、气血不足，从而影响性能力，引起早泄。

心神不宁。中医认为，心是人体的主宰之官，心神不宁可能是因为情志不遂、忧虑过度、急躁易怒等情绪问题，也可能是由于外部环境、气候变化和饮食习惯等因素引起的。

推拿方法

中医上讲，早泄通常与肾虚、肝阳不足、髓血虚亏、精气虚寒、命门火衰等问题相关。因此，治疗上需要补肾阳，使肾气充沛；同时益气补中，激活相关筋络系统。按摩手法可以选择揉、振、点等方式，针对肾俞穴、关元穴、足三里穴、八髎穴、三阴交穴、命门穴等穴位进行按摩。

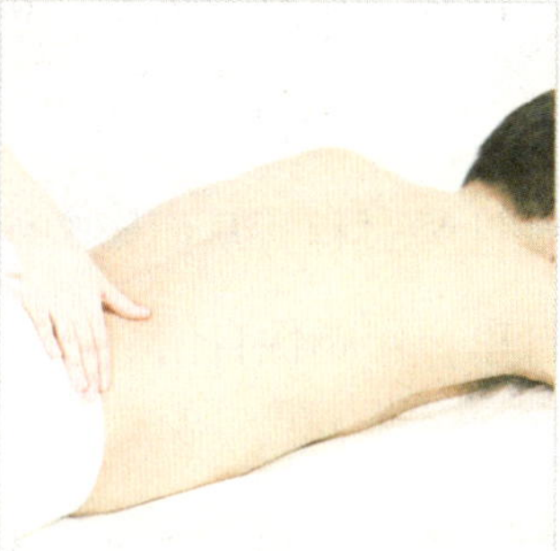
肾俞穴

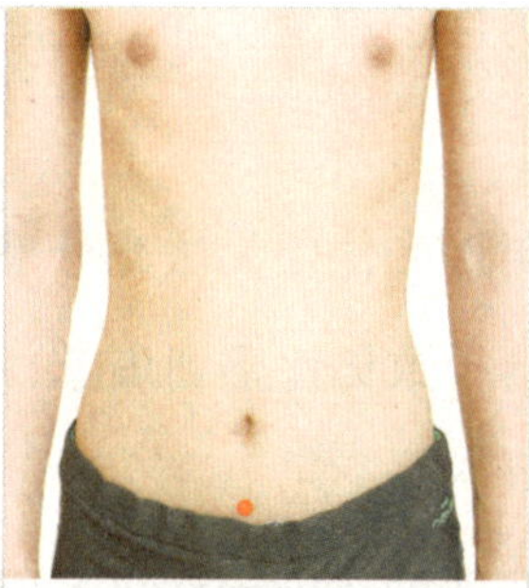
关元穴

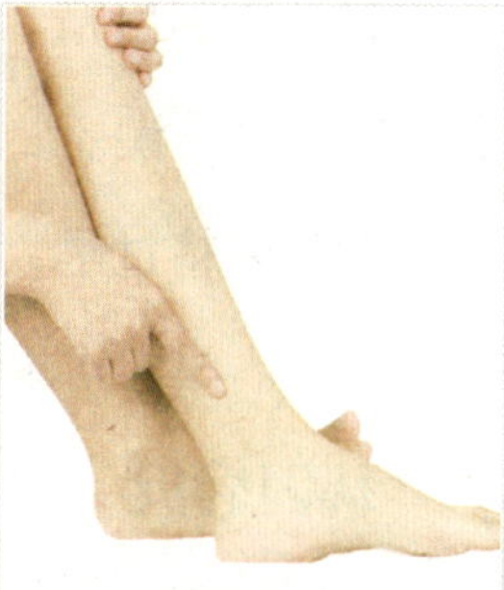
三阴交穴

一般来说，每次按摩的时间应持续 30 分钟，每天按摩 1 次，连续按摩 15 次为一个疗程。按摩时可以适度用力，但应避免过度刺激或造成不适。

常用的穴位

肾俞穴。肾俞穴的位置在腰部第 2 腰椎棘突下方的两个凹陷点。可以用拇指按揉或旋转推拿这两个穴位，每次持续 5 ~ 10 分钟。这个方法有助于补肾壮阳，改善早泄症状。

关元穴。关元穴位于脐下 3 寸处。可以用手指或拇指轻柔地按压、推拿关元穴位，每次持续 5 ~ 10 分钟。这个方法有助于调节气血循环，增强肾脏功能。

足三里穴。足三里穴位于小腿前外侧，当胫骨前缘与胫骨外踝连线的一半处。可以用手指或拇指按压、揉动或推拿足三里穴位，每次持续 5 ~ 10 分钟。这个方法有助于调理脾胃功能，改善性功能问题。

太冲穴。太冲穴位于脚背上，第 1、第 2 趾骨之间的凹陷处。用拇指按摩或推拿太冲穴，每次持续 5 ~ 10 分钟，有助于调理肝肾功能，缓解精神紧张和焦虑情绪。

阳痿

阳痿是一种性功能障碍，也称为勃起功能障碍。它指的是男性在性刺激下无法获得或维持足够坚硬的阴茎勃起，从而导致无法进行满意的性行为。治疗该疾病，需要患者调整生活方式，如戒烟、适度进行有氧运动、合理膳食、控制体重和规律生活等，必要的时候需要服用药物来治疗。推拿作为一种传统的中医治疗方式，可以辅助治疗阳痿。

典型症状

无法勃起或勃起不够坚硬。阳痿最主要的症状就是无法达到或维持足够的阴茎勃起，使性行为困难或无法进行。

勃起时间短暂。即使勃起能够发生，但时间很短，无法持续足够长的时间来完成性行为。

病因病机

中医认为，阳痿的主要病机在于肝肾不足、脾气虚弱、气滞血瘀等方面。

肝肾不足。中医认为肝肾是生殖功能的重要脏腑，肝肾功能不足可能导致阳痿。常见的原因包括久病体虚、过度疲劳、性生活过频、年龄增长等。

脾胃虚弱。脾胃是一个消化吸收和能量供应的关键器官，脾胃虚弱会导致体内营养不良，从而影响到生殖系统的正常运作。

气滞血瘀。气滞血瘀指的是体内气血运行不畅，导致局部缺氧、营养不良，影响男性勃起功能的正常发挥。常见的病因包括情志不畅、瘀血阻滞等。

精神压力。精神紧张、焦虑、忧郁等精神压力也可能导致阳痿，这是由于精神压力会引起神经内分泌系统的紊乱，从而影响生殖功能的正常发挥。

其他原因。如药物副作用、疾病影响等因素都可能引起阳痿。

推拿方法

腹股沟按摩。腹股沟是位于大腿根部和腹部之间的区域，通过按摩腹股沟周围的肌肉和组织，可以促进血液循环，缓解局部肌肉的紧张和疲劳。

睾丸按摩。睾丸是男性生殖器官之一，通过按摩睾丸可以增强血液循环，促进睾丸功能的正常发挥。

双耳按摩。中医认为，耳朵是人体的重要反射区，通过按摩耳朵可以刺激身体的一些穴位和经络，起到调理作用。

常用的穴位

肾俞穴。肾俞穴位于腰部，即脊柱两侧第 2 腰椎棘突下方凹陷处。以适度的力量，使用旋转、按压或揉捏的方式进行按摩，可以刺激肾脏功能，增强阳气。

关元穴。关元穴位于下腹正中线上，距离脐下 3 寸处。可以将两手掌互擦至热，并趁热来回横擦关元穴，每次 2 ~ 3 分钟，每日进行 1 ~ 2 次。这样的方法有益于帮助调理肾气、益精补肾。

气海穴。气海穴位于下腹正中线上，距离脐中下方两寸处。用拇指或指尖适度按压穴位，进行旋转按摩，有助于调理肾气、益精补肾。

风池穴。风池穴位于颈后外侧，在耳垂外方有一个凹陷处。可以用拇指或指尖以适度的力量进行按摩，每次按摩 5 ~ 10 分钟，每日可进行 1 ~ 2 次。

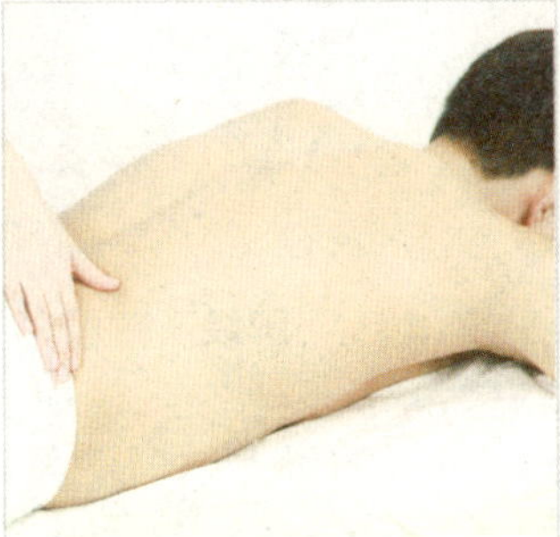
肾俞穴

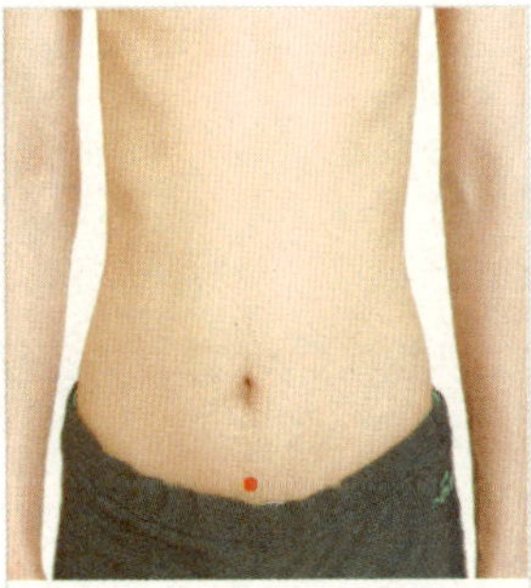
关元穴

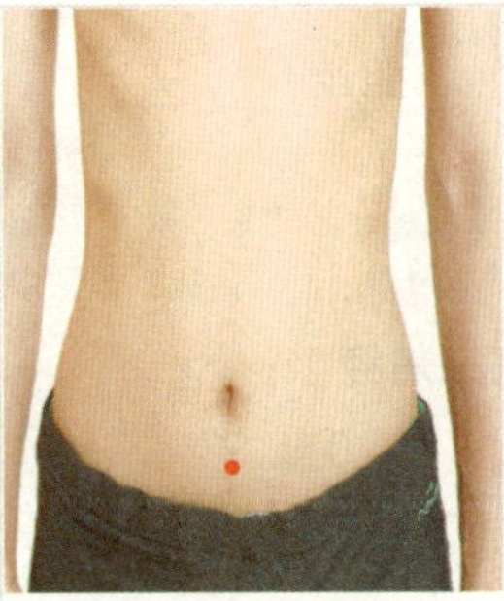
气海穴

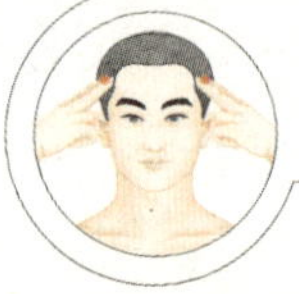

十二经脉的交接规律和流注顺序

十二经脉交接规律表

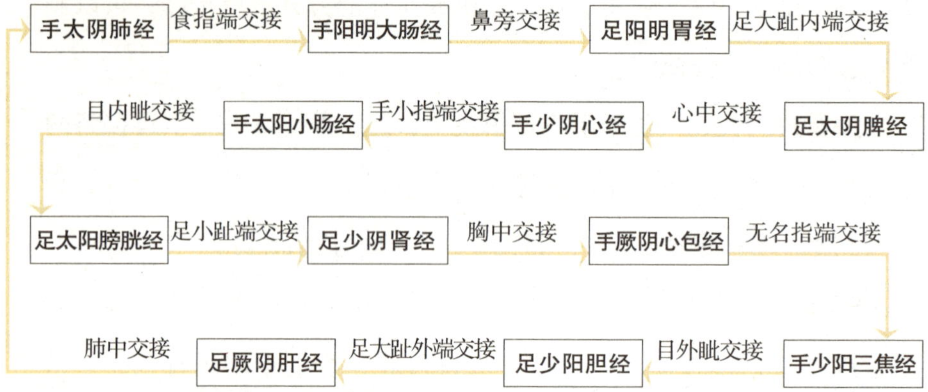

十二经脉循环流注顺序表

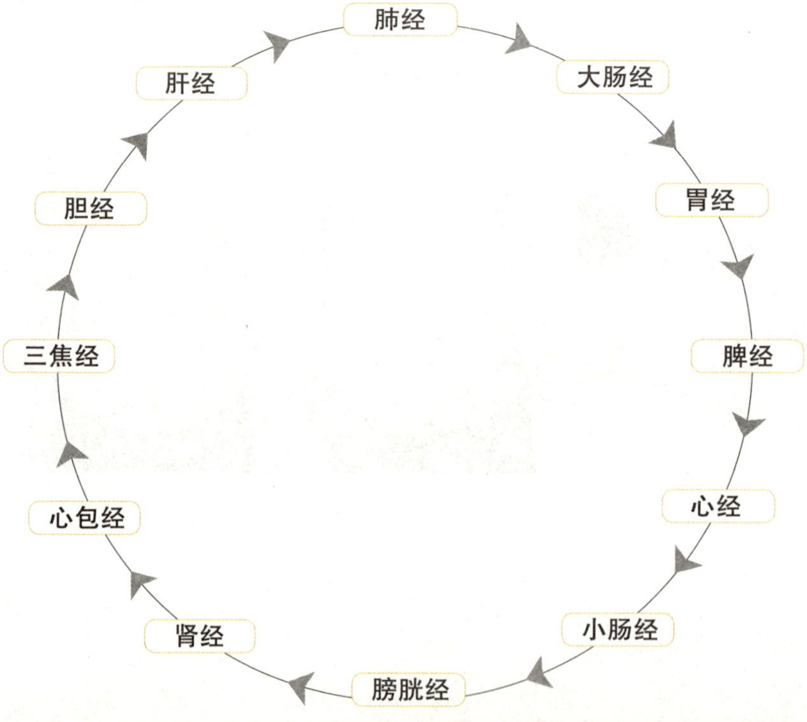

第七章

小儿推拿

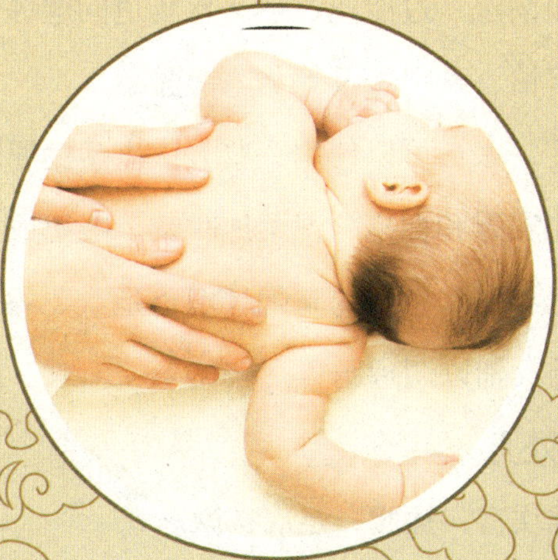

夜 啼

小儿夜啼是指婴幼儿在夜间睡眠中突然哭闹，并且很难被安抚。这是一种常见的现象，通常出现在 3 个月至 1 岁左右的婴幼儿身上。一般情况下，夜啼的症状会随宝宝长大逐渐消失，仅有少数特殊情况需要采取医学治疗措施。

对于婴幼儿夜啼，需要先找到孩子哭闹的原因，再对症治疗。夜啼的原因可能是多方面的，包括生理上的需求（如饥饿、排便等）、不适感（如尿布潮湿、过冷或过热、胃肠道问题等）以及情感上的因素（如焦虑、害怕、离别恐惧等）等情况。

针对夜啼症，家长可以使用一些方法来帮助婴幼儿缓解不适，安抚其情绪，比如安慰和拥抱、温柔地哄睡、喂奶或换尿布等。同时，保持健康的作息习惯和稳定的睡眠环境也是重要的。也可以用推拿的方法来宁心安神，辅以调理肠胃。

推拿调理处方

开天门，推坎宫，揉腹，足底按摩。

推拿方法

开天门。天门穴位于两眉中间至前发际，成一直线。按摩此穴位，具有解表发汗、明目止痛、开窍醒神的作用。可以用拇指指腹从眉心推至前发际，以额头皮肤微微发红为度，常规推拿 30 ~ 50 次。长期推拿，可缓解小儿头痛、惊风等症状。

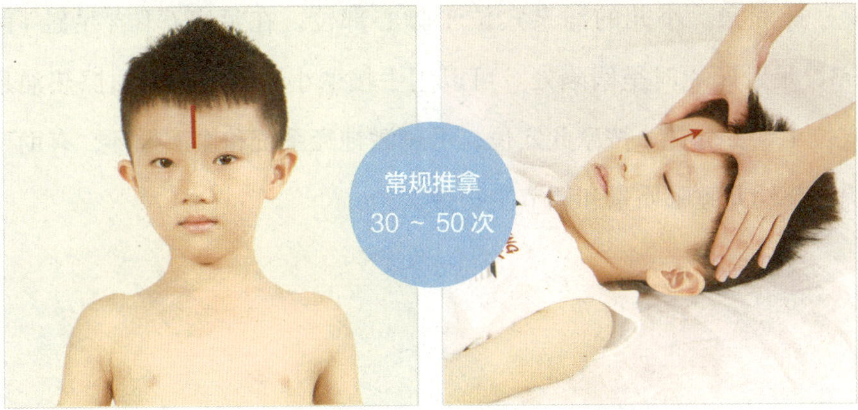

开天门

推坎宫。坎宫位于眉头至两眉梢，成一横线。按摩此穴位，具有疏风解表、清热止痛、醒脑明目的作用，主治小儿发热、小儿头痛、惊风、目赤痛、弱视、斜视等病症。可以用拇指指腹自眉心向眉梢分向推动，力度由轻至重，以眉心微微发红为度，常规推拿 30 ~ 50 次。长期推拿，可缓解小儿发热、头痛、目痛等症状。

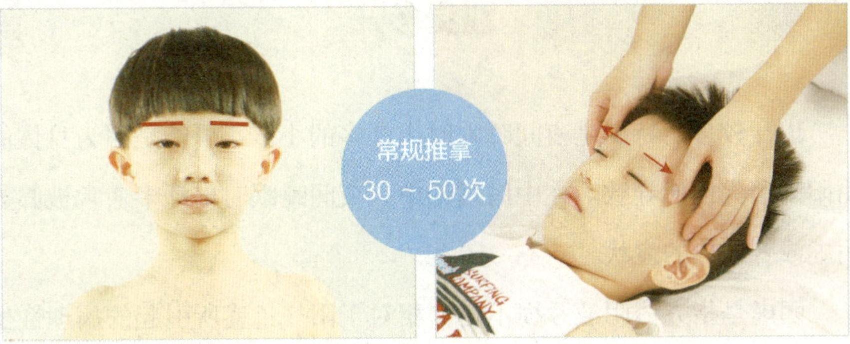

推坎宫

揉腹。单手全掌轻按揉婴幼儿的腹部区域，一次以 3 分钟为宜。按揉此部位，有助于刺激消化系统和减轻肠胃不适，从而缓解夜啼的症状。

揉涌泉。小儿的涌泉穴位于脚心部位，在足底(不含足趾)前1/3，足趾跖屈时呈凹陷处。可以用手按摩小儿足底，来回擦热涌泉穴位 1 ~ 2 分钟。按摩此穴位，可刺激神经系统和血液循环，有助于提高婴幼儿睡眠质量和调节生物钟。

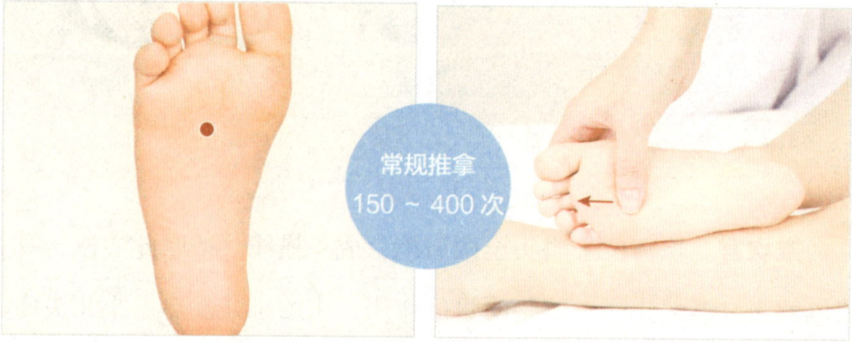

揉涌泉

睡觉多汗

出汗较多、特别是夜间睡眠时出汗多的小孩，可能是因为身体的阴阳平衡失调所导致。在中医理论中，夜间睡眠时出汗多通常被归为阴虚或者虚热的症状。

阴虚是指人体阴液亏损不足，相对于阳气过盛所引起的病理性生理状况，表现为易口渴、便秘、手脚心发热、头晕目眩、夜间出汗等。此时可以通过适当补充营养、调整生活作息以及针对性的中药治疗等方法来改善阴虚状况。

推拿可以在改善小儿阴虚、虚热以及夜间出汗症状方面起到一定的辅助作用。

推拿调理处方

揉二马，补肾经，补脾经，补肺经，清天河水，按揉足三里。

揉二马。二马穴也称二人上马穴，可以采用揉法和按法并用的手法，用拇指的指腹和中指相对按揉二马穴，按揉 100 ~ 200 次。

补肾经。找准位置后，先涂抹少量介质如滑石粉或爽身粉，然后一只手固定小儿手部，另一只手用拇指螺纹面从小指尖推到指根，每分钟推 120 ~ 180 次，共推 300 次左右。

补脾经。找准位置后，先涂抹少量介质如滑石粉或爽身粉，然后一只手固定小儿的手掌和拇指，另外一只手从小儿拇指指尖向指根方向推，频率为每分钟 120 ~ 150 次，推 200 ~ 300 次。

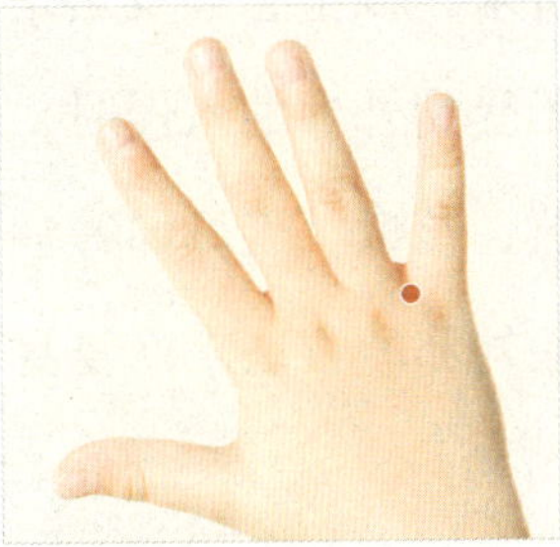

揉二马

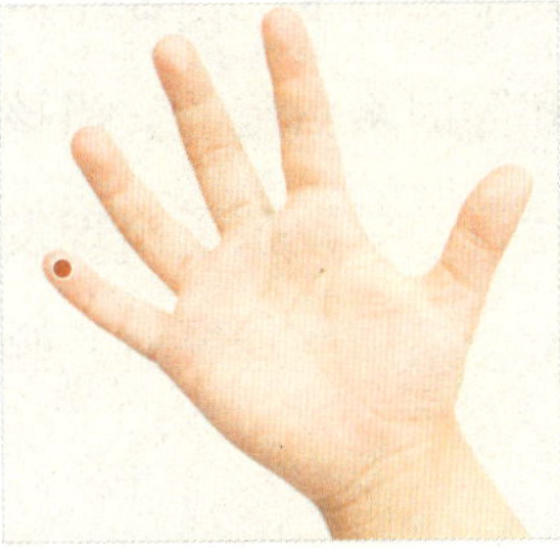

补肾经

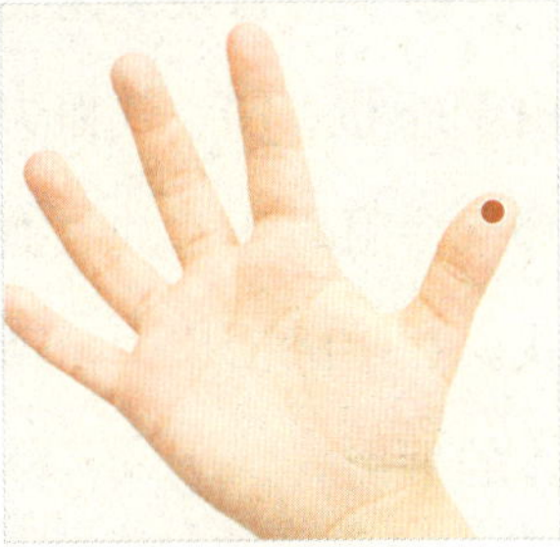

补脾经

补肺经。用食指、中指两指的指腹推小儿无名指末节螺纹面，从指尖向指根方向推。

清天河水。天河水穴位于前臂正中，由腕横纹到肘横纹间连线。找到后，先涂少量按摩油，一只手握住小儿的手，掌心向上，另一只手的食指、中指指腹从小儿的手腕推向手肘，称清天河水，推 100 ~ 500 次。

按揉足三里。用拇指按揉外膝眼下 3 寸，胫骨外侧约一横指宽处。每个部位推拿、按揉 100 ~ 500 次。

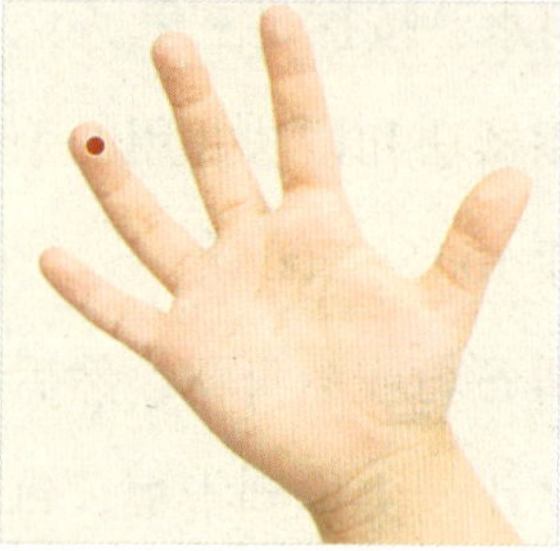
补肺经

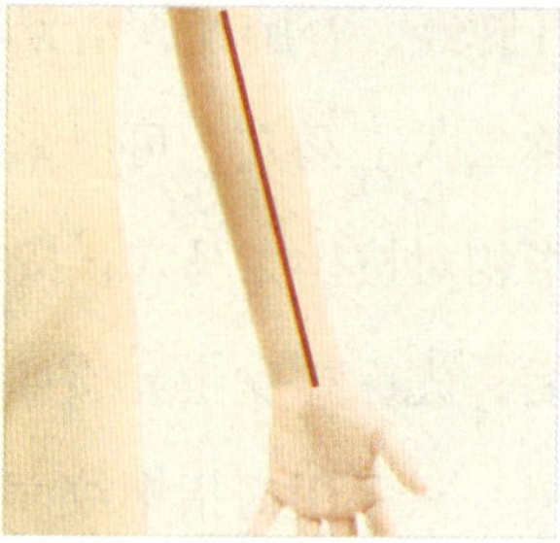
清天河水

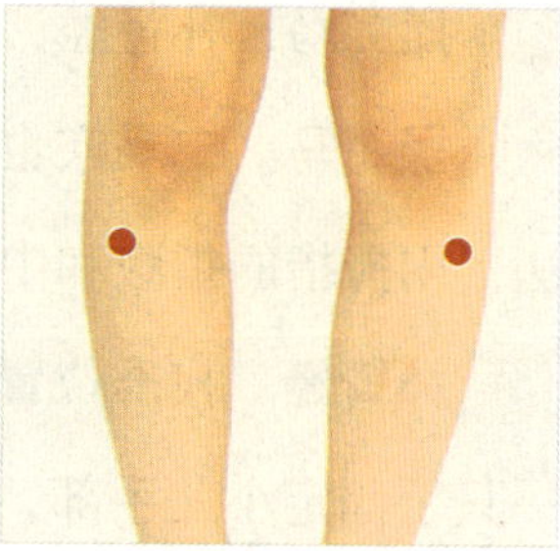
按揉足三里

感冒发热

孩子感冒发热是比较常见的情况，在中医看来，孩子感冒发热是由于外邪入侵、气血失和等因素引起的。当孩子受到外邪的入侵时，邪气会阻碍正常的气血运行，导致孩子出现发热、咳嗽、流鼻涕等症状。在中医治疗中，通常会采用调理气血、驱除外邪的方法来恢复身体的平衡。

推拿调理处方

开天门，揉太阳穴，清天河水，推六腑，拿风池穴。

推拿方法

开天门。天门的位置在自两眉中间至前发际，呈一条直线。可以用两拇指面自眉心起，交替向上直推至宝宝前发际，推 30 ~ 50 次。

揉太阳穴。太阳穴在两眉梢后凹陷处。可以用两拇指或两中指端分别在左、右太阳穴上揉动。向前揉为补，向耳后揉为泻。揉

30 次。

清天河水。可以用一只手拇指按于内劳宫穴，另一手食指、中指指腹从小儿腕横纹均匀推到肘横纹，推 2 ~ 3 分钟。

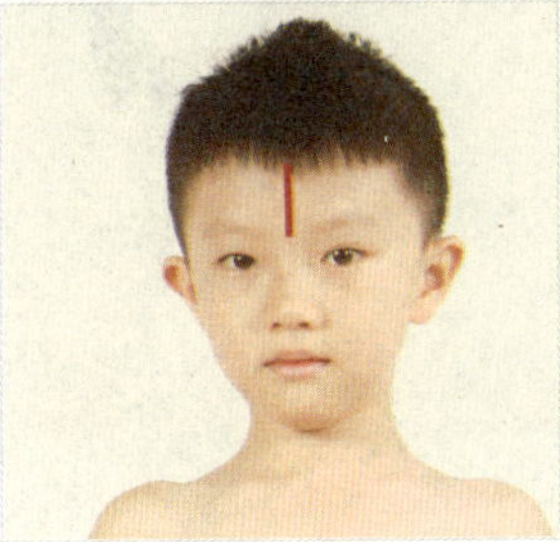

开天门

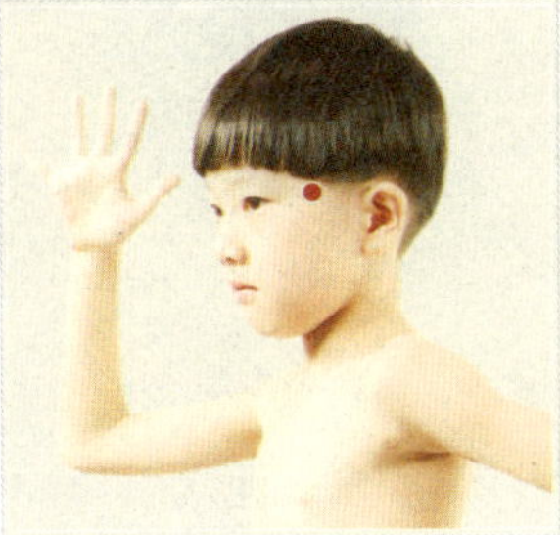

太阳穴

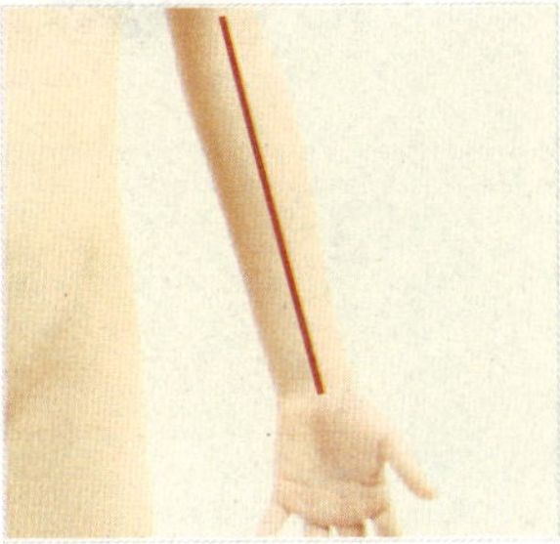

清天河水

推六腑。六腑的位置在前臂靠近小指侧面，从腕横纹至肘横纹成一直线。可以用拇指或食指、中指指面自肘推向腕部，推 15 分钟。推六腑通常适用于高热症状。

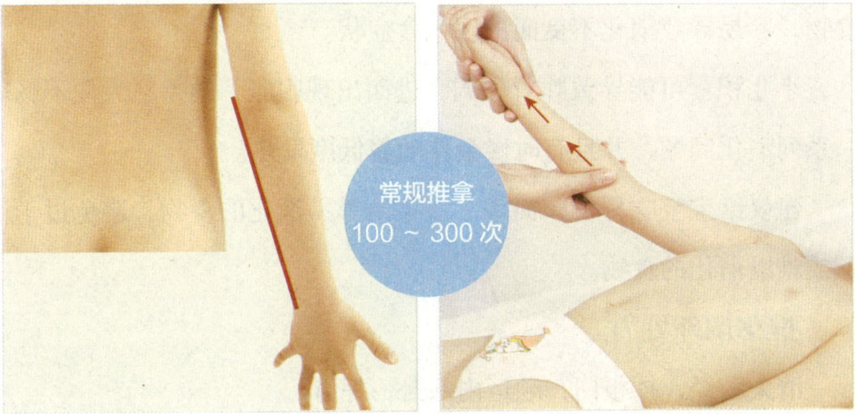

推六腑

拿风池穴。风池穴位于枕骨粗隆直下的凹陷处与乳突之间，可于斜方肌和胸锁乳突肌之间取穴。可以用拇指和食指指腹拿捏小儿后发际两侧的凹陷处的风池穴 5 ~ 10 次。

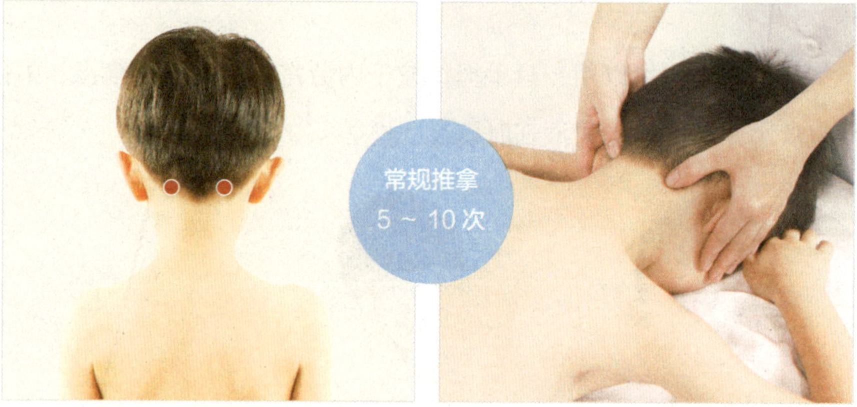

拿风池穴

积食发热

小儿的脾胃功能尚未发育完善，消化系统较为脆弱，吃了过多的食物，容易导致消化不良而出现积食症状。

小儿积食可能导致脾胃失调，进而出现腹胀、纳差、大便不畅等一系列消化问题，并且有时候会伴随着低度发热。

建议给宝宝吃稀饭、面条、蔬菜汤等易消化的食物，避免过于油腻或难以消化的食物。

推拿调理处方

清大肠经，揉板门，顺运内八卦，捏脊。

推拿方法

清大肠经。大肠经位于食指桡侧缘，是自指端至虎口的一条直线。找到后，用食指和中指指腹由虎口推至指端，次数为 200 ~ 300 次。

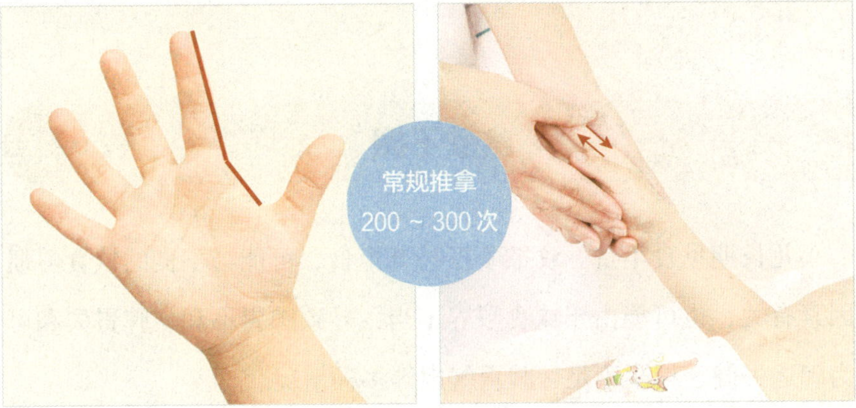

清大肠经

揉板门。板门位于手掌的大鱼际中点。推拿前用滑石粉、爽身粉、生粉或淀粉涂抹，然后以食指、中指或无名指的指腹按揉板门 200 次左右。

顺运内八卦。八卦穴是以掌心为圆心，以掌心到中指指根距离的 2/3 为半径的圆。以拇指指腹顺时针揉按 2 ~ 3 分钟，即为顺运内八卦。

捏脊。捏脊是治疗小儿积食的重要推拿手法。取后背脊柱正中位置，先涂抹滑石粉或爽身粉，然后用双手食指和拇指对应，同时捏起皮和皮下组织，左右手交替从下向上一直捏到颈部。共捏 6 次，捏至后背微微发红。

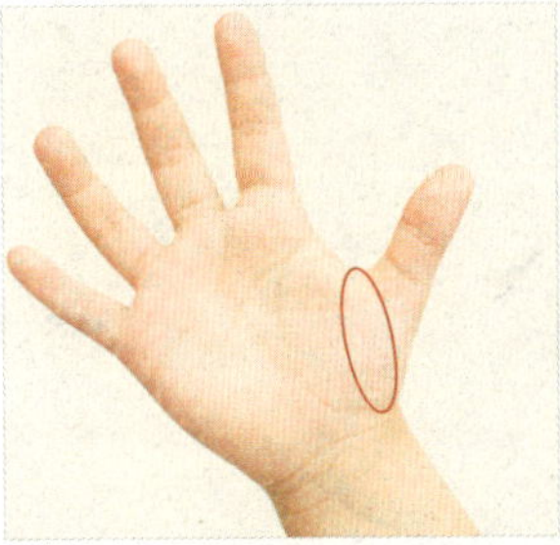

揉板门

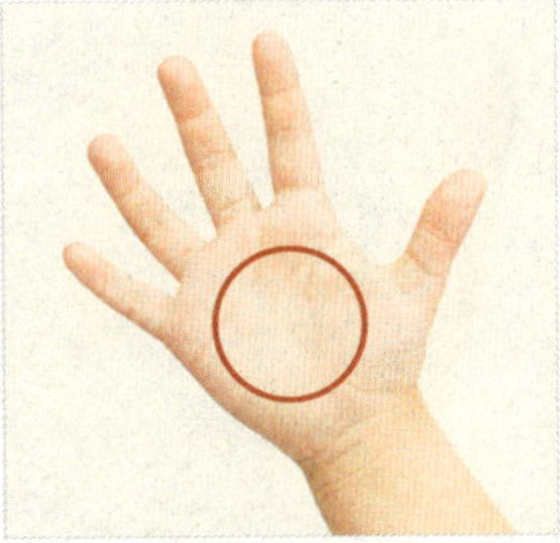

顺运内八卦

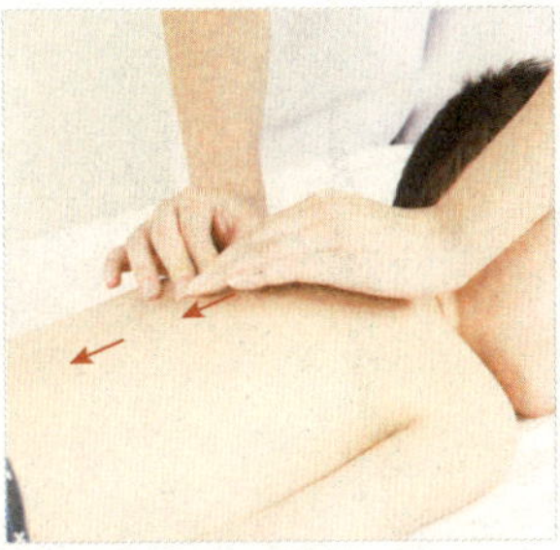

捏脊

食欲不振

小儿长期见食不贪、食欲不振甚至拒食，可能与不良的饮食习惯等因素有关，也可能由于饮食喂养不当，导致脾胃不和。脾胃失和可分为脾运失健、胃阴不足、脾胃气虚等多种情况。

脾运失健主要是指脾胃运化功能减弱或失调，常见症状有食欲不振、消化不良、腹胀、大便稀溏等。胃阴不足、脾胃气虚主要是指胃阴亏损或脾胃气虚，常见症状有食欲不振、口干无味、大便干燥等。推拿相关穴位，可健脾养胃，缓解小儿厌食。

推拿调理处方

推揉中脘，推脾俞，点按足三里，推胃俞，掐四横纹，清天河水。

推拿方法

推揉中脘。中脘穴位于上腹部，前正中线上，当脐中上 4 寸。可以用拇指指腹从中脘推到神阙，反复操作 10 ~ 15 次，以局部皮肤发热为度。

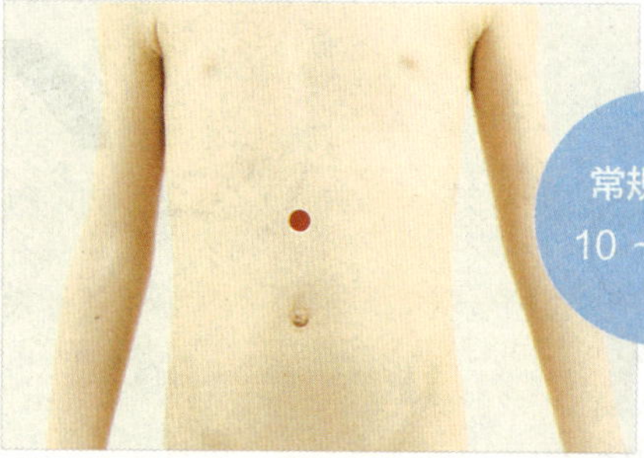

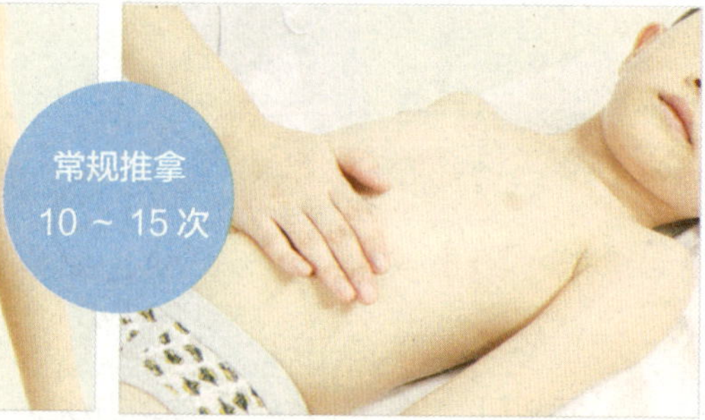

推揉中脘

推脾俞。脾俞穴位于背部，当第 11 胸椎棘突下，旁开 1.5 寸。可以用双手拇指指腹从上往下推脾俞穴，以局部有酸胀感为度。

点按足三里。足三里穴位于小腿前外侧，当犊鼻下 3 寸，距胫骨前缘一横指（中指）宽处。可以用拇指指腹点按足三里穴 30 次，以局部有酸胀感为度。

推胃俞。胃俞穴位于背部，当第 12 胸椎棘突下，旁开 1.5 寸。可以用双手拇指指腹从上往下推胃俞穴，以局部有酸胀感为度。

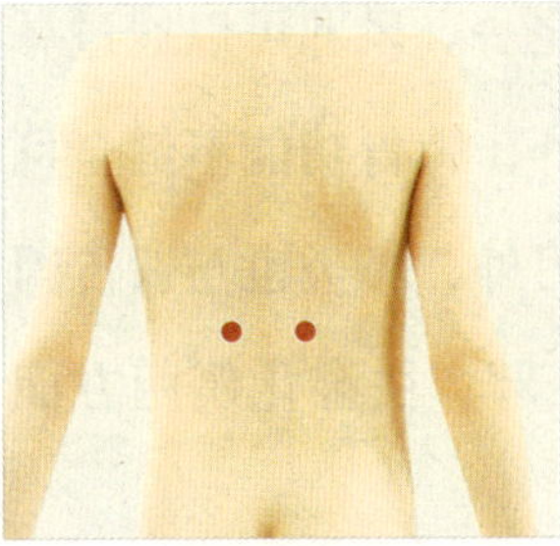
推脾俞

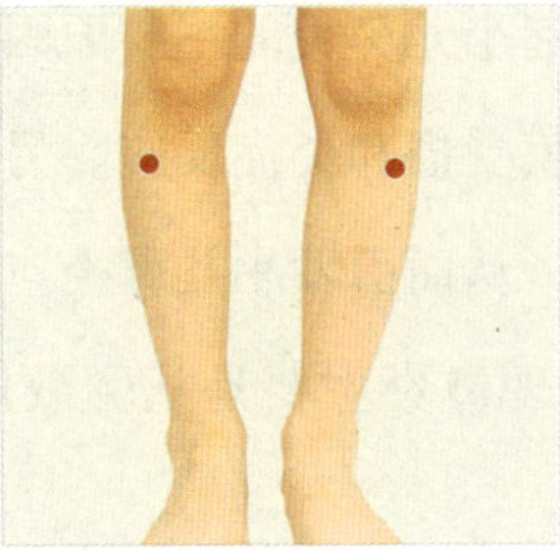
足三里

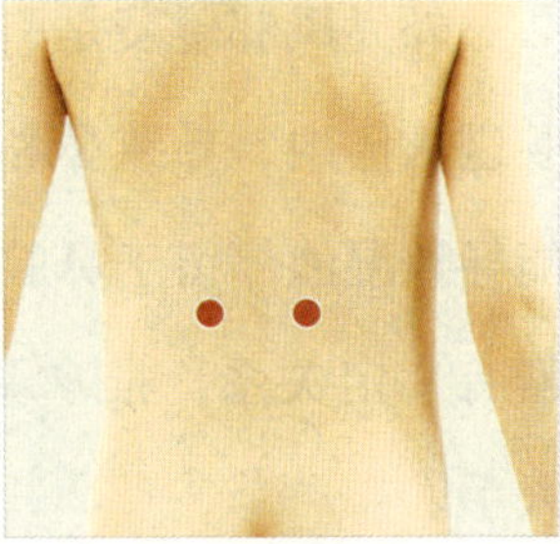
推胃俞

掐四横纹。四横纹穴位于掌面食、中、无名、小指的第一指间关节横纹处。可以用手指的指腹或指关节，沿着横向纹路用适当的力量掐压。可用于调理小儿脾运失健。

清天河水。天河水位于前臂正中，自腕至肘，成一条直线。一只

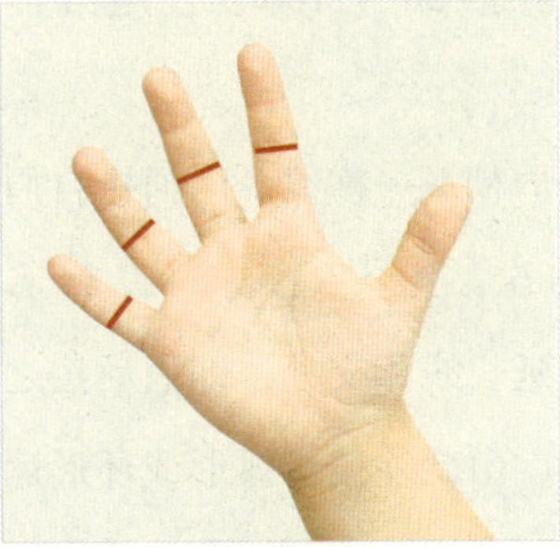
四横纹

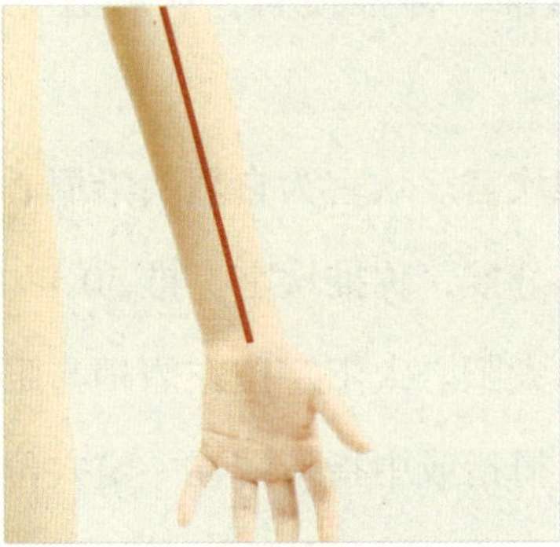
清天河水

手握住小儿的手，掌心向上，另一只手的食指、中指指腹从小儿的手腕推向手肘，称清天河水。可用于调理小儿脾胃气虚。

鼻 炎

小儿鼻炎是指宝宝鼻黏膜的炎症反应，主要症状包括鼻塞、流涕、打喷嚏、鼻部瘙痒和嗓子干痒等。

外界风邪侵袭是引起小儿鼻炎的主要原因之一。风邪可以通过鼻腔进入体内，导致鼻黏膜受损和炎症反应。另外，脾胃功能不健全可能导致湿浊停留于鼻腔，从而引发小儿鼻炎。另外，鼻炎也与遗传因素有一定关系。推拿调理鼻炎主要是从驱散风邪、祛湿化痰两方面入手。

推拿调理处方

开天门，推坎宫，运太阳，揉迎香穴，清肺经。

推拿方法

开天门。天门为两眉中间至前发际成一直线。两拇指自下而上交替直推，称推攒竹，又称开天门。推 50 ~ 100 次，用力宜柔和均匀。

推坎宫。坎宫为自眉头沿眉心向眉梢成一横线。两拇指自眉心向眉梢作分推，称推坎宫。推 50 ~ 100 次。

运太阳。太阳定位在眉梢与眼角延长线相交处，即眉后按之凹陷处。以拇指或中指指端在一定穴位上，由此往彼作弧形或环形运转推动，称运法。

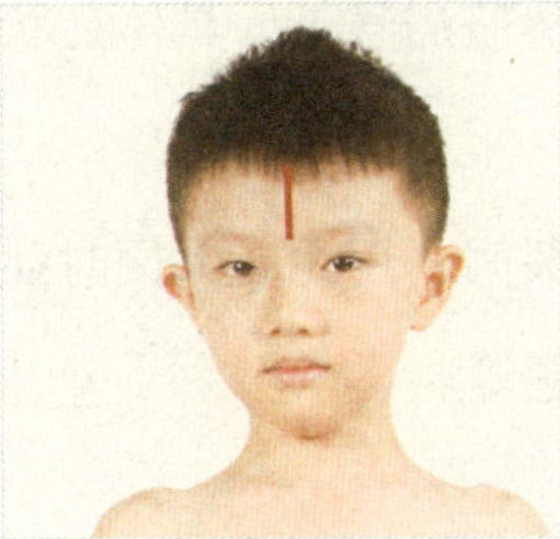
开天门

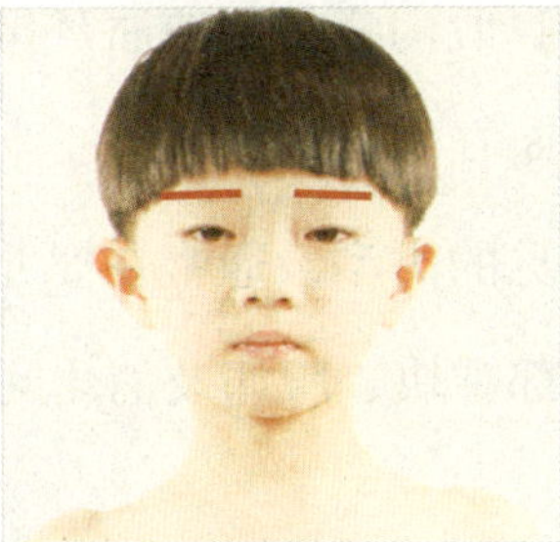
推坎宫

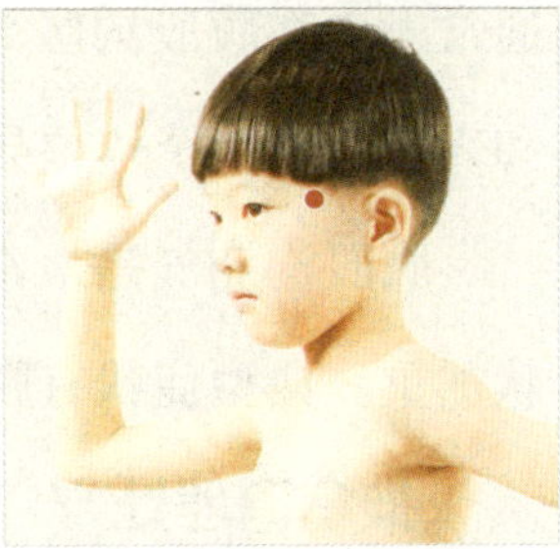
太阳穴

揉迎香穴。迎香穴位于鼻翼两边的凹陷中，是鼻翼跟鼻唇沟连接的地方。用食指和中指在迎香穴位左右揉100次，揉完以后再按摩迎香穴，用两只手的拇指沿着小儿鼻梁自上而下推摩。

清肺经。肺经位于无名指末节螺纹面。找准位置后，先涂抹少量介质如滑石粉或爽身粉，然后一只手固定宝宝的手，用另一只手的食指，沿肺经由指根部向指尖推，每分钟推120 ~ 150次，推200 ~ 300次。

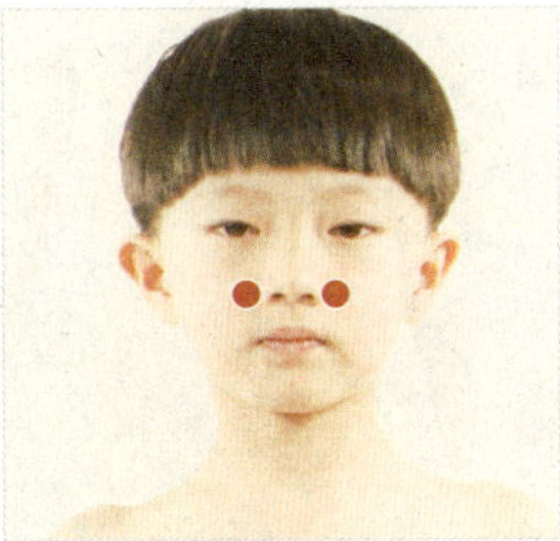
迎香穴

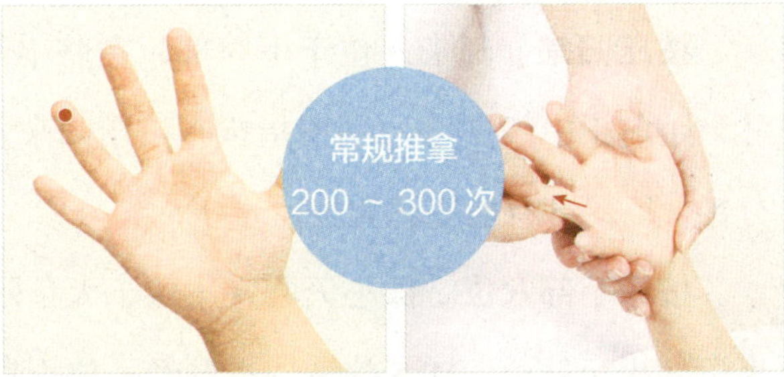

清肺经

小儿疝气

小儿疝气是指婴幼儿时期出现的一种常见疾病，主要表现为腹股沟或脐环区域的组织或器官通过腹壁缺损或薄弱部位脱出的情况。它通常发生在腹股沟区（腹股沟疝气）或脐环区（脐疝气），具体症状和表现可能因个体差异而有所不同。

腹股沟疝气是最常见的类型，通常在婴儿哭闹、用力或大便时症状加重。典型症状有腹部肿块、腹痛及消化问题等。

推拿调理处方

按压天枢，按压气海，按压气冲，按压归来，按摩手部穴位。

推拿方法

按压天枢。天枢穴位于腹中部，距脐中 2 寸。用拇指指腹按压天枢穴 1 分钟，以局部有酸胀感为度。

按压气海。气海穴位于下腹部，前正中线上，在脐中下 1.5 寸。用拇指或食指、中指指腹按压气海穴 1 分钟，以局部有酸胀感为度。

按压气冲。气冲穴位于腹股沟稍上方，在脐下 5 寸，距前正中线 2 寸。用拇指指腹按压气冲穴 1 分钟，以局部有酸胀感为度。

按压归来。归来穴位于下腹部，在脐中下 4 寸，距前正中线 2 寸。用拇指指腹按压归来穴 1 分钟，以局部有酸胀感为度。

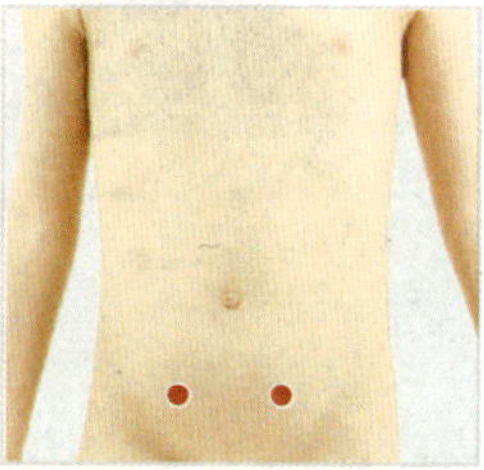
归来穴

按摩手部穴位。揉小天心穴（位于大鱼际和小鱼际相交处），揉 5 分钟；平肝经（位于食指螺纹面），由指根推向指尖 300 次；补脾经（位于拇指桡侧），从指尖推至指根 300 次；补肾经（位于小指螺纹面），由指尖旋推至指根 5 分钟；揉外劳宫穴（位于手背第 2、第 3 掌骨间，掌关节后 0.5 寸凹陷处），按揉 2 分钟；揉二人上马穴（位于手背，无名指与小指掌关节凹陷处），按揉 2 分钟。

第八章

应急推拿

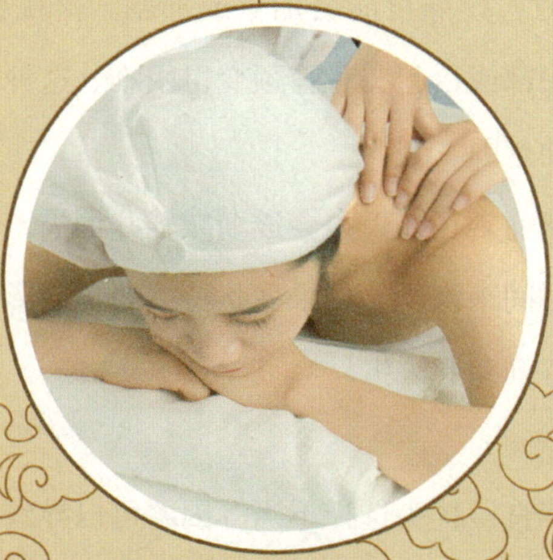

落 枕

落枕（也称为颈椎扭伤），是晨起时出现的急性颈肩部疼痛、活动受限等症状。这种肌肉挛缩可能会导致疼痛感，并且限制头颈的正常活动。

典型症状

落枕最明显的症状是颈部的疼痛感。这种疼痛通常在一侧颈部出现，并可能向肩部和上臂延伸。当患者转动头部、屈曲颈部或长时间保持同一姿势时，疼痛可能会加重或加剧。落枕会导致颈部肌肉僵硬，使得转动头部或抬起头时脖颈变得困难。这种僵硬感可能会限制颈部的正常活动范围。

落枕的症状通常在几天内会逐渐减轻并消失，但情况严重的话，可能需要更长时间来恢复。如果症状持续恶化或影响到了日常生活，请及时就医，咨询专业医生。

病因病机

睡眠姿势不良、枕头选择不当等因素可以导致颈部长时间处于过度偏转的位置，从而引发颈部肌肉紧张和扭伤。这样的情况会使颈椎上的小关节受到压力，导致静力性损伤和相应的疼痛不适。

如果颈部在睡眠时受到寒冷空气的刺激，或者夏天过度追求凉爽，使颈背部受凉，会导致气血凝滞、筋络痹阻，进而引发颈部僵硬、疼痛等症状。

某些颈部外伤，如剧烈摔倒、碰撞等，可能导致颈部肌肉保护性收缩和关节扭挫。如果在此基础上出现睡眠时颈部姿势不良的情况，可能使气血壅滞、筋脉拘挛，进而引发或加重落枕症状。

推拿方法

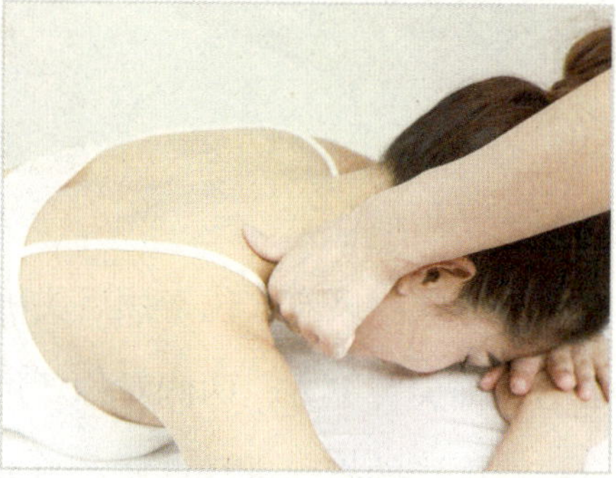

按揉穴位。可以按揉手部穴位如后溪穴、外劳宫穴等，按揉肩颈及背部穴位如风池穴、风府穴、风门穴、阿是穴等穴位，手法由轻到重。这样可有效促进血液循环、舒缓肌肉紧张和疼痛。

提拿颈椎两侧。可以用双手提拿颈椎两侧及肩部软组织，并弹拨紧张的肌肉，也可以刺激肌肉和组织，促进血液循环，缓解肌肉紧张和疼痛。

常用的穴位

后溪穴。后溪穴位于手掌背面，尺骨茎突与腕骨之间的凹陷处。手掌背面向上，将拇指放在尺骨茎突的外侧边缘，中指放在拇指下方，后溪穴即位于两指指尖的交叉点。

肩井穴。肩井穴位于肩颈部，约在肩胛骨上角与颈椎第 1 椎体棘突之间的凹陷处。按摩肩井穴可帮助缓解颈部僵硬、疼痛和落枕引起的不适感。

大椎穴。大椎穴在颈后部，第 7 颈椎棘突下凹陷中，后正中线上。低头，颈背交界椎骨高突处椎体，下缘凹陷处即是此穴位。用拇指按压该穴位，以适当的力度进行旋转推拿，有助于缓解颈部疼痛和僵硬。

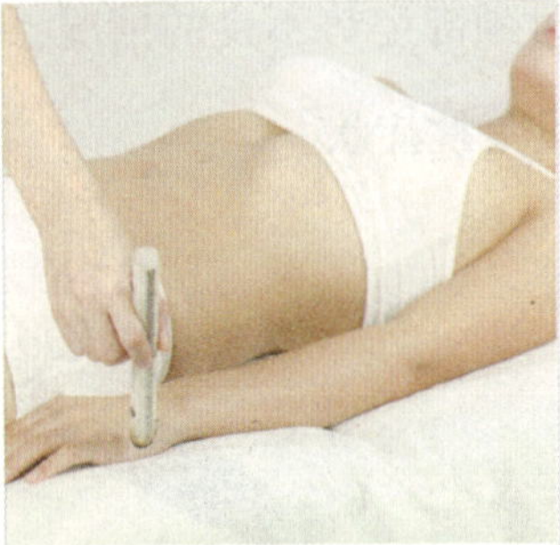

后溪穴

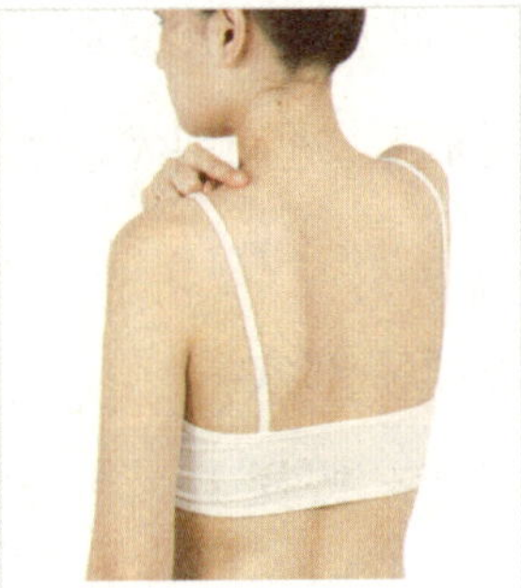

肩井穴

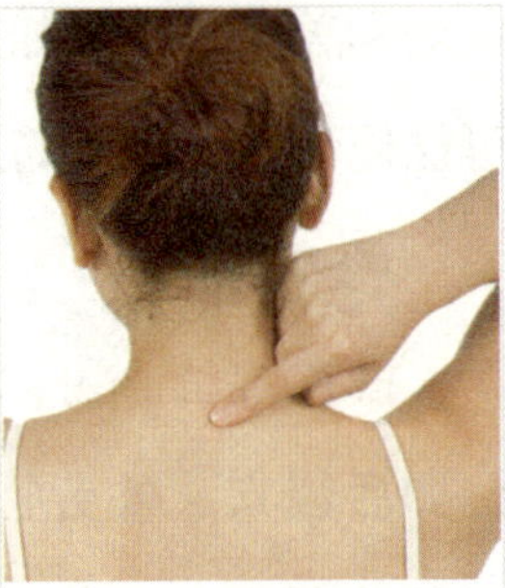

大椎穴

风府穴。风府穴位于颈后头侧，第七颈椎尖突下方，两侧对称。可用食指或中指的指腹进行点揉，力度要适中均匀，每次按摩 2 分钟，以局部有酸胀感为佳。这样有助于缓解颈部紧张的肌肉。临床上常用风府穴配合风门穴、风池穴、列缺穴等穴位治疗风寒感冒。

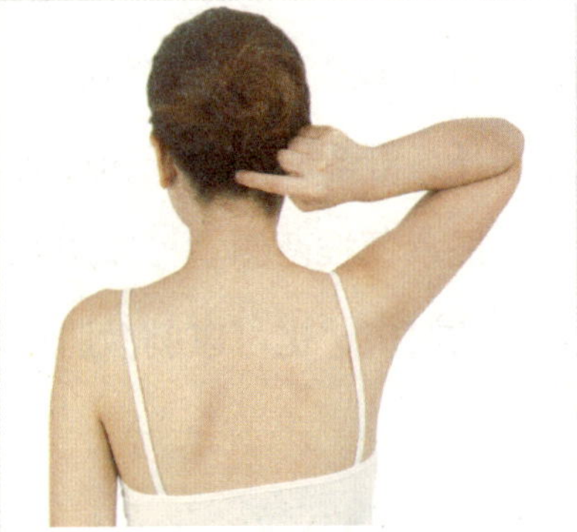

风府穴

翳风穴。翳风穴位于人体耳垂后方，在乳突与下颌角之间的凹陷处。用拇指或指腹揉捏、旋转推拿此穴位，可以使紧张的肌肉得到放松，快速缓解落枕的症状。该穴主治耳鸣、耳聋、口眼歪斜、面痛、牙关紧闭、颊肿等疾病。

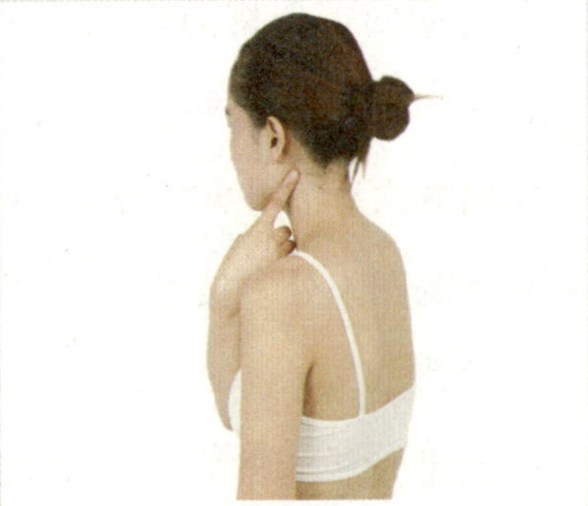

翳风穴

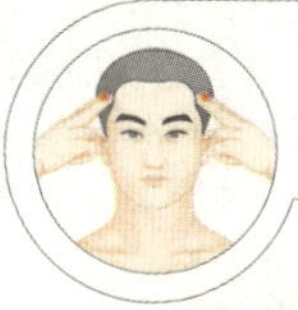

落枕的经筋疗法

检查筋结

检查筋结方法：经筋疗法治疗落枕，要先循着手少阳经筋走向检查筋结

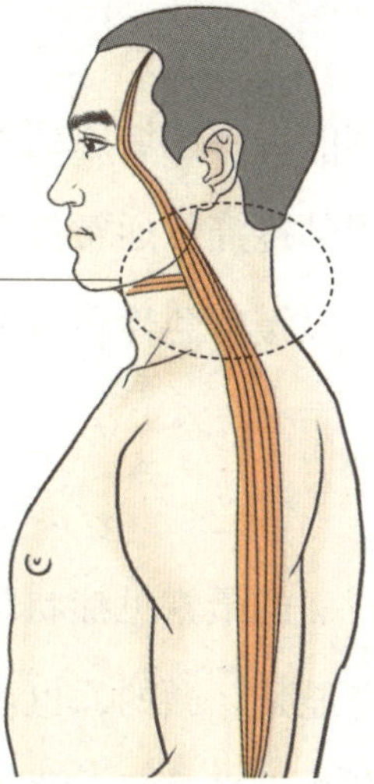

通常情况下，落枕会在手少阳经筋行经颈肩部的区域产生筋结，这就是治疗落枕的敏感区

治疗步骤

1 指按法

施治者用拇指端或指腹按压颈部筋结区域1～3分钟，动作要轻柔和缓，以患者能够忍受为度

2 掌揉法

施治者放松手腕，以掌根着力于颈部筋结区域，用腕关节连同前臂作小幅度的旋转运动。动作要轻柔，频率为每分钟120～160次，揉5分钟左右即可

穴位按摩辅助治疗

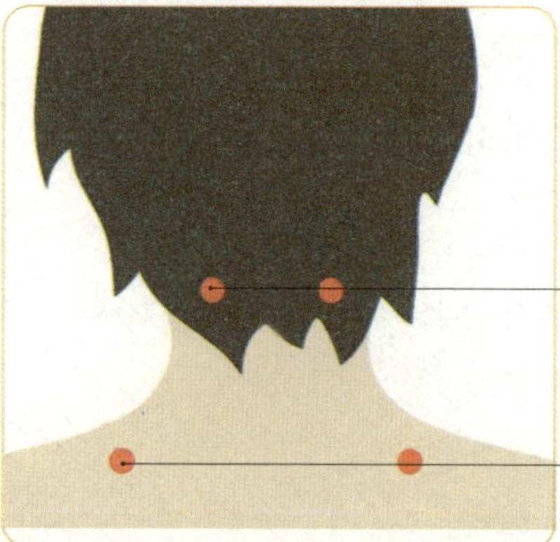

风池穴

位于后头骨下，两条大筋外缘凹陷处，与耳垂齐平

肩井穴

前直对乳中，大椎与肩峰段连线的中点，即乳头正上方与肩线交接处

在采用经筋疗法治疗落枕的同时，可以用穴位按摩法进行辅助治疗。其具体方法为：用手指揉按患者的风池穴和肩井穴，持续约3分钟

急性胃痛

胃痛是指腹部的胃部区域感到不适或疼痛的一种症状。急性胃痛是指突然发生的胃部疼痛，通常伴有恶心、呕吐、腹泻等症状。需要注意的是，推拿可以缓解急性胃痛的症状，但是还需要去医院进行专业的检查及治疗。

典型症状

胃部疼痛。胃痛的最常见症状是胃部疼痛，通常呈现为隐痛或胀痛的感觉。疼痛可能是轻微的，也可能是剧烈的。

消化不良。消化不良是另一个常见的胃痛症状，表现为恶心、呕吐、饱胀、腹泻和便秘等。

胃酸反流。胃酸反流也是一种常见的胃痛症状，主要表现为喉咙酸痛、口苦、口臭等。

病因病机

气滞血瘀。情志不畅、饮食不当、长期久坐、缺乏运动等原因导致气滞血瘀，从而影响胃肠道的正常消化吸收功能。

脾胃虚弱。脾胃功能失调，不能及时消化吸收食物，从而引起胃痛。

风寒湿邪。外来的风、寒、湿邪物进入人体，侵袭胃肠，引起胃痛。

推拿方法

揉中脘。双手掌重叠紧贴中脘穴，以顺时针方向旋转按揉 1 ~ 2 分钟，再逆时针方向旋转按揉 1 ~ 2 分钟。

推肋弓。将两手拇指指腹依次置于鸠尾穴（位于脐中线下 3 寸处）、中脘穴（位于脐中线上 4 寸处）、神阙穴（位于胸骨下端凹陷处，即胸骨下缘最低点），分别向两侧推 7 ~ 10 次，推至肋弓位置，注意手法要轻。推肋弓的目的主要在于缓解脾胃气虚引起的胃脘部不适。

常用的穴位

梁丘穴。梁丘穴位于大腿膝关节上外侧凹陷处。用拇指指尖适当用力按压梁丘穴 1 分钟左右，然后左右交替进行，这样可以缓解急性胃痉挛。

中脘穴。中脘穴大约在肚脐往上一掌处。取仰卧位，可以用手指用力向下按压中脘穴，持续 6 秒，然后松开，重复 10 次，这样有助于缓解胃痛。

足三里穴。足三里穴位于小腿前侧，当膝盖微屈时，距胫骨前缘三横指的位置。按摩足三里穴 1 分钟左右，重复多次，这样可以促进胃酸分泌，缓解胃痛。

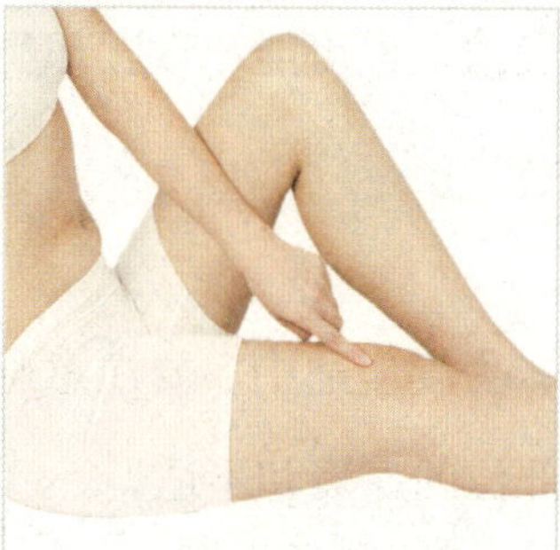

梁丘穴

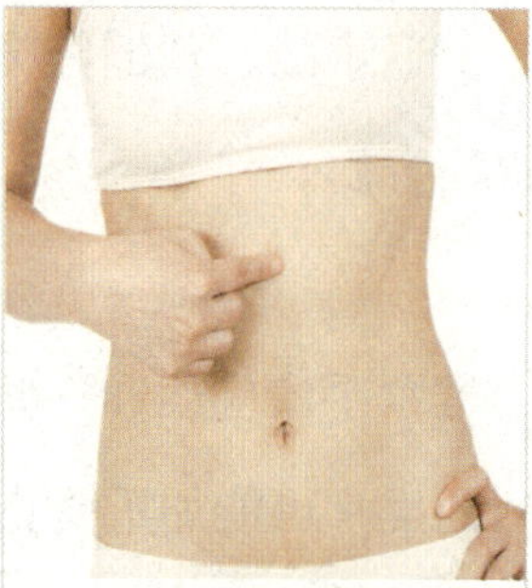

中脘穴

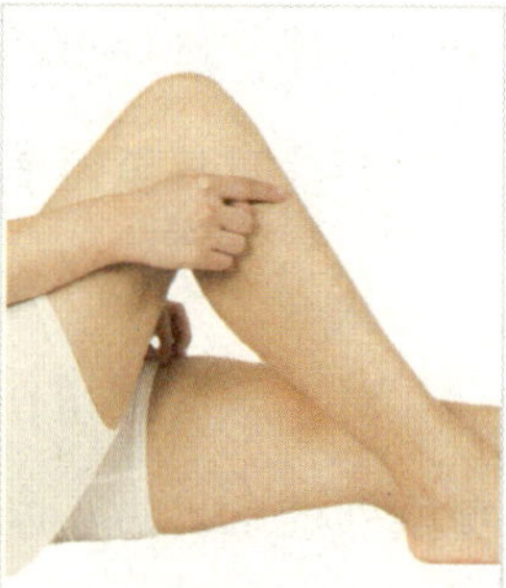

足三里穴

急性腰扭伤

急性腰扭伤是指突然受到外力或因为不当动作导致腰部肌肉、韧带、关节等组织损伤的一种情况。急性腰扭伤是一种常见的运动损伤，症状通常表现为腰部疼痛、肿胀、僵硬等。

典型症状

腰部会感到明显的疼痛，可能是剧烈的、锐利的或是钝痛的感觉。扭伤后，局部可能会出现肿胀，这是由于软组织损伤而引起的炎症反应。腰部的运动范围可能受限，可能会感到僵硬或难以进行正常的活动。此外，还可能有其他症状，如腰部僵硬、瘀斑等。

病因病机

长时间保持一个姿势、重体力劳动、频繁扭动腰部等活动容易导致肌肉疲劳和过度拉伸，增加急性腰扭伤的风险。

剧烈运动、提起重物、突然转身等活动过程中，如果用力不均匀或姿势不正确，也可能导致腰部肌肉或韧带拉伤、撕裂，引发急性腰扭伤。

另外，意外事故、交通事故、跌倒等突发情况也可能导致腰部受伤，严重时甚至可能损伤脊髓。

推拿方法

对于急性腰扭伤，推拿手法应柔和一些，力度应适中。要注意避免剧烈推拿，过于剧烈的推拿可能加重受伤部位的疼痛和不适。

推拿的时候，可以刺激一些身体的穴位，如腰阳关穴、中枢穴、俞府穴、足三里穴、次髎穴、委中穴、大敦穴等穴位。这些穴位与腰部有着经络连接，可以起到促进血液循环和舒缓疼痛的作用。

常用的穴位

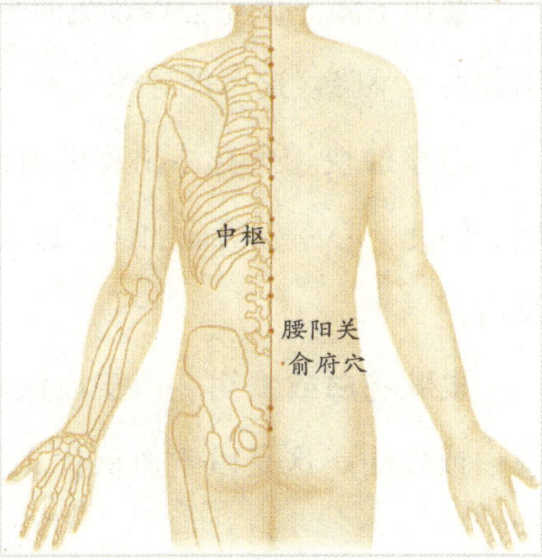

腰阳关穴。腰阳关穴位于脊柱旁边的隆起处，使用拇指或中指按压此穴位即可进行刺激，每次按压持续 20 ~ 30 秒，可疏通肝经、胃经等经脉，有助于缓解腰酸背痛等不适感。

中枢穴。中枢穴位于腰部正中央，与脊椎相连。可以用拇指或中指按压此穴位，每次按压持续 20 ~ 30 秒，可疏通督脉、任脉等经脉，有助于舒缓肌肉和减轻疼痛。

俞府穴。俞府穴位于腰部的侧后方，与肾脏相连。可以用拇指或中指按压此穴位，每次按压持续 20 ~ 30 秒，可疏通肾经、膀胱经等经脉，有助于缓解肾虚引起的腰痛和腰部不适感。

休 克

休克是一种急性循环衰竭的病理改变，常见于严重创伤、感染、心脏问题或严重失血等情况下，血液循环无法满足身体组织和器官的需求。在中医上，休克被归类为“厥症”“脱症”。

需要注意的是，休克是一种严重的病理性状态，本节提到的推拿急救方法仅为辅助治疗措施。当周围出现休克患者时，应及时寻求医疗帮助是至关重要的。

典型症状

血压下降。休克会导致流向身体的组织和器官的血液不足，进而引起血压下降。这可能导致头晕、昏迷以及四肢感觉冰冷。

心率加快。当身体出现休克时，心脏会试图弥补血液不足的问题，因此，心率会明显加快。这是机体对血液循环减少的一种代偿性反应。

皮肤苍白或发绀。由于血液循环不足，休克患者的皮肤可能变苍白或发绀。这是由于血液优先供应重要器官而导致末梢血液供应不足。

此外，一些感染性休克可以引发身体大量出汗，这是身体为了降低体温并维持正常代谢所采取的一种反应。

病因病机

中医认为，休克是由于人体阴阳失衡、气血失调、脏腑功能失常等因素引起的一种急性病理性状态。中医对休克的病机认识主要包括以下几个方面。

全身气血不足。中医认为，休克是由于气血运行不畅，全身气血不足而导致的。如果气血不能正常流通，就会影响组织和器官的生命活动。

脏腑功能失调。中医认为，在休克的过程中，脏腑功能受到了严重的损伤，因此，必须尽快进行调理。

惊恐或强烈的心理刺激。强烈的情绪波动可以导致身体内部的阴阳失衡，进而引发休克。

推拿方法

理气通络。针对气滞血瘀的问题，可以通过推拿手法刺激经络，促使气血运行畅通。常见的手法包括用拇指推、点按、揉摩等。

补充气血。针对气血不足的问题，可以采用推拿手法配合适当的穴位按摩，如推拿麻精穴、大椎穴等，以补充气血、增加全身的营养供给。

调整脏腑功能。根据具体的休克类型和脏腑功能失调情况，采用相应的推拿手法进行调理。比如，通过腹部推拿调理肠胃功能，通过心区推拿改善心脏功能。

常用的穴位

人中穴。人中穴位于鼻唇沟的上 1/3 与中 1/3 交点处，可以用拇指掐压人中穴数次。需要注意的是，对患有高血压或脑血管病的患者禁用此法。

内关穴。内关穴位于前臂掌侧，屈腕横纹与尺骨内侧骨隆突之间。刺激内关穴有舒缓紧张情绪、调节心脏功能的作用。

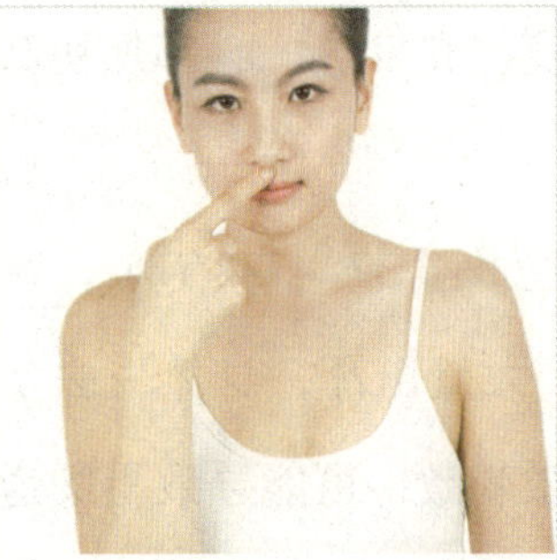
人中穴

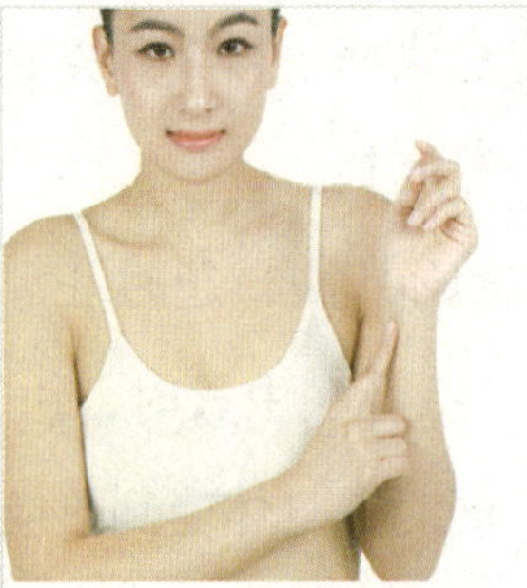
内关穴

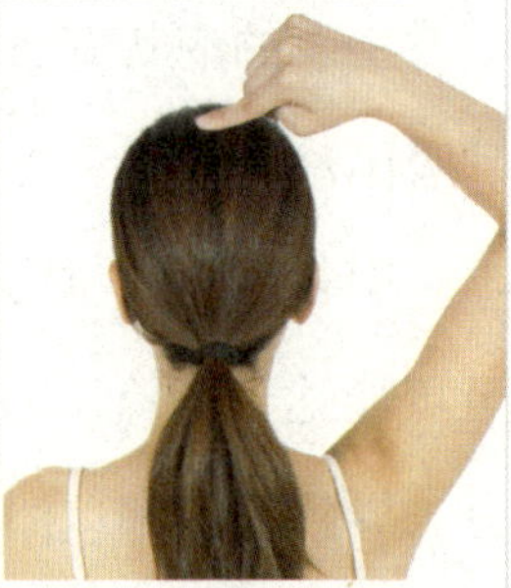
百会穴

麻精穴。麻精穴位于腹部正中线，脐上四横指宽处。刺激麻精穴可以增加气血供给，促进脏腑功能恢复。

百会穴。百会穴位于头顶中央，两耳尖连线的中点。刺激百会穴可以调节脑神经功能，增加气血供应。

中 暑

中暑是由于长时间暴露在高温、通风不足的环境下，身体无法有效散热而导致的热应激反应。中医认为中暑是由于外邪、热邪侵袭入体，导致人体阴阳失衡而引发的病症。

如果发现身边有人中暑，需要尽快做到以下五点：一是将患者移到阴凉、通风的地方；二是给患者提供足够的清凉水或含电解质的饮料；三是用湿毛巾或喷雾器给患者降温，可以在其颈部、腋下和脚踝处敷以冷湿毛巾；四是如果症状严重或持续时间较长，应立即就医或呼叫急救车辆；五是症状轻微或者中度症状患者，可以用推拿的方式进行治疗和缓解。

典型症状

中暑的症状有头晕、头痛、口干、皮肤发红和发热、心率加快和呼吸困难、疲倦和乏力等症状。

中暑时，体温会急剧升高，超过正常范围（37～38℃），甚至可能达到40℃以上。患者在中暑时，由于大量出汗，身体失去水分，导致脱水和口渴。同时，身体受到热应激刺激，可能导致胃肠道不适，出现呕吐和恶心的症状。在严重中暑的情况下，可能出现意识丧失和抽搐等神经系统症状。

根据中医的分类，中暑可分为不同的类型。

实热型：体温升高，皮肤发红，口渴，尿黄，大便干燥，脉象偏数。

虚热型：体温升高但不明显，面色潮红，倦怠乏力，口干咽痛，小便短少，舌苔黄腻，脉象细数。

阳亢型：体温升高，烦躁不安，口渴，大便秘结，尿黄，舌红苔黄，脉象数弦。

病因病机

中医将中暑归类为“暑热病”范畴，主要表现为阳气亢盛、阴虚耗损的病理过程。中暑的发生与高温环境下人体的阳气过盛有关，阳气上升而阴气消耗，导致阴阳失衡。中暑主要影响心、肝、胃等脏腑，以及气血、津液等体液。中医治疗中暑主要目的是清热解毒、疏散风热、益气生津、调理阴阳平衡。

推拿方法

降温穴位按摩。可以按摩太阳穴、风池穴、合谷穴等穴位，以促进血液循环和散热。轻柔地用指腹按压这些穴位，每次持续几分钟。

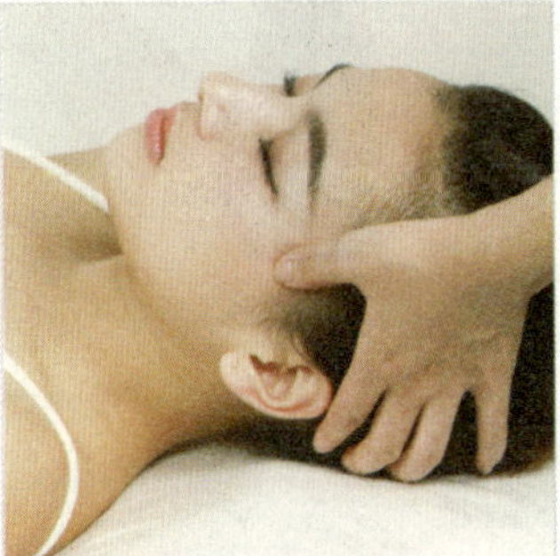
太阳穴

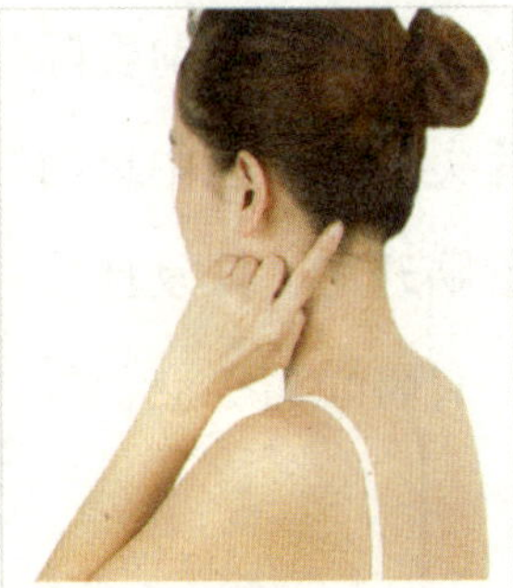
风池穴

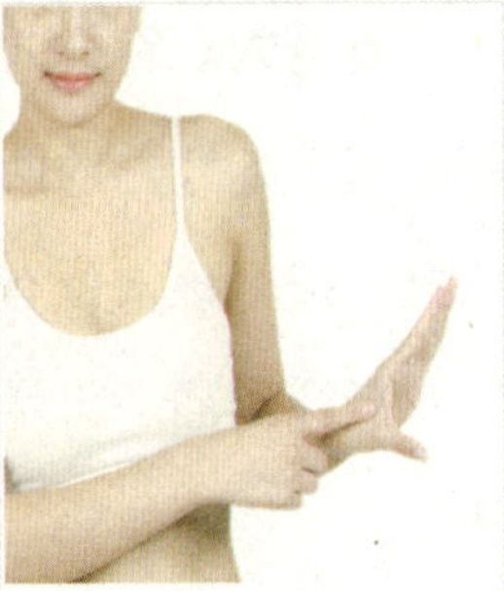
合谷穴

散热部位冷敷。将湿毛巾或冰袋放在颈部、腋窝、腹股沟等散热部位，有助于散热和降温。

轻揉手心心包经。手心心包经是体内最长的经络之一。轻揉手心心包经可促进气血流动，帮助散热和缓解中暑症状。

轻拍后背。用掌心轻拍背部，从上到下、从左到右，有助于刺激背部经络，促进血液循环和疏通气血。

常用穴位

合谷穴。合谷穴位于手背大拇指和食指之间的凹陷处，按压该穴位可以促进气血运行，有助于缓解头疼、头晕、口渴等中暑症状。

十宣穴。十宣穴在手指，十指尖端，距指甲游离缘 0.1 寸处，左右各十穴。按压十宣穴可以促进血液循环和散热，有助于缓解中暑症状。

太阳穴。太阳穴位于头侧面，在眉梢与目外眦连线往后约一横指的位置，用手摸有一个很明显的凹陷处即是。按压该穴位可以刺激局部血管扩张，促进血液循环，有助于缓解中暑引起的发热、头痛、耳鸣、口苦、咽喉痛等症状。

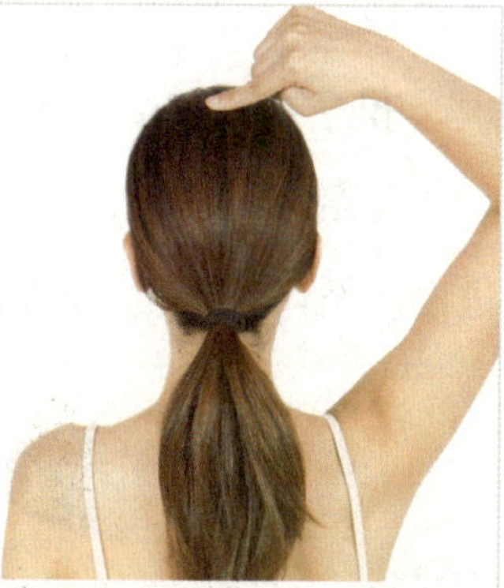
百会穴

百会穴。百会穴位于头顶，在前发际正中直上 5 寸。约两耳尖直上头顶中央的位置。按摩该穴位有醒脑开窍、恢复精力以及舒缓头痛、头晕、肩膀酸痛等症状的功效。

晕　车

晕车是一种常见的运动性晕眩，具体症状包括头晕、恶心、呕吐、出汗、乏力等，这些症状也会在乘坐船只、飞机等其他交通工具时出现。不同人对于晕车症状的敏感程度不同，有的人只在乘坐某种或几种交通工具时出现晕车症状，而有些人则没有或者只有轻微的症状。

典型症状

恶心：感觉到胃部不适或想要呕吐。

呕吐：有时晕车或晕船会导致实际呕吐。

头晕：感觉头脑不清楚、眩晕或晕眩。

出汗：有出汗或出冷汗的症状。

面色苍白：面部发白或出现血色不佳的情况。

心跳加快：心脏跳动加速。

疲劳感：感觉疲倦或虚弱。

病因病机

晕车、晕船的原因主要包括胃肠虚弱、内耳平衡器官反射作用和自律神经失调。

睡眠不足或疲劳过度会导致肠胃虚弱，而交通工具的震动又会使消化能力减低，增加胃的负担，导致胃的运动受到抑制，胃的出口紧闭，贲门（bēn mén，即胃的入口）松弛，胃内之物无法送抵肠部，反而倒返口腔，产生呕吐。

内耳平衡器官反射作用也是晕车和晕船的原因之一。当交通工具运动时，内耳平衡器官受到刺激，产生反射作用，导致人体产生头晕、眩晕等不适症状。

自律神经失调也可能引起晕车和晕船。自律神经可调节人体内部的生理功能，包括心率、血压、呼吸、消化等。当自律神经失调时，这些生理功能无法正常调节，导致人体出现不适症状，如头晕、恶心、呕吐等。

在中医理论中，晕车被认为是人体的升降失调所引起的症状。晕车症状的产生是由于人体的气血流通不畅引起的。因此，针对晕车症状，中医常采用针灸、推拿按摩、中药调理等方法，以调节气血运行，调整升降关系，缓解晕车症状。同时，也需要注意生活习惯和饮食调节，避免过度疲劳、长时间空腹或过饱等不良生活习惯，以预防晕车的发生。

推拿方法

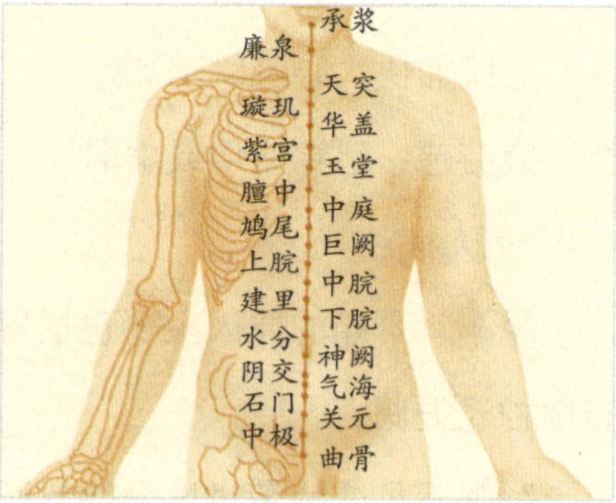

能缓解和治疗晕车晕船的特效穴位有耳穴、内关穴、合谷穴、鸠尾穴、足三里穴、第二厉兑穴等，通过推拿这些穴位，可以起到益气安神、和胃降逆的功效。

常用穴位

鸠尾穴。鸠尾穴位于上腹部，前正中线上，脐上 7 寸，在胸剑结合部下1寸处。患者可以深吸一口气，缓缓吐气时用拇指和食指指腹按压鸠尾穴6秒，松开后再次按压，点按2～3分钟，在乘车前后半小时开始进行推拿效果更佳。这样的方法可有效缓解晕车导致的恶心、呕吐、反胃、胸痛等症状。

合谷穴。合谷穴位于手背侧，第2掌骨桡侧的中点。可以用左右手互相按压合谷穴，每次按压1～2分钟，反复进行，按压的力度要稍大一些，以局部感到酸、麻、胀为宜。

内关穴。内关位于掌横纹上，在大拇指与食指相向处。可以用拇指指腹按压内关穴，力度稍大，以局部感到酸胀为宜。每次按压约10秒，反复进行。

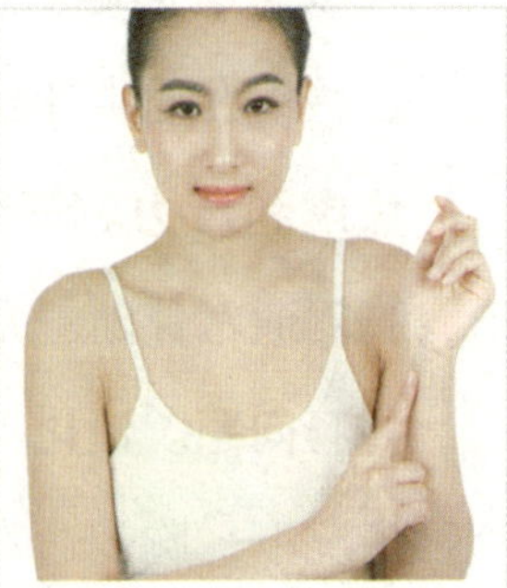
内关穴

板门穴。掌心向上，在大鱼际表面，双手拇指近侧，手掌肌肉隆起处取穴。可以用拇指或中指揉掐板门穴，以局部感到酸胀为宜。

足三里穴。足三里穴位于小腿前外侧，在膝盖下方的3寸处。可以用拇指适度按压足三里穴，每次按压约10秒，反复进行。

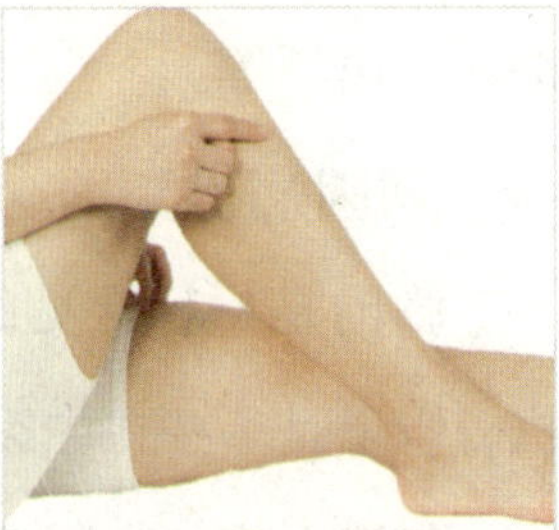
足三里穴

胸闷

胸闷是一种常见的不适症状，通常被描述为呼吸费力或气短的一种主观感受。胸闷的症状可能由心血管问题、呼吸系统问题、肠胃问题等疾病引起，也可能是情绪压力、焦虑和恐惧等原因所导致。

需要注意的是，如果胸闷持续时间较长或伴随着其他危险症状，需要尽快就医。推拿等方法可以缓解不适症状，只适合于辅助治疗。

典型症状

心血管问题。心脏疾病如冠心病、心肌梗塞、心律失常等可能导致胸闷。这些情况可能伴随着其他症状，如胸痛、气短、心悸等。

呼吸系统问题。呼吸道感染、哮喘、肺部疾病等都可能导致胸闷。这些情况通常伴随咳嗽、气短、喘息等症状。

焦虑和压力。情绪压力、焦虑和恐惧可能导致胸闷。这种情况下，胸闷通常伴随着紧张感、心悸、呼吸困难等。

胃肠问题。消化不良、胃酸倒流等胃肠问题也可能导致胸闷感。这种情况下，胸闷通常伴随着胃部不适、饱胀感等症状。

另外，胸闷还可能会伴随其他症状，如头晕或眩晕、心慌或心跳加速、出汗等。

病因病机

胸闷是一种常见的症状，可以与多种疾病有关。关于其病因病机，以下是一些在中医理论中常见的解释。

气滞血瘀。中医认为情志不畅、饮食不节、气血运行不畅等因素可能导致气滞血瘀，阻碍气血在胸部的正常流动，引起胸闷不适。

脏腑功能失调。中医认为胸闷可能与脏腑功能失调有关，如肺气郁结、胃火上炎等。

痰湿阻滞。中医认为湿邪蕴结、痰湿内生可能导致胸闷，并伴有其他症状，如咳嗽、痰多等。

心脉病变。中医认为心脉是主管心血的通道，若心脉受阻或功能异常，可导致胸闷、胸痛等症状。

推拿方法

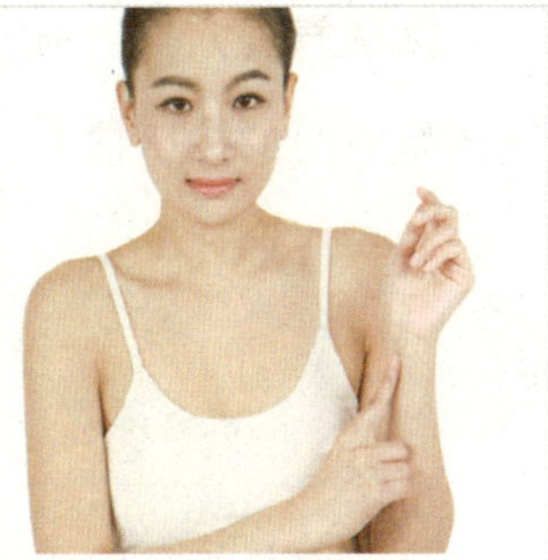
内关穴

按摩相关穴位可以有效缓解胸闷症状，内关穴、檀中穴、天池穴、极泉穴、心俞穴、神门穴、天泉穴等都是主治胸闷气短的穴位。不同原因引发的胸闷症状有不同的推拿方法。颈椎病导致有胸闷症状时可以通过按摩膻中穴来缓解；精神紧张导致有胸闷症状时可以按摩手上的劳宫穴，能起到清心安神的效果。过多食用生冷食物或饮食不节导致气血两虚的症状，也会伴随胸闷气短，此时可以按摩内关穴，可有效促进胸部血液循环。

常用穴位

弹拨极泉穴。将手指放置在极泉穴上，用力向下按压 3 ~ 5 秒，然后松开，同时用另一只手的手指以快速连续的方式在极泉穴上轻弹拨打，每次持续 20 ~ 30 秒，重复多次。

按揉肺俞穴。肺俞穴在背部第 4 胸椎棘突下方，以双手拇指或掌

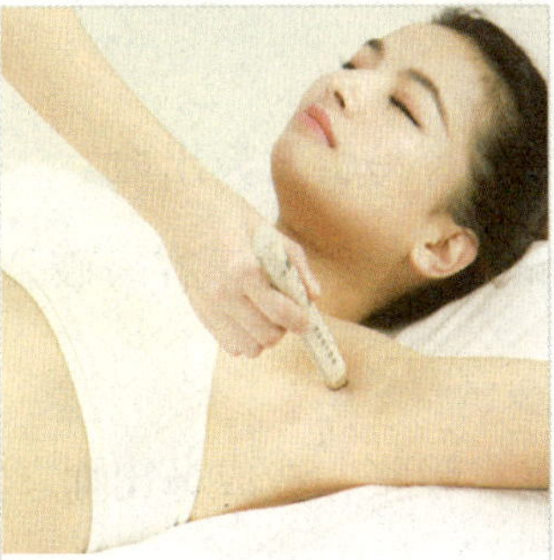
极泉穴

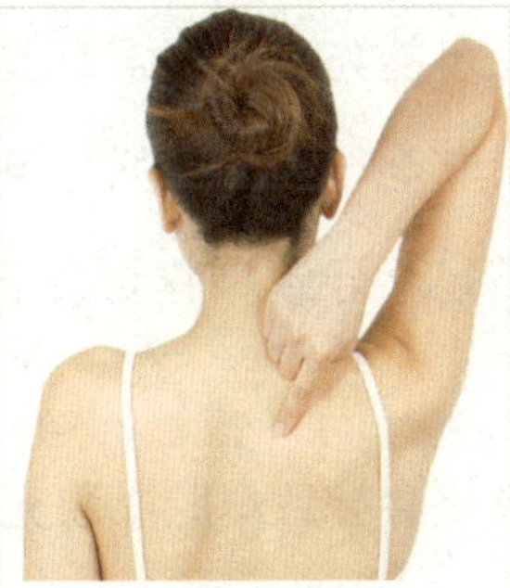
肺俞穴

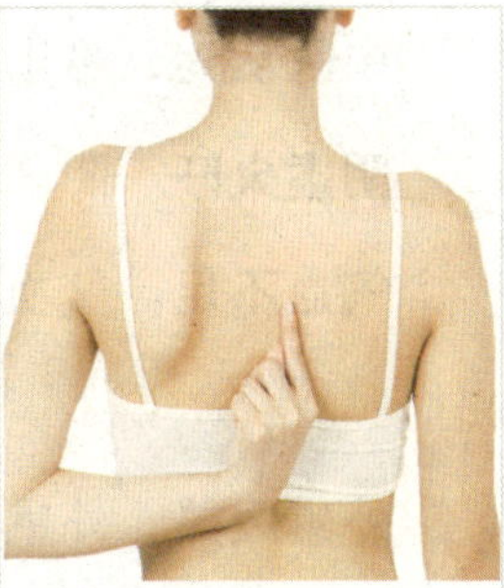
心俞穴

根轻按、揉动或旋转推拿此穴位，可缓解肺气郁结引起的胸闷。

按揉心俞穴。心俞穴在背部第 7 胸椎棘突下方，以双手拇指或掌根轻按、揉动或旋转推拿此穴位，可舒缓心脉病变引起的胸闷。

推拿气海穴。气海穴在胸骨下缘凹陷处，用手指腹以适当的力度进行有节奏的按压按摩，有助于疏通气滞血瘀，舒缓胸部不适。

鼻出血

鼻出血是指鼻腔内血管破裂，导致鼻孔内或外流血的情况。鼻出血通常是一种轻微的症状，但在某些情况下可能需要就医治疗。

典型症状

鼻出血时，血液会从一侧或两侧的鼻孔流出。流血的量和时间长短因个体差异而异。并且在鼻出血时，有些人可能会感到鼻子处有轻微的刺痛或不适感，这种感觉通常是短暂的。

病因病机

在中医理论上讲，肺开窍于鼻。鼻子内部有丰富的血管网络，当这些血管受到刺激或失衡时，就会导致鼻出血。

中医认为，鼻出血可能与以下因素有关。

阴虚火旺。阴虚火旺会导致血液循环不畅，容易引发鼻出血。

气血不足。气血不足会导致鼻腔黏膜干燥，血管脆弱，容易破裂出血。

外感风热。外感风热会导致鼻腔黏膜充血、肿胀，造成鼻出血。

中医治疗强调调整阴阳平衡、滋养阴血、清热解毒等方面。常用的中医治疗方法包括中药调理、针灸、穴位按摩等。

需要注意的是，有些鼻出血可能与所处环境干燥、鼻子受伤等外部因素有关，这需要通过改善外部环境来缓解。另外，也有一种情况是某些疾病如血液病、肝病、心脏病等导致，这些因素导致的鼻出血需要及时就医治疗，不可盲目止血。

推拿方法

按摩鼻根穴、肩井穴、迎香穴、太溪穴有助于缓解鼻出血的问题。引起鼻出血的原因有很多，需要根据不同的病因选择不同的推拿方法。用手指指腹按揉风池穴，可以缓解由外感风寒引起的鼻出血；按摩迎香穴具有清热解毒、通鼻窍、降火等功效，对于上火引起的鼻出血，可以通过按揉迎香穴来缓解。

常用穴位

孔最穴。将手臂伸向前方，仰掌向上，然后找到腕掌侧远端横纹上 7 寸处，即是孔最穴的位置。孔最穴是肺经的郄穴，按摩孔最穴可以有效缓解咽喉肿痛、咳嗽、咳血、气喘等症状，也可以起到止鼻血的效果。

肩井穴。肩井穴位于肩部外侧，当手臂自然垂下时，该穴位在肩膀突起的位置。按摩肩井穴可以促进气血流通，有助于缓解鼻出血。

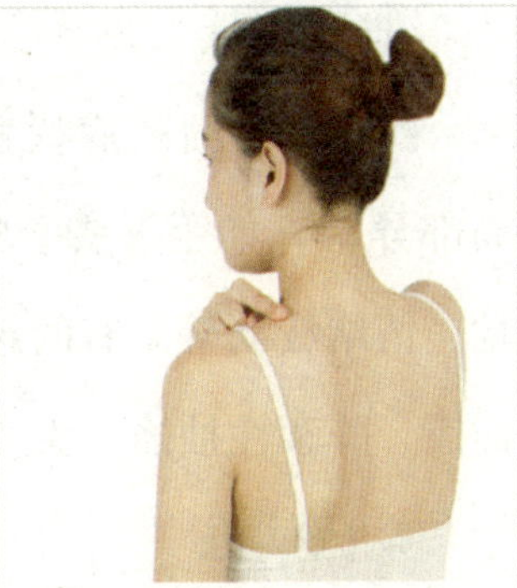
肩井穴

迎香穴。迎香穴位于鼻孔两侧，与鼻翼外缘平行，距离鼻孔约 1 寸的位置。按摩迎香穴具有运化气血、引血归经的效果。可以保持面部上扬的姿势，轻揉迎香穴，直至有酸胀的感觉，这样可以舒缓鼻腔的血管，有助于止血。

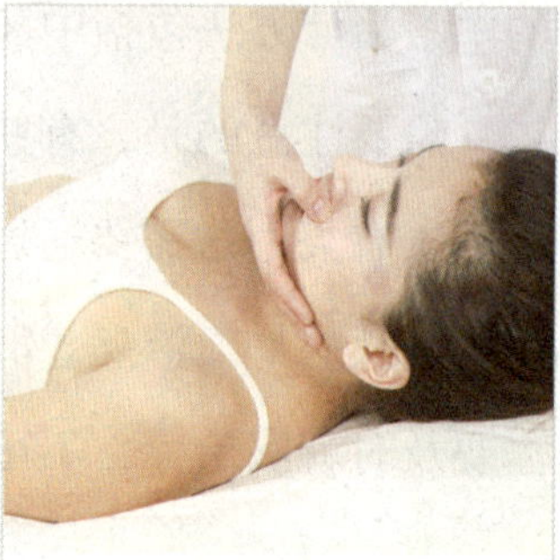
迎香穴

太溪穴。太溪穴位于足太阴肾经上，在踝骨内侧突起处向上约 3 寸的位置。按摩太溪穴可以调节肾脏功能，对于缓解阴虚火旺引起的鼻出血有一定的帮助。

癫痫

癫痫是一种慢性的神经系统疾病，它是由于大脑神经元突发异常放电，导致短暂的大脑功能紊乱，表现为意识、运动、感觉或自主神经系统的异常活动。

需要注意的是，推拿仅适用于应急情况或症状缓解期的辅助治疗，如果癫痫发作，应立即就医，大多数患者经过规范用药治疗或手术治疗后，可终生不再发作。

典型症状

癫痫发作时的症状表现为感觉、运动、自主神经和精神等方面的局部异常，如手、脚、嘴角抽动以及感觉异常、视觉幻觉、听觉幻觉、情绪波动等。有的患者可能会出现意识丧失、肌肉僵硬、强直性抽搐、阵挛性抽搐、尖叫、口吐白沫等症状。

病因病机

癫痫的病因尚不明确，可能与家族遗传、脑损伤、脑部感染或炎症及药物毒素等有关。

从中医上讲，癫痫可能与外界的邪气入侵有关，如风邪、热邪等。这些邪气扰乱了人体的正常气血运行，导致脑部神经功能紊乱，从而引发癫痫。肝火上炎、脾虚湿困等，也可能导致气血运行不畅，从而诱发癫痫发作。此外，先天因素及精神情绪因素也与癫痫有一定关系。

推拿方法

推拿按摩可以作为辅助疗法之一，帮助调理患者的体质和促进气血的流通。

对于小儿癫痫，可以采用补脾经、揉膻中穴、补肾经、摩揉中脘穴、点揉阳陵泉穴等方法来缓解症状。

常用的穴位

按摩风池穴。风池穴位于头后部，枕骨之下，胸锁乳突肌和斜方肌之间的凹陷中。用双手拇指按摩患者脑后左、右两侧风池穴，手指下压或旋转用力，持续 5 分钟左右，可舒缓颈部肌肉紧张，有助于使

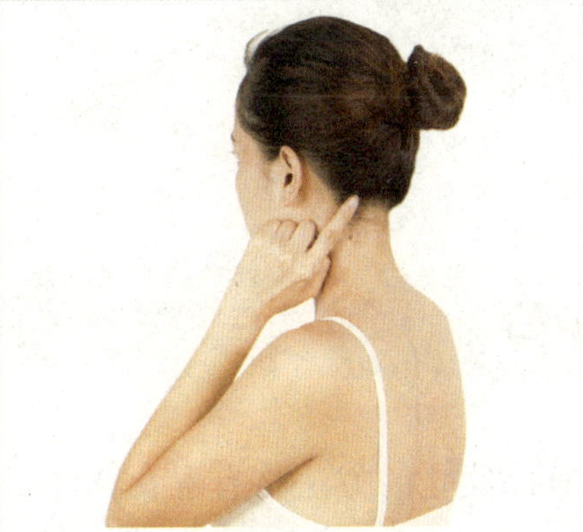

风池穴

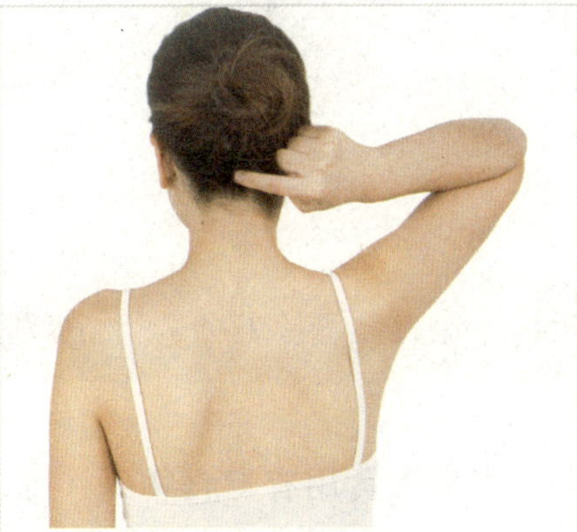

风府穴

患者精神放松。

按摩风府穴。风府穴位于颈部后正中线上，两侧斜方肌之间的凹陷当中。推拿时可以采用按、扣、压等手法，用拇指按摩患者脑后正中风府穴，时间持续 5 分钟左右，有助于促进脑部血液循环。

按摩太冲穴。太冲穴位于足背，第 1、第 2 跖骨间，跖骨结合部前方凹陷中，或触及动脉搏动处。按摩太冲穴可以有效缓解小儿惊风、癫痫、头晕、咽喉肿痛等症状。

按摩涌泉穴。涌泉穴位于足底，第 2/3 趾蹼缘与足跟连线的前 1/3 与后 2/3 交点处。患者平躺闭目，按摩者用两手握患者双足，用拇指按摩其足底涌泉穴位，要稍用力，时间持续 5 分钟，可以起到安神、益气、健脑的作用。

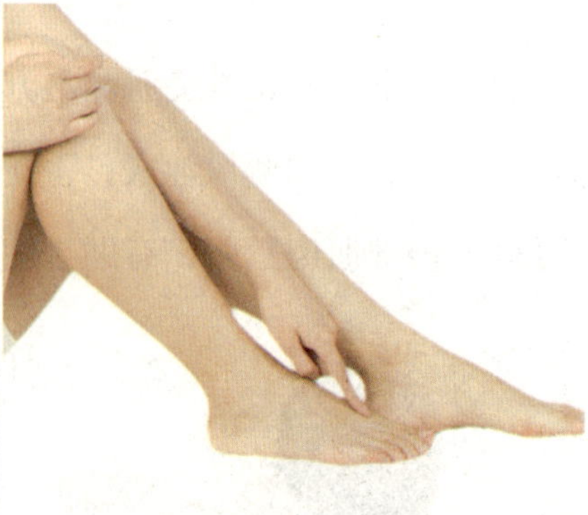
太冲穴

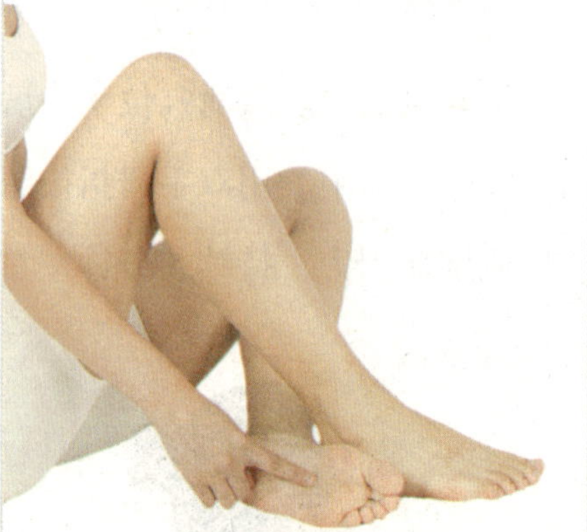
涌泉穴

食物中毒

当患者食用有毒食物后，可以通过催吐的方法将有毒食物吐出来，减少身体对毒素吸收。可以将压舌板或者筷子压住舌根，刺激咽后壁，使机体产生呕吐反射，从而将食物吐出来。

食物中毒根据病因的不同可有不同的症状，但是都会对消化系统造成一定的伤害，严重的食物中毒需要紧急送医治疗，在治疗后也可以通过推拿进行调理。

典型症状

食物中毒常见的症状有头痛、头晕，腹部疼痛，四肢乏力，同时伴随眼部肌肉瘫痪等。另外，一些细菌感染导致的食物中毒可引起患者有荨麻疹的症状，重度的食物中毒则会导致严重的腹泻以及脱水、酸中毒、休克等症状。

病因病机

食物由于制作或保存方法不当导致滋生大量有害细菌。患者食用这类食物后，细菌在体内大量繁殖产生细菌毒素，从而引起中毒。另外，一些食物本身存在致病因素，比如含有大量农药残留或未做熟的豆角，患者误食后也会产生中毒症状。

推拿方法

推任脉：从脐中推向膻中穴，反复多次，有利于患者吐出有毒食物。

按摩腹部：顺时针按揉患者腹部，每次操作 5 ~ 10 分钟。此方法有助于促进胃肠蠕动，缓解腹胀、腹泻等症状，但需注意力度不宜过大，以免加重不适感。

推拿脾经：从大拇指指螺纹头开始到第四指指螺纹头之间的一条直线为脾经位置，用双手食指、中指指腹相对交替轻柔地自下而上推拿。脾经位于大肠经之后，能够辅助运化水谷精微，进而起到健脾胃的作用，对于食物中毒引起的恶心、呕吐等症状有一定的改善效果。

推拿胃经：从足背部第 2 趾掌骨延伸至第 1 跖骨底为胃经循行路线，可用拇指指腹由内向外沿直线来回推拿。通过刺激胃经穴位能有效增强消化功能，从而减轻食物中毒引发的不适反应。

常用的穴位

天枢穴。位于肚脐左右的 4 厘米处。用手指轻轻按压这个穴位，持续 5 ~ 10 分钟。按摩此穴位可以舒缓腹部胀痛、腹泻等症状。

冲阳穴。位于脚背第 2 和第 3 脚趾之间。用手指揉动或按压此穴，持续 3 ~ 5 分钟，对于保护胃部，调节胃部功能变正常有很好的效果。

中脘穴。位于胸骨下端与肚脐线中间，顺时针按揉，持续 3 ~ 5 分钟，对于缓解胃胀等症状很有效。

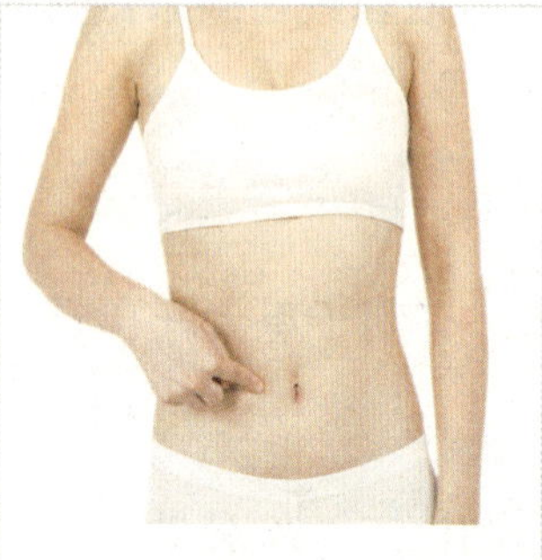
天枢穴

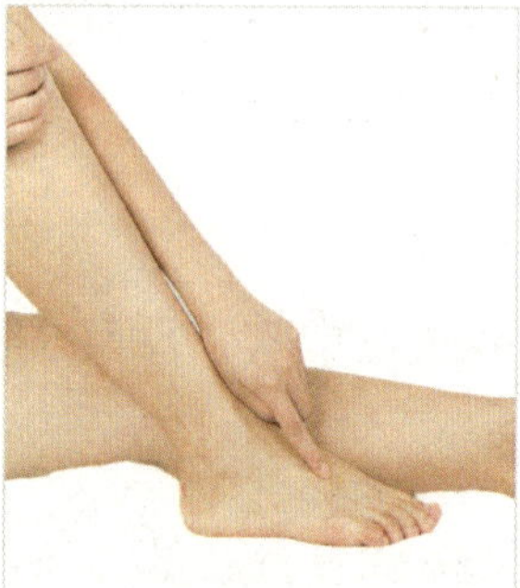
冲阳穴

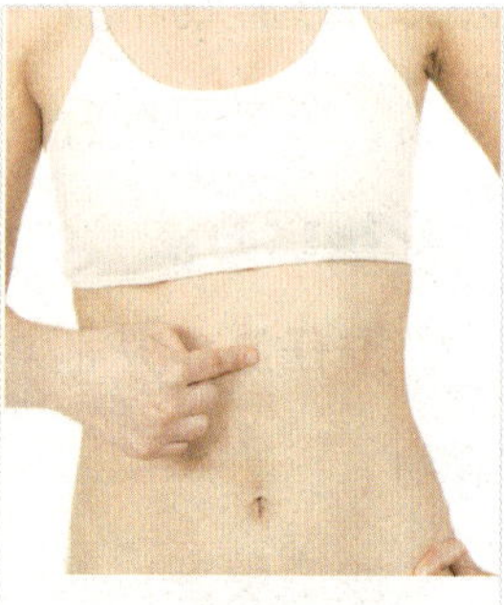
中脘穴

里内庭。位于脚底，约第 2 趾趾根下约 3 厘米处。可采用正坐或仰卧，跷足的姿势来取穴。经常点按此穴位有镇惊安神，消食导滞的作用。

中　风

中风又名卒中，通常指突发且进展迅速的脑缺血性或脑出血性疾病，多发于年龄较大者、吸烟者、高血压患者、高血脂患者、糖尿病患者等易患人群。

患者中风后易出现后遗症，及时地为患者进行推拿有助于促进患者肌肉力量恢复，预防后遗症。

典型症状

中风的主要症状有精神萎靡不振、嗜睡，焦虑烦躁、头晕、头痛、头重，记忆力减退、不能说话、视物模糊等，较为严重的中风症状表现为猝然昏倒、不省人事、半身不遂等。

病因病机

从中医上讲，中风的发病原因主要有以下四点：第一，身体的正气不足，导致外邪容易侵袭体内，阻碍了气血的流通，使得肌肤和筋脉得不到充足滋养，出现口眼歪斜、半身不遂等症状；第二，过度劳累或者体力透支，导致阴阳失衡，特别是在年老体弱或疾病后，阴精不足，使得肝肾功能受损，引发中风；第三，饮食不当，造成脾胃功能紊乱，导致湿气和痰浊阻塞经络，或者肝火旺盛，产生痰火混合，影响清窍，出现突然昏倒、言语不清等症状；第四，情绪波动过大，或者长期愤怒伤肝，导致心火旺盛，气血逆乱，出现神志不清的情况。

综合而言，中风常见的发病机制是由风、火、痰、气、血、虚等因素相互作用导致的，其中，肝肾阴虚被认为是最根本的原因。

中医认为，中风后遗症病位在脑、肝、脾、肾等脏腑有关，为本虚标实之症，其中，痰凝、血瘀、气滞为病理因素，贯穿于中风病情之中，因此，疏通经脉，祛除淤滞是治疗之本。

推拿方法

按揉手指脚趾。可以轻柔地按揉患者手脚的各个指（趾）头，从大指（趾）开始按摩至小指（趾），每个指（趾）头揉 2 分钟。这有助于促进肢体末端的血液循环，加速神经功能的恢复。

按揉四肢。以较轻的力度按揉患者的肢体，尤其是胳膊外侧和腿部后侧的肌肉，有助于增加血液循环，促进肌肉的恢复和生长，防止肌肉萎缩。

点揉穴位。可以用拇指指腹点揉患者肢体的特定穴位，如合谷穴、曲池穴、外关穴、肩髃穴、足三里穴、环跳穴、承山穴等穴位。手法要平稳和缓，由轻到重，以不引起肌肉痉挛为宜。按揉这些穴位可以舒筋通络，缓解肢体痉挛，促进神经功能的恢复。

常用的穴位

哑门穴。位于颈后部，第 2 颈椎棘突上际凹陷中，后正中线上。用手指轻轻按压哑门穴，每次约持续 1 ~ 2 分钟。推拿哑门穴具有散风清热、通络止痛的功效，可有效改善中风引起的癫狂症、癔症等症状。

百会穴。位于头顶，比前发际线中线高 12.7 厘米。用手指轻揉或旋转按摩百会穴，每次持续 1 ~ 2 分钟。百会穴具有安神镇惊以及升阳举陷的功效，推拿该穴位可以辅助治疗中风、痴呆等病症。

风池穴。位于颈后部，枕骨之下，胸锁乳突肌上端与斜方肌上端之间的凹陷中。用手指或拇指轻轻按压风池穴，每次持续 1 ~ 2 分钟，有助于缓解中风患者的头晕、颈项强直等症状。

承山穴。在小腿后区，腓肠肌两肌腹与肌腱交角处。用拇指指腹以适度力度按压或旋转，每次持续 1 ~ 2 分钟，有利于缓解或治疗中风后下肢活动不利的症状。

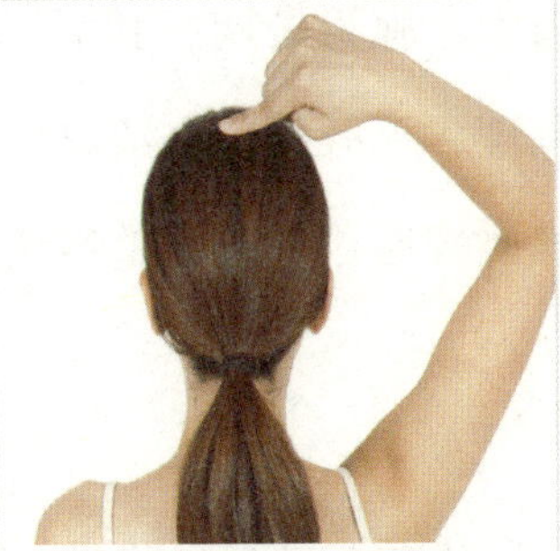

百会穴

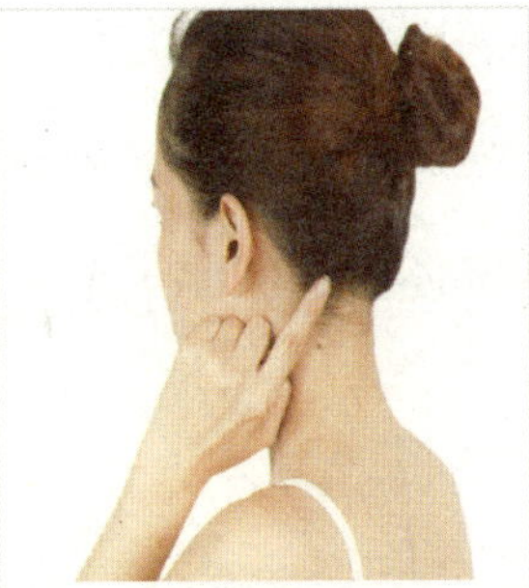

风池穴

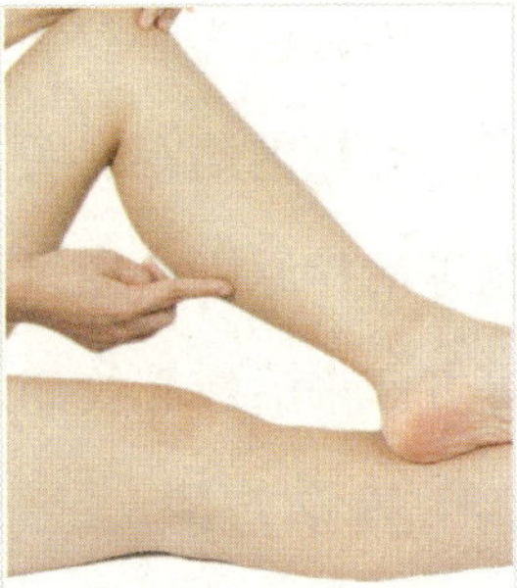

承山穴

心绞痛

心绞痛是由于冠状动脉供血不足导致心肌缺氧而引起的一种心脏疾病。一般来说，心绞痛的发作与活动有关，如运动或情绪激动时，心脏需氧量增加而血液供应不足时易发作。出现心绞痛症状时需要及时治疗，以预防其进展为心肌梗死等更严重的心血管疾病。推拿按摩可以对心绞痛患者起到缓解疼痛、放松情绪和舒缓压力的作用，有助于改善心脏健康。

典型症状

心绞痛通常表现为胸痛位于心前区或胸骨后，可放射至左肩、左臂、颈部或下颌，疼痛感通常为压榨性或窒息感，而非尖锐刺痛。发作常由体力活动、情绪激动、饱餐、寒冷环境或吸烟等诱因引起，持续几分钟，休息或使用药物后可缓解，发作频率和持续时间因人而异，但通常不超过 15 分钟。

病因病机

中医认为心绞痛的病因病机主要与情志因素、脾胃失调、肝郁气滞、湿热内蕴等有关，强调情志调摄、脾胃调理、疏肝解郁、清热化湿等治疗原则，通过调整体内的阴阳平衡、气血畅通，以及调整情绪等方面来治疗心绞痛。

推拿方法

推按胸腹。推按胸腹是自胸部膻中穴向小腹部缓慢有力推按，可以达到宽胸理气、通络活血的作用，能缓解心绞痛导致的发作性胸痛。

胸肋部位梳刮：把两只手握成拳后再用指背放在胸前，四个手指从上往下进行不断地推按，需要进行 30 次左右，动作幅度不能太大，而且动作的速度不能太快，在指腹关节部位要稍微用一些力道，这样才能达到效果。可以促进局部的血液循环，缓解胸部不适感。

轻拍后背：放松手掌，用手掌轻轻拍打背部，从脊柱两侧向外拍打，每次 20 ~ 30 次。通过拍打可以刺激背部穴位，促进气血流通，有助于缓解心绞痛的症状。

常用的穴位

膻中穴。位于胸骨中段下凹处。用食指或拇指轻揉或按压该穴位，持续 5 ～ 10 分钟，有助于舒缓胸闷、胸痛等症状。

极泉穴。位于腋窝的正中，用食指指腹轻轻按揉 5 ～ 10 分钟，患者局部出现酸胀感。按摩该穴位有助于疏通气血、舒缓胸部不适感。

内关穴。位于前臂上，腕横纹两侧。用手指或拇指压按该穴位，持续 5 ～ 10 分钟，有助于缓解心绞痛、胸闷、心悸等症状。

中冲穴。位于中指的指端。用指甲盖间断地掐按，使用稍大的力度，强刺激 10 ～ 20 次。

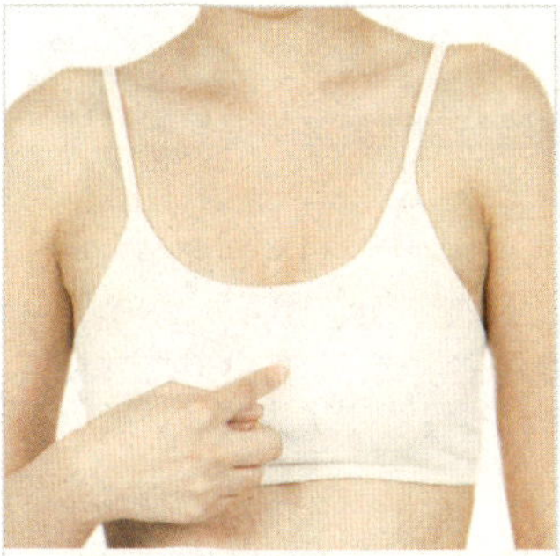
膻中穴

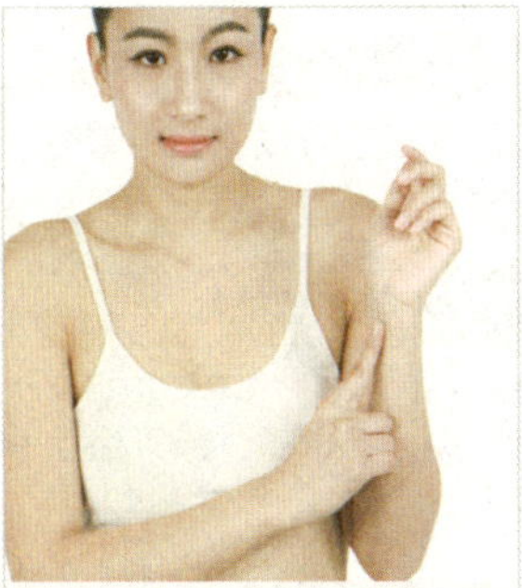
内关穴

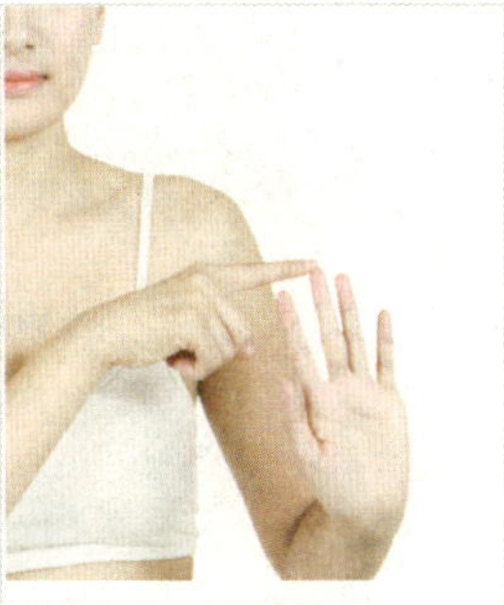
中冲穴

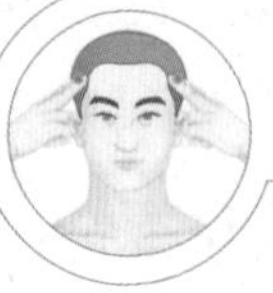

经筋疗法发展历史简表

经筋疗法有着非常悠久的历史，关于经筋疗法的记载最早可以追溯到春秋战国时期。经过两千多年的发展，经筋疗法已经发展成为一种可以防治众多疾病的治疗手段。

春秋战国（公元前770年—公元前221年）

1 《黄帝内经》中专立“经筋”篇，全面介绍了十二经筋的分布和经筋治疗手法

东汉（公元25—220年）

2 “医圣”张仲景在《金匮要略》中详细论述了经筋疾病的具体病症

西晋（公元265—317年）

3 皇甫谧所编著的《针灸甲乙经》中，有关于经筋疗法的全面论述

隋朝（公元581—618年）

4 巢元方所著的《诸病源候论》中曾有“伤绝经筋，荣卫不得循行”等有关经筋的论述

唐朝（公元618—907年）

5 孙思邈所著的《千金要方》不仅记述了大量筋伤疾病，而且还归纳出擦、捻、抱、推、振、打、顿、捺等治疗手法，对经筋疗法的发展做出了巨大贡献

宋朝（公元960—1279年）

6 宋代的《伤寒明理论》等医学著作都不同程度地论述了经筋和经筋疗法，得出筋伤早期宜活血化瘀，中期宜养血舒筋，后期当培元固肾的经筋疗法治疗原则

元、明、清朝（公元1271—1911年）

7 元、明、清时期，中医学的研究方法受中国古代哲学和伦理学的影响，经筋理论没有引起足够的重视和传承，经筋疗法也被视为愚笨粗俗的体力劳动而遭到鄙弃，但仍在民间广泛流传和应用

近代和现代

8 因经筋疗法效果显著、经济方便而重新得到重视，在理论和实践上都得到了很大发展